总主编简介

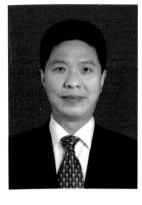

　　吴绪平，男，三级教授、主任医师，硕士研究生导师。现任中国针灸学会微创针刀专业委员会秘书长、世界中医药学会联合会针刀专业委员会学术顾问、湖北省针灸学会常务理事、湖北省针灸学会针刀专业委员会主任委员、湖北中医药大学针刀医学教研室主任、湖北中医药大学《针刀医学》重点学科带头人、国家自然科学基金评审专家。已收录《针刀医学传承家谱》中华针刀传承脉络第一代传承人。先后指导海内外硕士研究生 60 余名，2002 年 12 月赴韩国讲学，分别于 2003 年 3 月和 2011 年 5 月赴香港讲学。2013 年 11 月赴澳大利亚参加第八届世界针灸学术大会，并做学术报告。

　　40 年来，一直在湖北中医药大学从事针灸与针刀教学、临床及科研工作。主讲《经络腧穴学》《针刀医学》及《针刀医学临床研究》。研究方向：①针刀治疗脊柱相关疾病的临床研究；②针灸治疗心、脑血管疾病的临床与实验研究。先后发表学术论文 80 余篇，主编针灸、针刀专著 60 余部。获省级以上科研成果奖 6 项。主持的教学课题"针灸专业大学生最佳能力培养的探讨"，于 1993 年获湖北省人民政府颁发优秀教学成果三等奖。参加国家自然科学基金项目"电针对家兔缺血心肌细胞动作电位的影响及其机理探讨"，其成果达到国际先进水平，于 1998 年荣获湖北省人民政府颁发科学技术进步三等奖。参加的国家自然科学基金课题"电针对家兔缺血心肌细胞动作电位影响的中枢通路研究"达到国际先进水平，2007 年获湖北省科学技术进步三等奖。2005 年 10 月荣获湖北中医药大学"教书育人，十佳教师"的光荣称号。先后主编新世纪全国高等中医药院校规划教材《针刀治疗学》和《针刀医学护理学》，全国中医药行业高等教育"十二五"规划教材《针刀医学》《针刀影像诊断学》和《针刀治疗学》，新世纪全国高等中医药院校研究生教材《针刀医学临床研究》，全国高等中医药院校"十三五"规划教材《针刀医学》；主编《针刀临床治疗学》《分部疾病针刀治疗丛书》（1 套 9 部）及《专科专病针刀治疗与康复丛书》（1 套 16 部）、《针刀医学临床诊疗与操作规范》《中华内热针临床诊断与治疗》《中华内热针大型系列临床教学视听教材（12 集）》；总主编《分部疾病针刀临床诊断与治疗丛书》（1 套 10 部）；编著大型系列视听教材《中国针刀医学（20 集）》；独著出版《中国针刀治疗学》；主持研制的行业标准《针刀基本技术操作规范》于 2014 年 5 月 31 日由中国针灸学会发布，2014 年 12 月 31 日实施。

　　主要临床专长：擅长运用针刀整体松解术治疗各种类型颈椎病、肩周炎、肱骨外上髁炎、腰椎间盘突出症、腰椎管狭窄症、强直性脊柱炎、类风湿关节炎、膝关节骨性关节炎、神经卡压综合征、腱鞘炎、跟骨骨刺及各种软组织损伤疼痛等症。

作者简介

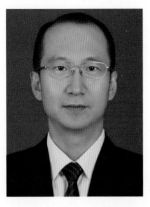

　　周鹏，男，医学博士，副主任中医师、副教授，广州中医药大学硕士研究生导师，深圳市宝安中医院（集团）副院长、针灸科主任。现任中国针灸学会针灸临床分会常务委员、中国针灸学会针刀产学研创新联盟第一届理事会副理事长，中华中医药学会外治分会常务委员、世中联骨关节疾病专业委员会常务委员、中国中医药研究促进会针灸康复分会常务理事、广东省针灸学会常务理事、广东省针灸学会手法专业委员会副主任委员、深圳市中医药学会外治法专业委员会常务副主任委员、深圳市中医药学会中医康复专业委员会副主任委员、深圳市中医药学会体质专业委员会副主任委员。被评为深圳市宝安区高层次人才，主持各级科研课题 6 项，参编著作 8 部，发表论文 20 余篇。

　　临床诊疗中强调"辨体–辨病–辨证"诊疗模式的运用，治疗疾病尤重通调任督二脉并倡导多维外治疗法结合中药的治疗手段，擅长运用针灸、针刀等多种外治法结合中药治疗中风病、颈椎病、腰椎间盘突出症、肩周炎、膝关节骨性关节炎、咳嗽、失眠、头痛、更年期综合征、慢性疲劳综合征等临床常见病、多发病，以及亚健康、偏颇体质调理。

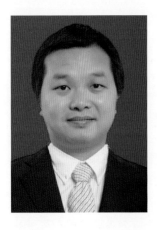

　　黄伟，男，副主任医师、副教授，医学博士，湖北中医药大学硕士研究生导师。现任中国针灸学会针刀产学研创新联盟常务理事、中华中医药学会治未病分会理事，中国针灸学会治未病专业委员会委员，中国民族医药学会疼痛分会理事，世界中医药学会联合会痧疗罐疗专业委员会委员，中国中医药研究促进会针灸康复分会理事，湖北省针灸学会针灸临床专业委员会秘书，武汉市中青年骨干医学人才。主持国家自然科学青年基金 1 项，省级课题 2 项，校级及院级课题 3 项，参与国家级课题、省级课题 6 项，市级课题 2 项，主编专著 2 部，副主编 5 部，参编十余部，完成教学课题 1 项。参编全国高等中医院校规划教材《针刀治疗学》，全国中医药院校十二五行业规划教材《针刀治疗学》及《针刀医学》编委。中国针灸学会标准《针刀基本技术操作规范》（ZJ/T D001-2014）主要起草人之一。以第一作者和通讯作者发表论文 26 篇，其中 SCI论文 1 篇，北大核心及 CSCD 核心期刊 9 篇，科技核心 17 篇。2015 年晋升副主任医师，2017 年晋升副教授。2015 年获中国针灸学会科学技术三等奖 1 项。

　　主要临床专长：擅长针灸、针刀治疗脊柱相关疾病及心脑血管疾病，如针灸、针刀治疗颈椎病、腰椎病、膝关节骨性关节炎；针灸治疗单纯性肥胖；针灸治疗面瘫、中风后遗症等。对针灸治未病有一定的研究。

专科专病针刀整体松解治疗与康复丛书

总主编　吴绪平

常见内科疾病针刀整体松解治疗与康复

主编　周　鹏　黄　伟

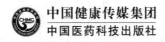

中国健康传媒集团

中国医药科技出版社

内 容 提 要

本书共分九章，第一章介绍常见内科疾病针刀临床应用解剖；第二章介绍骨与软组织的力学系统——人体弓弦力学系统；第三章介绍慢性内脏疾病病因病理学理论；第四章介绍针刀操作技术；第五章介绍常见内科疾病体格检查方法；第六章介绍常见内科疾病针刀整体松解治疗与康复护理；第七章介绍常见内科疾病临证医案精选；第八章介绍常见内科疾病针刀临床研究进展；第九章介绍常见内科疾病针刀术后康复保健操。

全书内容丰富，资料详实，图文并茂，言简意赅，实用性强。适用于广大针刀临床医师，全国高等中医药院校针灸、骨伤、针刀及中医学专业大学生、研究生阅读参考。

图书在版编目（CIP）数据

常见内科疾病针刀整体松解治疗与康复 / 周鹏，黄伟主编. —北京：中国医药科技出版社，2018.9

（专科专病针刀整体松解治疗与康复丛书）

ISBN 978-7-5214-0422-7

Ⅰ. ①常… Ⅱ. ①周… ②黄… Ⅲ. ①内科-疾病-针刀疗法 Ⅳ. ①R25

中国版本图书馆 CIP 数据核字（2018）第 205086 号

美术编辑　陈君杞
版式设计　张　璐

出版　**中国健康传媒集团** | 中国医药科技出版社
地址　北京市海淀区文慧园北路甲 22 号
邮编　100082
电话　发行：010-62227427　邮购：010-62236938
网址　www.cmstp.com
规格　787×1092mm　$\frac{1}{16}$
印张　18½
字数　383 千字
版次　2018 年 9 月第 1 版
印次　2018 年 9 月第 1 次印刷
印刷　三河市国英印务有限公司
经销　全国各地新华书店
书号　ISBN 978-7-5214-0422-7
定价　**49.00 元**

《常见内科疾病针刀整体松解治疗与康复》
编 委 会

序

    针刀医学发展至今，已具备较完整的理论体系，治疗范围也已由慢性软组织损伤和骨质增生类疾病扩展到内、妇、儿、五官、皮肤、美容与整形等临床各科疾病。针刀医学事业要不断发展壮大，需确立个人的研究方向，做到专科、专家、专病、专技。把针刀治疗的优势病种分化为多个专病或专科。从事针刀医学的各位中青年人才，应该走先"专而精"，后"博而广"的道路，这样才能为针刀医学的繁荣发展打下坚实的基础，才能为针刀医学走出国门、面向世界，"让针刀医学为全世界珍爱健康的人民服务"成为现实。

    得阅由湖北中医药大学吴绪平教授总主编的《专科专病针刀整体松解治疗与康复丛书》，甚感欣慰。该套丛书提出了人体弓弦力学系统和慢性软组织损伤病理构架——网眼理论的新概念，进一步阐明了慢性软组织损伤和骨质增生类疾病的病因病理过程及针刀治疗的作用机理，将针刀的诊疗思路发展到综合运用立体解剖学、人体生物力学等知识来指导操作的高度上来，将针刀治疗从"以痛为腧"的病变点松解提升到对疾病病理构架进行整体松解的高度上来，发展和完善了针刀医学的基础理论，从不同的角度诠释了针刀医学的创新，这将极大地提高针刀治疗的愈显率，让简、便、廉、验的针刀医学更加深入人心。

    该套丛书按专病和专科分为 16 个分册，每分册详细地介绍了相关疾病的病因、临床表现以及针刀整体松解治疗的全过程，将每一种疾病每一支针刀的具体操作方法淋漓尽致地展现给读者，做到理论与实践紧密结合，提高临床医师学习效率。该丛书是一套不可多得的针刀临床与教学专著，将对针刀医学的推广应用起到重要作用。故乐为之序。

中 国 工 程 院 院 士
天津中医药大学教授
国 医 大 师
2017 年 3 月 10 日

前　言

　　《专科专病针刀治疗与康复丛书》（一套 16 本）由中国医药科技出版社于 2010 年出版以来，深受广大针刀临床医师和全国高等中医药院校本专科大学生的青睐，该套丛书发行量大，社会反响强烈。在 7 年多的临床实践中，针刀治疗的理念不断更新、诊断技术不断完善、治疗方法不断改进，有必要将上述优秀成果吸收到本套丛书中来。应广大读者的要求，我们组织全国针刀临床专家编写了《专科专病针刀整体松解治疗与康复丛书》。本套丛书是在《专科专病针刀治疗与康复丛书》的基础上，对针刀基础理论、针刀治疗方法进行了修改与补充，增加了针刀影像诊断、针刀术后康复及针刀临床研究进展的内容，以适应针刀医学的快速发展和广大读者的需求。

　　《专科专病针刀整体松解治疗与康复丛书》包括《颈椎病针刀整体松解治疗与康复》《腰椎间盘突出症针刀整体松解治疗与康复》《强直性脊柱炎针刀整体松解治疗与康复》《脊柱侧弯针刀整体松解治疗与康复》《痉挛性脑瘫针刀整体松解治疗与康复》《股骨头坏死针刀整体松解治疗与康复》《肩关节疾病针刀整体松解治疗与康复》《膝关节疾病针刀整体松解治疗与康复》《类风湿关节炎针刀整体松解治疗与康复》《关节强直针刀整体松解治疗与康复》《常见运动损伤疾病针刀整体松解治疗与康复》《神经卡压综合征针刀整体松解治疗与康复》《常见内科疾病针刀整体松解治疗与康复》《常见妇儿科疾病针刀整体松解治疗与康复》《常见五官科疾病针刀整体松解治疗与康复》《常见美容减肥与整形外科疾病针刀整体松解治疗与康复》。各分册分别介绍了针刀临床应用解剖、生物力学、骨与软组织的力学系统——人体弓弦力学系统、慢性软组织损伤的病因病理学理论及骨质增生的病理构架、疾病的诊断与分型、针刀操作技术、针刀整体松解治疗、针刀术后康复治疗与护理、针刀临证医案精选、针刀治疗的临床研究进展及针刀术后康复保健操等内容。

　　本套丛书以人体弓弦力学系统和慢性软组织损伤的病理构架理论为基础，从点、线、面的立体病理构架分析疾病的发生发展规律。介绍临床常见病的针刀基础术式，如"T"形针刀整体松解术治疗颈椎病，"C"形针刀整体松解术治疗肩周炎，"回"字形针刀整体松解术治疗腰椎间盘突出症及"五指定位法"治疗膝关节骨性关节炎等。将针刀治疗从"以痛为腧"病变点的治疗提升到对疾病的病理构架进行整体治疗的高度上来，提高了针刀治疗的临床疗效。同时，以人体解剖结构的力学改变为依据，着重介绍了针刀闭合性手术的术式设计、体位、针刀定位、麻醉方法、针刀具体操作方法及其疗程，并按照局部解剖学层次，描述每一支针刀操作的全过程，将针刀医学精细解剖学和立体解剖学的相关知识充分应用到针刀的临床实践中，提出了针刀术后整体康复的重要性和必要性，制定了针刀术后的康复措施及具体操作方法。

　　本套《专科专病针刀整体松解治疗与康复丛书》共计 300 余万字，插图约 3000 余幅，图文并茂，可操作性强。成稿后，经丛书编委会及各分册主编多次修改审定后召开编委会定稿，突出了影像诊断在针刀治疗中的指导作用，达到了针刀基础理论与针刀治疗相联系、针刀治疗原理与针刀术式相结合、针刀操作过程与局部解剖相结合的目的，强调了针刀术后护理及康复治疗的重要性，反映了本时期针刀临床研究的成果。由于书中针刀治疗原则、术式设计及操作步骤全过程均来源于作者第一手临床资料，可使读者直接受益。本丛书适用于广大针刀临床医师，全国高等中医药院校的针灸推拿学、针刀、骨伤及中医学专业大学生和研究生阅读参考。

　　丛书编委会非常荣幸地邀请到中国工程院院士、国医大师、天津中医药大学石学敏教授为本套丛书作序，在此表示诚挚的谢意！

　　尽管我们做出了很大努力，力求本套丛书全面、新颖、实用，但由于针刀医学是一门新兴的医学学科，我们的认识和实践水平有限，疏漏之处在所难免，希望广大中西医同仁及针刀界有识之士多提宝贵意见。

丛书编委会

2017 年 6 月

编写说明

《常见内科疾病针刀治疗与康复》于 2010 年 5 月出版发行，至今已经 8 年。该书指导临床医师应用针刀治疗常见内科疾病，对提高针刀诊疗技术与术后康复起到重要作用，深受广大读者的青睐。随着社会的飞速发展，临床诊疗技术日新月异，针刀整体松解治疗疾病的思路不断拓展。经本书编委会反复酝酿、讨论，对该书进行了认真修订，进一步明确了针刀整体松解术治疗常见内科疾病的新理念和具体操作方法，有助于提高临床疗效；强化了现代康复治疗，重视针刀治疗与术后康复相结合。故将书名改为《常见内科疾病针刀整体松解治疗与康复》。

本书共分九章，第一章介绍常见内科疾病针刀临床应用解剖；第二章介绍骨与软组织的力学系统——人体弓弦力学系统；第三章介绍慢性内脏疾病病因病理学理论；第四章介绍针刀操作技术；第五章介绍常见内科疾病体格检查方法；第六章介绍常见内科疾病针刀整体松解治疗与康复护理；第七章介绍常见内科疾病临证医案精选；第八章介绍常见内科疾病针刀临床研究进展；第九章介绍常见内科疾病针刀术后康复保健操。

本书的特色在于以骨与软组织的力学系统为主线，详细阐述了常见内科疾病的力学病因、发病机制，论述了常见内科疾病立体网络状病理构架与临床表现之间的联系，并根据骨与软组织的力学系统平衡失调，设计了针刀整体松解术式。本书的另一个特色在于重视针刀术后的整体康复治疗对针刀疗效的影响，设计了多种针刀术后康复方法供针刀医师在临床上使用。

全书内容丰富，资料翔实，图文并茂，言简意赅，实用性强。适用于广大针刀临床医师，全国高等中医药院校针灸骨伤、针刀及中医专业大学生、研究生阅读参考。

本书编委会
2018 年 7 月

目　　录

第一章

常见内科疾病针刀临床应用解剖

第一节 颈部针刀应用解剖

颈部介于头与胸和上肢之间。上界以下颌骨下缘、下颌角、乳突尖、上项线和枕外隆凸的连线与头部为界；下界以胸骨颈静脉切迹、胸锁关节、锁骨上缘和肩峰至第7颈椎棘突的连线与胸部和上肢为界。颈部前面正中为呼吸道和消化管的颈部；两侧为纵行排列的大血管和神经等；颈根部为胸膜顶、肺尖及连接上肢的血管和神经干。颈部各结构之间有疏松结缔组织填充，并形成筋膜鞘和筋膜间隙。颈部淋巴结较多，主要沿浅静脉和深部血管、神经排列；颈部肌肉可使头、颈灵活运动，并参与呼吸、吞咽和发音等。

颈部一般分为固有颈部和项部。两侧斜方肌前缘之间和脊柱颈部前方的部分为固有颈部，即通常所指的颈部，以胸锁乳突肌前、后缘为界，分为颈前区、胸锁乳突肌区和颈外侧区。两侧斜方肌与脊柱颈部之间的部分为项部。

一、颈部体表标志与体表投影

1. 体表标志（图 1-1）

（1）舌骨 位于颏隆凸的下后方，适对 $C_{3\sim4}$ 椎间盘平面；舌骨体两侧可扪到舌骨大角，是寻找舌动脉的标志。

（2）甲状软骨 位于舌骨下方，上缘平对 C_4 上缘，即颈总动脉分叉处。前正中线上的突起为喉结。

（3）环状软骨 位于甲状软骨下方。环状软骨弓两侧平对 C_6 横突，是喉与气管、咽与食管的分界标志，又可作为甲状腺触诊和计数气管环的标志。

（4）颈动脉结节 即 C_6 横突前结节。颈总动脉行经其前方。在胸锁乳突肌前缘中点，平环状软骨弓向后压迫，可阻断颈总动脉血流。

（5）胸锁乳突肌 位于颈侧部，是颈部分区和划分各三角的重要标志。其起端两头之间称为锁骨上小窝，位于胸锁关节上方。胸锁乳突肌后缘中点又是颈丛皮神经的汇聚处。

（6）下颌后窝 位于下颌支后方，窝内主要有腮腺。其后界为乳突及胸锁乳突肌，上界为外耳道，前界为下颌支后缘，内侧界为茎突和起自茎突的茎突舌骨肌、茎突舌肌和茎突咽肌。

（7）锁骨上大窝 是锁骨中 1/3 上方的凹陷，窝底可扪到锁骨下动脉的搏动、臂丛和第 1 肋。

（8）胸骨上窝 位于颈静脉切迹上方的凹陷处，是触诊气管的部位。

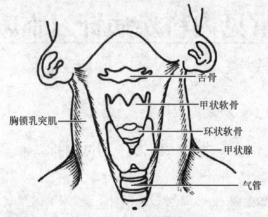

图 1-1 颈部的体表标志

2. 体表投影（图 1-2）

（1）颈总动脉及颈外动脉 下颌角与乳突尖连线的中点，右侧至胸锁关节、左侧至锁骨上小窝的连线，即两动脉的投影线。甲状软骨上缘是二者的分界标志。

（2）锁骨下动脉 相当于自右侧胸锁关节、左侧自锁骨上小窝向外上至锁骨上缘中点的弧线，最高点距锁骨上缘 1～1.5cm。

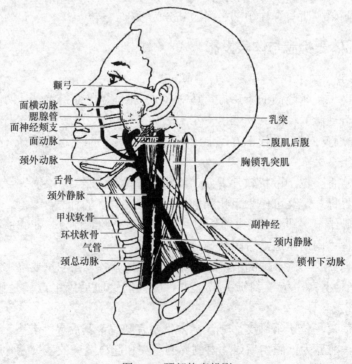

图 1-2 颈部体表投影

（3）颈外静脉　位于下颌角至锁骨中点的连线上，是小儿静脉穿刺的常用部位。

（4）副神经　自乳突尖与下颌角连线的中点，经胸锁乳突肌后缘上、中 1/3 交点至斜方肌中、下 1/3 交点的连线。

（5）臂丛　自胸锁乳突肌后缘中、下 1/3 交点至锁骨中、外 1/3 交点稍内侧的连线。

（6）神经点　约在胸锁乳突肌后缘中点处，是颈丛皮支浅出颈筋膜的集中点，为颈部皮神经阻滞麻醉的部位。

（7）胸膜顶及肺尖　位于锁骨内 1/3 上方，最高点距锁骨上方 2～3cm。在颈根部行臂丛阻滞麻醉或针刺治疗时，不应在此处进针，以免发生气胸。

二、皮肤与筋膜

（一）皮肤

颈前外侧部的皮肤较薄，有较大的延展性和活动性，色泽接近面部，整形外科常取此处皮瓣以修复面容。颈前外侧部的皮纹呈横行，故此部手术多选横行切口，以利愈合。颈后部的皮肤较厚，活动性较小。内含有较多的毛囊和皮脂腺，是皮脂腺炎（痤疮、粉刺）、毛囊炎及痈的好发部位。

（二）颈浅筋膜

颈浅筋膜或称颈皮下筋膜，与面部、胸部相邻部位的浅筋膜相延续，围绕于颈部的周围，不发达。含有不定量的脂肪，颈前外侧部较为疏松。颈后部较为致密，形成许多坚韧的纤维隔，分隔脂肪组织形成脂肪柱。此部的皮下组织是头皮的皮下组织的直接延续，尤其在颈后的上部，皮下组织与覆盖于斜方肌的深筋膜紧密相连。其下部的皮下组织亦由纤维隔分隔成蜂窝组织，内含有较多的脂肪组织，特别是在 C_7 的棘突处，常可发生较大的脂肪瘤。颈前外侧部浅筋膜内藏有颈阔肌，构成颈阔肌的肌纤维鞘。浅筋膜内分布着皮神经、浅静脉和淋巴结。皮神经有面神经颈点和颈丛皮支，即枕小神经、耳大神经、颈横神经、锁骨上神经浅静脉为颈前静脉和颈外静脉。它们均走行于颈阔肌的深面。

（三）颈深筋膜及筋膜间隙

颈深筋膜位于浅筋膜和颈阔肌的深面，围绕颈部诸肌和器官，并在血管、神经周围形成筋膜鞘及筋膜间隙。颈深筋膜分为浅、中、深 3 层（图 1-3、图 1-4）。

1. 筋膜浅层

筋膜浅层像一个圆筒形的套子，环绕颈部，包被筋膜，故又称封套筋膜。此筋膜上方附着于枕外隆凸、上项线、乳突和下颌骨下缘；下方除与背部深筋膜连续外，还附着于肩峰、锁骨和胸骨下缘；后方附着于项韧带和 C_7 棘突，向两侧延伸至斜方肌后缘处，分为 2 层包裹该肌，形成斜方肌鞘；至斜方肌前缘处，2 层融合成一层向前覆盖颈外侧部，形成颈后三角的外侧壁，达胸锁乳突肌的后缘处，又分为 2 层包裹该肌形成胸锁乳突肌鞘；到胸锁乳突肌前缘再融合成 1 层；至颈正中线处，与对侧交织融合成颈白线。

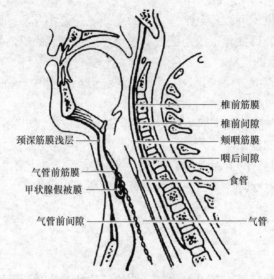

图 1-3 颈筋膜（矢状断面）

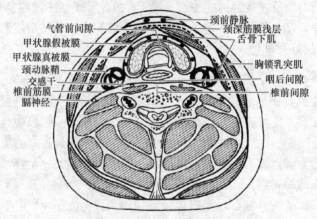

图 1-4 颈筋膜（横断面）

筋膜浅层在舌骨上方覆盖口底，并在下颌下腺处分为浅、深两层包裹下颌下腺，构成该腺的筋膜鞘。筋膜到腮腺处也分浅、深两层形成腮腺鞘，浅层与腮腺紧密相接，并形成腮腺咬肌筋膜，附着于颧弓；深层与颊咽筋膜相延续，附着于颅底。筋膜浅层在舌骨下方又分为浅、深两叶。浅叶向下附着于胸骨柄和锁骨前缘；深叶又称肩胛锁骨筋膜，包绕舌骨下肌群，形成舌骨下肌群筋膜鞘，向下附着于胸骨柄和锁骨的后缘。在胸骨柄上方，封套筋膜浅、深叶之间形成胸骨下间隙。

2. 筋膜中层

又称内脏筋膜或颈内筋膜，包绕颈部器官（喉、气管、咽、食道、甲状腺和甲状旁腺等），筋膜在气管和甲状腺前方形成气管前筋膜和甲状腺假被膜囊，两侧形成颈动脉鞘，后上部形成颊咽筋膜。

（1）气管前筋膜　其上方附着于舌骨、甲状软骨斜线和环状软骨弓，向下越过气管的前面和两侧进入胸腔，至上纵隔与纤维心包融合。气管前筋膜在环状软骨外侧面的部分增厚，使甲状腺固定于喉部，故又称甲状腺悬韧带。

（2）甲状腺假被膜囊 包绕整个甲状腺，前部筋膜较为致密坚实，而后部较薄弱。因此，当甲状腺肿大时，多绕气管和食管的两侧，甚至可延伸到它们的后方。

（3）颈动脉鞘 简称颈鞘，包绕颈总动脉（或颈内动脉）、颈内静脉和迷走神经，上起颅底，下达纵隔。鞘内有纵行的纤维隔，把动脉、静脉分开。迷走神经在动脉、静脉之间的后部纤维鞘包绕动脉的部分较厚，包绕静脉的部分较薄，在呼吸时有助于静脉的充盈扩张。

（4）颊咽筋膜 其上部覆盖咽壁的后外面和颊肌的外面，上方附着于颅底。此筋膜向下形成食管后方的筋膜，并随食管进入后纵隔内。

3. 筋膜深层

颈筋膜深层较中层强韧，位于脊柱颈部前侧，又叫椎前筋膜。其前方与咽壁筋膜之间为一疏松结缔组织间隙，叫做椎前间隙。臂丛根部、颈丛、交感干和副神经均位于颈筋膜深层的深面。此筋膜在食管及咽的后面遮盖于颈深肌群和颈椎体的前面，上方于颈静脉孔的后方附着于颅底，下方在 T_3 平面与前纵韧带相融合，两侧覆盖前、中斜角肌和肩胛提肌等构成颈后三角的底，向后与颈后部筋膜相续。臂丛神经干和锁骨下动脉穿出斜角肌间隙时，携带这层筋膜延伸至腋窝，形成腋鞘。

三、颈部肌肉

颈部固有肌指颈前外侧的颈肌，后部的外来肌为来自背肌向上附于颈部的肌肉，又称项部肌肉。颈部肌肉可运动寰枕关节和颈部脊椎关节。其中，头长肌、头前直肌、头侧直肌使头前俯；斜方肌、胸锁乳突肌、头夹肌、头最长肌、头半棘肌、头后大、小直肌和头上斜肌等使头后仰。使头侧倾为同侧颈部屈肌和伸肌的共同动作。运动寰枢关节，使头侧旋（运动寰枕关节），为同侧头夹肌、头最长肌、头下斜肌和对侧胸锁乳突肌的共同动作。现将颈部各肌肉分述如下。

（一）颈肌

颈肌枕下肌群分为颈浅肌、颈中肌和颈深肌等 3 群，其功能为运动头颈、舌骨、喉软骨和胸廓。大部分颈肌起源于颈肌节的轴下部分，故受颈神经前支支配；一小部分起源于鳃弓肌结，受脑神经支配（图 1-5）。

1. 颈浅层肌

颈浅肌位于浅层，有颈阔肌和胸锁乳突肌等。

（1）胸锁乳突肌（图 1-6） 呈长带形，位于颈外侧部浅层，被颈阔肌遮盖，为颈部的重要标志，作为颈前后三角的分界，颈后三角许多重要组织由其后缘穿出。向侧方低头时，可在颈部触到此肌。其下端有 2 个起头，胸骨头起于胸骨柄的前面，锁骨头起于锁骨胸骨端上面，二头之间形成一个小凹。上端止于乳突及其后部。通过双侧收缩，使头向后屈，面向上仰，如头部不动，可以上提胸骨，助深吸气。单侧收缩，使头向同侧屈，面向对侧上仰。若一侧发生病变，使该肌挛缩时，则引起病理性斜颈。

胸锁乳突肌受副神经支配，其血供来源可分上、中、下 3 部分，各部分均存在广泛吻合（图 1-6）。上部主要为枕动脉的分支；中部主要为甲状腺上动脉的分支和颈外动脉直接发出的小分支；下部主要为甲状颈干和颈横动脉的小分支。胸锁乳突肌病变，亦是引起颈痛及颞乳部偏头痛，甚至面神经麻痹的常见原因。

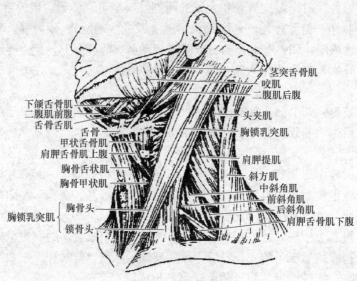

图 1-5　颈肌侧面观

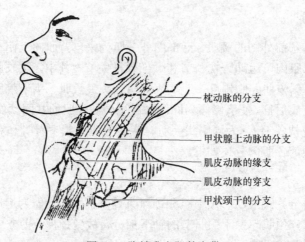

图 1-6　胸锁乳突肌的血供

（2）颈阔肌　很薄，位于颈前外侧部。其直接位于颈部浅筋膜中，与皮肤密切结合，属于皮肌范畴，呈长方形。其下缘起自胸大肌和三角肌筋膜，肌纤维斜向上内方，越过锁骨和下颌骨至面部，前部肌纤维止于下颌骨的下颌缘和口角，其最前部的肌纤维左、右相互交错，后部肌纤维移行于腮腺咬肌筋膜和降下唇肌及笑肌表面。颈阔肌受面神经颈支支配，在此肌的深面有浅静脉、颈横神经及面神经颈支等（图 1-7）。此肌收缩时，拉口角向后下方，或张口，或上提颈部皮肤，并于颈部皮肤上形成许多皱纹。

2. 颈中层肌

颈中肌介于下颌骨、舌骨与胸廓三者之间，分舌骨上肌群和舌骨下肌群。

（1）舌骨下肌群（图 1-8）　位于喉和气管的前侧，颈前正中线的两旁，介于舌骨与胸骨之间。分浅深两层，浅层有肩胛舌骨肌和胸骨舌骨肌，深层有胸骨甲状肌和甲状舌骨肌。它们的共同作用是下拉舌骨。以上各肌都可使舌骨及喉下降，甲状舌骨肌亦可使舌骨与甲状软骨接近。

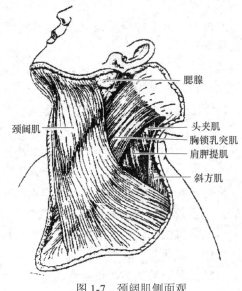

图 1-7　颈阔肌侧面观

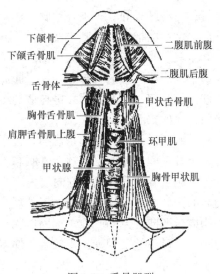

图 1-8　舌骨肌群

①肩胛舌骨肌　位于颈前面，颈阔肌的深侧，胸骨舌骨肌的外侧。大部分被胸锁乳突肌所遮盖，为细而长的带形肌，被中间腱分为上腹和下腹。下腹起自肩胛骨上缘和肩胛横韧带，肌纤维斜向内上方，位于胸锁乳突肌的深侧，在环状软骨平面以下移行于中间腱。该腱借颈固有筋膜中层向下连于锁骨。上腹自中间腱斜向内上方，与胸骨舌骨肌并列，并在其外侧止于舌骨体外侧部的下缘。肩胛舌骨肌受舌下神经的分支支配。

②胸骨舌骨肌　位于颈前面正中线的两侧，肩胛舌骨肌的内侧，为窄带状的肌肉。起自胸锁关节囊的后面、胸骨柄和锁骨胸骨端的后面，肌纤维在正中线两侧垂直上行，止于舌骨体内侧部的下缘。胸骨舌骨肌受舌下神经的分支支配。

③胸骨甲状肌　位于胸骨舌骨肌的深侧，也是长带状肌肉，上狭下宽，较胸骨舌骨肌短而宽，紧贴于甲状腺的浅面。下端起自胸骨柄的后面及第1肋软骨，肌纤维斜向上外，止于甲状软骨斜线。胸骨甲状肌受舌下神经的分支支配。

④甲状舌骨肌　为短小的长方肌，是胸骨甲状肌向上的延续部分，同样也被胸骨舌骨肌遮盖。起自甲状软骨斜线，肌纤维斜向外上方，止于舌骨体外侧部及舌骨大角。甲状舌骨肌受舌下神经的分支支配。

（2）舌骨上肌群　位于舌骨、下颌骨和颅底三者之间，包括二腹肌、茎突舌骨肌、下颌舌骨肌、颏舌骨肌，参加构成口腔底。其共同作用与咀嚼有关。下颌骨在咬肌前方骨折时，颏舌骨肌、颏舌肌、下颌舌骨肌前部、二腹肌和颈阔肌能把远侧骨折断端拉向后下方。

①二腹肌　有前、后二腹和一中间腱，或称下颌二腹肌。后腹起于颞骨乳突部的乳突切迹，位于胸锁乳突肌的深面，向前下内最后终于中间腱。此腱被一由深筋膜发出的悬带系于舌骨大角上，由中间腱发出的纤维即为前腹，向上内在正中线止于下颌骨下缘之二腹肌窝内。前腹位于下颌舌骨肌之浅面，一部为颌下腺所覆盖。其作用是：当下颌骨被固定时，上提舌骨；舌骨被固定时，下牵下颌骨，协助咀嚼。

二腹肌前腹由下颌神经的下颌舌骨肌神经支配，后腹由面神经的二腹肌支支配。后腹是颈动脉三角与下颌下三角的分界。其浅面有耳大神经、下颌后静脉及面神经颈支；深面有颈内动脉、静脉、颈外动脉、迷走神经、副神经、舌下神经及颈交感干；其上缘有耳后动脉和面神经及舌咽神经等；下缘有枕动脉和舌下神经。

②茎突舌骨肌　位于二腹肌后腹上方并与其平行，为细小的梭状肌肉。在来源上，本来属于二腹肌后腹的一部分，在二腹肌后腹的深侧，起自颞骨茎突，肌纤维斜向前下方，移行于肌腱，止于舌骨大角与体的结合处，其作用是牵引舌骨向后上方。茎突舌骨肌受面神经的二腹肌支支配。

③下颌舌骨肌　为三角形扁肌，位于下颌骨体内侧，为口腔底部肌肉之一，介于下颌骨与舌骨之间。其上方有颏舌骨肌和舌下腺，下方有二腹肌前腹及下颌下腺。起于下颌骨的下颌舌骨肌线，肌纤维向后内下方，前方的肌纤维在正中线上借一细纤维索与对侧同名的肌纤维相结合，其最后部的肌束，向后止于舌骨体的前面。左、右两侧肌肉，共同构成一凹向上方的肌板，称为口膈，其作用与二腹肌相似，可以上提舌骨；舌骨被固定时，可以下拉下颌骨。下颌舌骨肌受下颌神经的下颌舌骨肌神经支配。

④颏舌骨肌　为长柱状强有力的小肌，位于下颌舌骨肌的上方，正中线的两侧，舌的下方，与对侧同名肌中间借薄层疏松结缔组织邻靠在一起。它以短腱起自下颌骨的颏棘，肌腹向后逐渐增宽，止于舌骨体前面。其作用：当下颌骨被固定时，牵引舌骨向前；舌骨被固定时，牵引下颌骨向下。颏舌骨肌由上 2 个颈神经的前支支配。

3. 颈深层肌

颈深层肌（图 1-9）分为内、外侧 2 群。

（1）内侧群　即椎前肌，位于脊柱前面、正中线的两侧，共有 4 块肌肉，即颈长肌、头长肌、头前直肌及头外侧直肌。其中头前直肌和头外侧直肌尚保持着原始肌节的遗迹。

①颈长肌　位于脊柱颈部和上 3 个胸椎体的前面，延伸于寰椎前结节及第 3 胸椎体之间，被咽和食管所遮盖。分为下内侧和上外侧两部，两部相互掩盖。下内侧部起自上位 3 个胸椎体及下位 3 个颈椎体，止于上位 $C_2 \sim C_4$ 及 $C_5 \sim C_7$ 横突的前结节。上外侧部起自 C_{3-6} 横突的前结节，止于寰椎前结节。颈长肌受 $C_3 \sim C_8$ 神经的前支支配。此肌单侧收缩时，使颈侧屈；双侧收缩时，使颈前屈。

②头长肌　居颈长肌的上方，遮盖颈长肌的上部。起自 $C_3 \sim C_6$ 横突的前结节，肌纤维斜向内上方，止于枕骨底部下面的咽结节后侧。头长肌受 $C_1 \sim C_6$ 神经的分支支配。单侧收缩时，使头向同侧屈；两侧同时收缩时，使头前屈。

③头前直肌　为短小的肌肉，与横突间肌同源，位于寰枕关节的前方，其内侧部分被头长肌掩盖。起自寰椎横突根部，肌纤维斜向上方，在头长肌止点后方，止于枕骨大孔前方。此肌受 $C_1 \sim C_6$ 神经的分支支配。

④头外侧直肌　为短肌，位于头前直肌的外侧，起自寰椎横突，止于枕骨外侧部的下面。此肌受 $C_1 \sim C_6$ 神经的分支支配。其作用是使头侧屈。

（2）外侧群　位于脊柱颈部的两侧，包括前斜角肌、中斜角肌和后斜角肌 3 个斜角肌，是肋间肌在颈区的延续部分，共同形成一个不完整的圆锥面，遮盖着胸廓上口的外半部。

①前斜角肌　位于胸锁乳突肌的深面和颈外侧三角内，起自 $C_3 \sim C_6$ 横突的前结节，

肌纤维斜向外下方，止于第 1 肋骨上面的斜角肌结节，由 $C_5 \sim C_7$ 神经的前支支配。

②中斜角肌 位于前斜角肌的后方，起自 $C_2 \sim C_6$ 横突的后结节，肌纤维斜向外下方，止于第 1 肋骨上面、锁骨下动脉沟以后的部分，由 $C_2 \sim C_8$ 神经的前支支配。

③后斜角肌 居中斜角肌的后方，为中斜角肌的一部分，起自 $C_5 \sim C_7$ 横突的后结节，肌纤维斜向外下方，止于第 2 肋的外侧面中部的粗隆，由 $C_5 \sim C_6$ 神经的前支支配。

当颈椎被固定时，上述 3 个肌肉两侧同时收缩时，可上提第 1、2 肋，使胸廓变大，协助吸气，故属于深吸气肌；当肋骨被固定时，可使颈向前倾；单侧收缩时，使颈向同侧屈并微转向对侧。

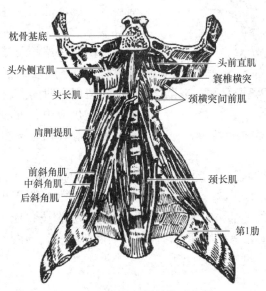

图 1-9 颈深肌解剖结构示意图

（二）项部肌肉（图 1-10）

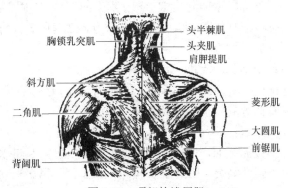

图 1-10 项部的浅层肌

1. 斜方肌

斜方肌位于项部和背上部的浅层，为三角形的阔肌。左右各一，合在一起呈斜方形，起于枕骨上项线、枕外隆凸、项韧带、第 7 颈椎和全部胸椎的棘突，上部的肌纤维斜向外下方，中部的肌纤维平行向外，下部的肌纤维向外上方，止于锁骨的外 1/3、肩峰和肩胛冈。其作用是使肩胛骨向脊柱靠拢，斜方肌上部肌纤维可上提肩胛骨，下部肌纤维可使肩胛骨下降。如果肩胛骨状态固定，一侧肌肉收缩，可使颈部向同侧屈曲，脸则转向对侧，两侧同时收缩，可使头后仰。

斜方肌受副神经及 $C_{3\sim4}$ 神经前支支配。神经从肌的前缘中下 1/3 交界处进入肌深面下行，首先发出肌外分支，然后分别发出肌内支或移行为肌内支，自肌的上、中、下 3 部进入肌肉。

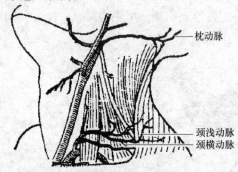

枕动脉

颈浅动脉
颈横动脉

图 1-11　斜方肌的血供

斜方肌的血供主要为颈横动脉（图 1-11）。颈横动脉经过中斜角肌、臂丛和肩胛提肌围成的三角区，此处可作为寻找该动脉的标志。血管、神经进入肌内约位于肩锁关节内侧 3 横指及锁骨上 3 横指处。颈横动脉分为浅、深支。通常浅支（又称颈浅动脉）供应斜方肌的上、中部或上、中、下 3 部，深支供应中、下部。斜方肌的静脉主要借颈外静脉和锁骨下静脉回流。

2. 肩胛提肌

肩胛提肌位于项部两侧，其上部位于胸锁乳突肌的深侧，下部位于斜方肌的深侧，为 1 对带状长肌。起自上位 $C_{3\sim4}$ 横突的后结节，肌纤维斜向后下稍外方，止于肩胛骨的上角和肩胛骨脊柱缘的上部。肩胛提肌血供由颈横动脉降支供应，受肩胛背神经（$C_2\sim C_5$）支配。此肌收缩时，上提肩胛骨，同时使肩胛骨下角转向内；肩胛骨被固定时，一侧肌肉收缩可使颈向同侧屈曲及后仰。

3. 菱形肌

为 1 对菱形的扁肌，位于斜方肌的深侧，起自 C_6、C_7 及 $T_1\sim T_4$ 棘突，肌纤维斜向外下方，平行走行，止于肩胛骨脊柱缘的下半部。该肌上部肌束即起自 C_6、C_7 棘突的部分，称小菱形肌；其下部肌束即起自 $T_1\sim T_4$ 棘突的部分，叫大菱形肌，两者之间隔以薄层结缔组织。此肌收缩时，牵引肩胛骨向内上方，使肩胛骨向脊柱靠拢，并与前锯肌共同作用，使肩胛骨的脊柱缘紧贴于胸壁上。

菱形肌的血供由颈横动脉降支供应，受肩胛背神经（$C_4\sim C_6$）支配，当患有颈椎病时，该神经常常收到压迫，引起此肌的痉挛，产生背部压迫感。若此肌瘫痪，则肩胛骨脊柱缘翘起，从外表看似蝶翼状，称翼状肩。

4. 上后锯肌

上后锯肌位于菱形肌的深面，为很薄的菱形扁肌，以腱膜起自项韧带下部和下两个颈椎棘突，以及上两个胸椎棘突。肌纤维斜向外下方，止于第 2～5 肋骨肋角的外侧面。在肋角之外，为小菱形肌所覆盖。此肌收缩时，可上提上部肋骨以助呼气。上后锯肌受肋间神经（$T_1\sim T_4$）支配。

5. 夹肌

夹肌被斜方肌、菱形肌、上后锯肌和胸锁乳突肌掩盖，其形状为一不规则三角形扁肌。依其部位不同，又分为 2 部分：

（1）头夹肌　为该肌上方大部分的肌束，起自项韧带的下部（约 C_3 以下）至 T_3 棘突，肌纤维斜向外上方，止于上项线的外侧部分；部分肌束于胸锁乳突肌深侧，止于乳突的后缘。

（2）颈夹肌　为头夹肌下方少数肌束，起自 $T_{3\sim6}$ 棘突，肌纤维斜向外上方，在肩胛提肌的深侧，止于 $C_2\sim C_3$，横突后结节。

夹肌单侧收缩时，使头转向同侧，两侧共同收缩时，使头后仰。夹肌受 $C_{2\sim5}$ 神经的后支的外侧支支配。

6. 竖脊肌

竖脊肌为上至枕骨，下达骶骨的长肌，其在颈部位于夹肌之下，肌束自外向内分布如下：

（1）颈髂肋肌　起自上 6 个肋骨角的下缘，止于 $C_{4\sim6}$ 横突的后结节。

（2）颈最长肌和头最长肌　颈最长肌起自上位 4～5 个胸椎的横突，止于 $C_{2\sim6}$ 横突后结节。头最长肌起自上位 4～5 个胸椎的横突和下位 3～4 个颈椎的关节突，止于乳突后缘。

（3）颈棘肌　紧贴棘突的两侧，起自项韧带下部、C_7 的棘突，有时还起于 $T_{1\sim2}$ 的棘突，止于枢椎的棘突，偶见附着于 $C_{2\sim3}$ 的棘突。

7. 头半棘肌和颈半棘肌

头半棘肌位于头和颈夹肌的深侧，其起于上位胸椎横突和下位数个颈椎的关节突，向上止于枕骨上、下项线间的骨面。颈半棘肌位于头半棘肌的深侧，起于上位数个胸椎横突尖，跨越 4～6 个脊椎骨，止于上位数个颈椎棘突尖，大部分肌束止于 C_2 的棘突尖。头半棘肌和颈半棘肌两侧收缩时，使头后伸，单侧收缩时使其转向对侧。

8. 颈部多裂肌

位于半棘肌的深侧，起于下位 4 个颈椎的关节突，跨越 1～4 个椎骨，每条肌束向内上走行，止于上位数个颈椎棘突的下缘，肌束长短不一，浅层者最长，止于上 3～4 个棘突，中层者止于上 2～3 个棘突，深层者止于上 1 个棘突。

9. 颈回旋肌

位于多裂肌的深面，为节段性小方形肌，起自颈椎横突下后部，止于上一椎骨椎弓板下缘及外侧面，直至棘突根部。

10. 棘间肌

棘间肌起止于上、下相邻棘突的分叉部。其作用为协助伸直脊柱。

颈后部上述肌肉位置较深，作用在于稳定各椎骨节段，以利于颈段脊柱有顺序而又协调地做链状运动，一侧肌肉收缩使脊柱转向对侧，两侧共同收缩能伸直脊柱。

11. 横突间肌

起止于相邻的横突。此肌在颈部和腰部比较发达，其作用为使脊柱侧屈。

12. 椎枕肌

椎枕肌是连接颈椎和枕骨的肌肉，共 4 块（图 1-12），即 2 对直肌和 2 对斜肌，皆位于头半棘肌的深侧，由枕下神经（$C_{1\sim2}$）后支支配。头后大、小直肌参与寰枕关节的仰头活动，头上、下斜肌参与寰椎沿枢椎旋转。

（1）头后大直肌　呈三角形，以一尖的腱起于枢椎棘突，止于下项线外侧和枕骨。功能：一侧收缩，使头向同侧旋转；两侧同时收缩，使头后仰。

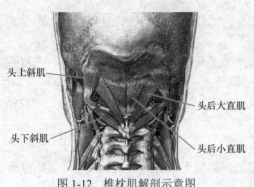

头上斜肌

头后大直肌

头下斜肌

头后小直肌

图 1-12　椎枕肌解剖示意图

（2）头后小直肌　呈三角形，以腱起于寰椎后结节，止于下项线内侧及下项线与枕骨大孔之间的枕骨，且与硬膜之间有结缔组织相连。功能：仰头。

（3）头下斜肌　呈粗柱状，起于枢椎棘突的外侧和邻近的椎板上部，止于寰椎横突下外侧面。功能：使头向同侧旋转并屈曲。

（4）头上斜肌　呈粗柱状，以腱起于寰椎横突的上面，止于枕骨上下项线之间。功能：一侧收缩，使头向对侧旋转；两侧同时收缩，使头后仰。

四、颈部神经

颈部神经包括颈神经和脑神经 2 部分。颈神经共有 8 对，第 1 对在寰椎与枕骨间，其次 6 对在同序椎骨上侧，第 8 对由第 7 颈椎下侧的椎间孔传出。

（一）颈神经前支

主要组成 2 大神经丛，即颈丛和臂丛。

1. 颈丛

颈丛为上位 4 个颈神经前支所构成，此 4 支相互连结形成 3 个神经袢，并发出多数分支（图 1-13）。每一神经接受来自颈上交感神经节的灰交通支，它们形成一系列不规则的体系，位于胸锁乳突肌深面和头长肌下及中斜角肌上，其前面覆被以椎前筋膜，它的各终支穿过椎前筋膜，分布于肌肉，并和其他神经相交通。

颈丛的分支可分为浅、深 2 组。浅支组各支都在胸锁乳突肌后缘中点处（神经点）向各方散开，又分为升、横、降 3 支。升支为枕小神经和耳大神经，横支为颈横神经，降支为锁骨上神经（图 1-14）；深支组为肌支及其他神经的交通支，分支长短不一，可分为外侧组和内侧组。内、外侧组又分交通支与肌支 2 种。内侧组的交通支包括自第 1、2 颈神经到舌下神经、迷走神经的交通支和自第 1～4 颈神经与颈上神经节的灰交通支。内侧组的肌支有以下 3 类：一是第 2、3 颈神经所形成的颈神经降支，与舌下神经降支形成袢，自此袢上发支分布于除甲状舌骨肌外的舌骨下肌群。二是至头外侧直肌的肌支（C_1）自该肌内而进入；至头前直肌的肌支（$C_{1\sim2}$）在颈椎横突前面，自颈丛第 1 袢的上部发出；至头长肌的肌支（$C_{1\sim3}$）自上位 3 个颈神经分别发支至该肌；至颈长肌的肌支（$C_{2\sim4}$）自第 2～4 颈神经各发出分支至该肌。三是膈神经，外侧组的交通支与副神经的交通支起于第 2 颈神经的分支，抵胸锁乳突肌时，与副神经结合；其起于第 3、4 颈神经的分支，经胸锁乳突肌的深侧，在副神经的下侧，向外下方行，经枕三角至斜方肌深侧，与副神经结合，形成斜方肌下丛。外侧组至胸锁乳突肌的肌支，起自第 2 颈神经；至斜方肌、肩胛提肌的肌支，起于第 3、4 颈神经；至中、后斜角肌的肌支，起于第 3 或第 4 颈神经。

（1）枕小神经　来自第 2、3 颈神经，或来自两者之间的神经袢。其弯曲部绕副神经下侧，沿胸锁乳突肌后缘上升，直至头部附近，穿出深筋膜，越胸锁乳突肌止点的后部，继续上升，到头的侧面，分布于耳郭后面，支配耳郭后上部、乳突部及枕部外侧区域的皮肤，并与耳大神经、枕大神经及面神经的耳后支相连结。

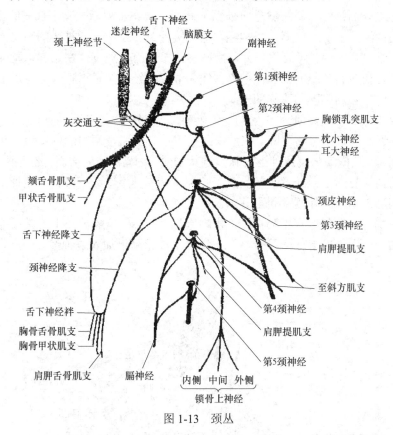

图 1-13 颈丛

（2）耳大神经 来自第 2、3 颈神经，绕胸锁乳突肌后缘向前上方，斜越胸锁乳突肌表面，向下颌角方向行进，穿颈深筋膜，沿颈外静脉后侧与之平行上升，其表面被颈阔肌覆盖。当此神经在胸锁乳突肌表面到达腮腺时，分成前、中、后 3 个终末支。前部的分支，经腮腺表面，分布于覆盖腮腺及咬肌下部的皮肤；并有分支至腮腺内，与面神经的颈支结合。中部的分支，分布于耳郭后面（后面的上部除外）。后部的分支，分布于乳突部的皮肤，并与面神经的耳后支及枕小神经的分支结合。

（3）颈横神经 由第 2、3 颈神经前支组成。约在胸锁乳突肌的后缘中点，自该肌深侧绕后缘穿出，沿其表面横向内侧，经颈外静脉的深侧，达该肌的前缘。穿固有筋膜，被覆于颈阔肌的深侧，分支成扇形分散。其上部的分支，与面神经的颈支连结成袢。另一部分分支穿过颈阔肌，分布于颈前部的皮肤。

（4）锁骨上神经 起于第 3、4 颈神经。在起始部，常与至斜方肌的肌支先结合，后又分开。在胸锁乳突肌后缘中点处，自该肌深侧，向后下方穿出，通行于颈阔肌及颈固有筋膜的深面，达锁骨附近，穿出固有筋膜及颈阔肌，而成皮神经。可分为内、中、外 3 组分支。

①锁骨上内侧神经 较细小，斜跨颈外静脉及胸锁乳突肌的锁骨和胸骨起始部的表面。分布于胸骨柄上部的皮肤及胸锁关节。

②锁骨上中间神经 较大，跨过锁骨前面，分布于胸大肌及三角肌上 2/3 的皮肤和肩锁关节。并与上位肋间神经的皮支有连结。

③锁骨上外侧神经 斜跨斜方肌外面及肩峰，分布于肩后部和上部皮肤。

（5）膈神经 主要起自第 4 颈神经，也常接受第 3 及第 5 颈神经的小支。其中含有大量运动纤维，有少量感觉纤维，并与交感神经节间有交通支。在颈部，膈神经的主要标志是直接贴在前斜角肌的前表面。膈神经为混合神经，支配膈肌的运动及纵隔胸膜及膈上、下、中央部的胸膜和腹膜的感觉。

膈神经在颈部不发任何分支。其自前斜角肌上部外缘，沿该肌的前面，于椎前筋膜的深侧，以近似垂直的方向下降。在颈根部被胸锁乳突肌及颈内静脉遮盖，并有肩胛舌骨肌的中间腱、颈横动脉及肩胛上动脉横过其表面。左膈神经的前面，还有胸导管经过。膈神经的前内侧与迷走神经及颈部交感干相邻接。膈神经继续下降，经锁骨下动、静脉之间，自胸廓内动脉的外侧，斜至其内侧，进入胸腔。

有时在膈神经的邻近有副膈神经，出现率为 22.5%，是膈神经由第 4 颈神经束的根纤维以外的一些副根，下行一段后，多在锁骨下静脉附近加入膈神经。

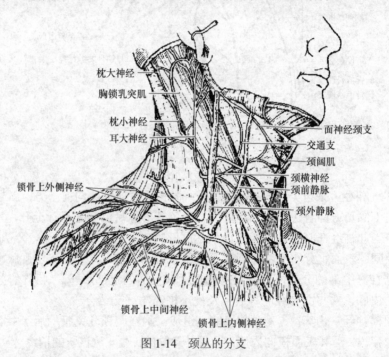

图 1-14 颈丛的分支

2. 臂丛

臂丛神经（图 1-15）由颈 5～8 颈神经前支及第 1 胸神经前支组成。颈 5～6 组成臂丛神经上干，颈 7 组成中干，颈 8 和胸 1 神经组成臂丛神经下干，位于第 1 肋表面。干分为前、后 2 股，各股位于锁骨平面。臂丛上干和中干的 2 侧支前股组成外侧束，位于锁骨下动脉的外侧；下干的前股组成内侧束，位于锁骨下动脉的内侧。3 干的后股共同组成后束，位于锁骨下动脉的后侧。各束支在喙突平面分为上肢的主要神经支。

由臂丛根发出的分支在前、中斜角肌之间穿出，包括至颈长肌和斜角肌的分支、肩胛背神经和胸长神经，组成臂丛各神经根发出至颈长肌和斜角肌的分支（图 1-16）。

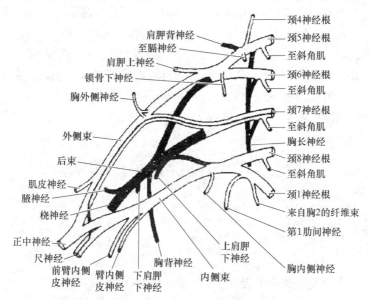

图 1-15　臂丛神经根、干、股、束、支组成示意图

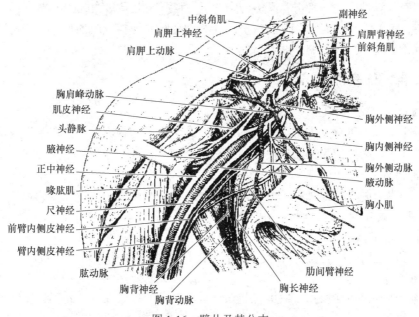

图 1-16　臂丛及其分支

（1）肩胛背神经　主要来自第 5 颈神经，在颈神经刚出椎间孔时发出，循肩胛骨的脊柱缘下行，行于肩胛提肌和大、小菱形肌之深面。

（2）胸长神经　共有 3 根，分别起于第 5、6、7 颈神经，当这些神经刚出椎间孔时发出。上 2 根在臂丛深面穿出中斜角肌，合为 1 束。下根行于中斜肌之上面，经腋窝达于前锯肌。

由臂丛干发出的背支来自上干，包括肩胛上神经和锁骨下肌神经。

（1）肩胛上神经　由上干外侧发出，下行经肩胛上切迹，支配冈上、下肌和肩关节。

（2）锁骨下肌神经　甚细，由第4～6颈神经的纤维组成。在肩胛舌骨肌后腹的上方，由上干前面发出，经锁骨下动脉第3段之前，达于锁骨下肌。

由外侧束发出者，大支有肌皮神经和正中神经外侧头，小支有胸前外侧神经至胸大肌；由后束发出腋神经和桡神经、上下肩胛下神经和胸背神经；由内侧束发出尺神经和正中神经内侧头，有胸外侧神经、臂外侧皮神经和前臂外侧皮神经。正中神经内外侧2个根分别行走在腋动脉内、外侧2～3cm后，在腋动脉前下方组成正中神经主干。

第二节　背部针刀应用解剖

一、背部境界与分区

1. 分区

背部区，是指脊柱胸椎部分及其后方与两侧软组织所共同构成的区域。

2. 境界

背部属于脊柱区的一部分，又称为胸背区。胸背区上界即项区的下界，下界为第12胸椎棘突、第12肋下缘及第11肋前份的连线。两侧界为斜方肌的前缘、三角肌后缘上份、腋后襞与胸壁交界处的连线。

二、背部体表标志

1. 棘突

在后正中线上可触及大部分椎骨的棘突。第7颈椎的棘突较长，常作为辨认椎骨序数的重要标志。胸椎的棘突斜向后下，呈叠瓦状。

2. 肩胛冈

肩胛冈为肩胛骨背面高耸的骨嵴。在正常人体，两侧肩胛冈内侧端的连线，平对第3胸椎棘突。其外侧端为肩峰，为肩部的最高点。

3. 肩胛骨下角

当上肢下垂时，易于触及肩胛骨下角。两侧肩胛骨下角的连线，平对第7胸椎棘突。

4. 第12肋

在竖脊肌外侧可触及第12肋，但有时应注意该肋甚短，因此易将第11肋误认为第12肋，以致在此处进行针刀治疗时损伤胸膜，造成气胸及内脏损伤。

5. 竖脊肌

竖脊肌为棘突两侧可触及的纵行隆起。该肌的外侧缘与第12肋的交角，称为脊肋角，肾脏位于该角的深部。

三、背部层次结构

背部（胸背区）由浅入深为皮肤、浅筋膜、深筋膜、肌层、血管神经等软组织以及脊柱、椎管及其内容物等。

（一）浅层结构

1. 皮肤

胸背区的皮肤厚而致密，移动性较小，并且皮肤内有较为丰富的毛囊与皮脂腺。

2. 浅筋膜

胸背区的浅筋膜致密而厚实，富含脂肪组织，并通过许多结缔组织纤维束与深筋膜相连。

3. 皮神经

胸背区的皮神经主要来自相应脊神经的后支（图 1-17）。各支于棘突的两侧浅出，上部的分支几乎呈水平位向外侧方走行；下部的分支则斜向外下方，分布至胸背区及腰区的皮肤。第 12 胸神经后支的分支可分布至臀区。

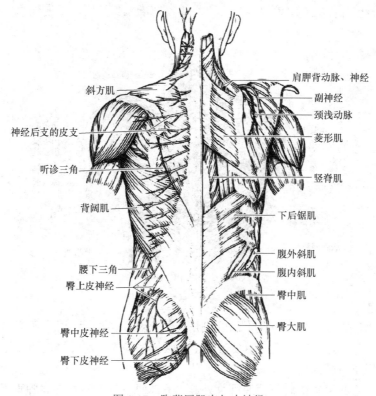

图 1-17 胸背区肌肉与皮神经

4. 浅血管

胸背区的浅血管来自肋间后动脉、肩胛背动脉及胸背动脉等的分支。各动脉均有相应的静脉与之伴行。

（二）深层结构

胸背区的深层结构主要为深筋膜。胸背区的深筋膜分为浅、深两层，其浅层较为薄弱，位于斜方肌与背阔肌的表面；深层则较厚，称为胸腰筋膜。

胸腰筋膜在胸背区较为薄弱，覆于竖脊肌的表面，其向上与项筋膜相延续，内侧附于胸椎棘突与棘上韧带处，外侧附于肋角，向下移行至腰区并增厚，其可分为前、中、后三层。后层覆于竖脊肌的后面，与背阔肌及下后锯肌腱膜相结合，并向下附着于髂嵴，内侧附于相应椎体的棘突及棘上韧带处，外侧于竖脊肌的外侧缘与中层相愈合，形成竖脊肌鞘；中层位于竖脊肌及腰方肌之间，内侧附着于相应椎体的横突尖以及横突间韧带，在腰方肌外侧缘处，中层的外侧与前层相愈合，形成腰方肌鞘，并作为腹横肌的起始部腱膜，其向上附着于第12肋的下缘，向下附着于髂嵴处；前层位于腰方肌的前面，又称为腰方肌筋膜，其内侧附着于腰椎的横突尖，向下附着于髂腰韧带与髂嵴后份，其上部增厚形成内、外侧弓状韧带。

（三）肌层（图1-18）

胸背区的肌层主要由背肌及部分腹肌组成。由浅至深依次分为四层：第一层主要为斜方肌、背阔肌及腹外斜肌后部；第二层主要为肩胛提肌、菱形肌、上后锯肌、下后锯肌及腹内斜肌后部；第三层主要为竖脊肌与腹横肌后部；第四层主要为横突棘肌及横突间肌等。

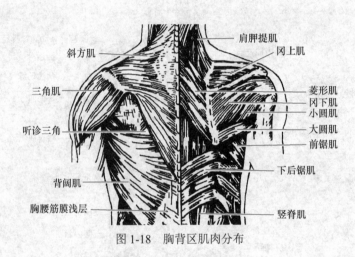

图1-18　胸背区肌肉分布

1. 斜方肌

斜方肌为位于项区与胸背区上部的三角形的扁阔肌，于后正中线两侧左右各一块。斜方肌起自上项线、枕外隆凸、项韧带及全部胸椎的棘突，肌纤维向两侧移行止于锁骨外侧份、肩峰及肩胛冈处。

斜方肌上部肌束收缩时可使肩胛骨外旋；下部肌束收缩时可使肩胛骨下移；整体收缩时可使肩胛骨向脊柱靠拢。当肩胛骨固定时，两侧斜方肌收缩可使头后仰；一侧斜方肌收缩可使颈部屈向同侧。

斜方肌宽大且富含血供，主要由副神经支配。斜方肌的血液供应主要由颈浅动脉与肩胛背动脉提供，其次来自枕动脉及节段性的肋间后动脉。临床上，此肌可用作肌瓣或肌皮瓣的移植。

于斜方肌外下方，肩胛骨下角的内侧有一肌间隙，称为听诊三角（或肩胛旁三角）。该三角的内上界为斜方肌外下缘，外侧界为肩胛骨脊柱缘，下界为背阔肌上缘，三角的底主要为薄层脂肪组织、深筋膜及第6肋间隙，表面覆以皮肤与浅筋膜，因此其为背部听诊呼吸音最清楚的部位，为临床上肺部及相应脏器听诊的重要区域。当肩胛骨向前外方移位时，该三角的范围会扩大。

2. 背阔肌

背阔肌为位于胸背区下部与腰区浅层区域内宽大的三角形扁阔肌。该肌起自下 6 个胸椎的棘突、全部腰椎的棘突、骶正中嵴及骶嵴的后部，肌纤维斜向外上方，越过肩胛骨，以扁肌腱止于肱骨的结节间沟处。

背阔肌的主要作用是使肱骨作内收、旋内及后伸运动，如背手姿势。当上肢上举固定时，两侧背阔肌收缩可向上牵引躯体，如引体向上运动。

背阔肌主要由胸背神经支配。背阔肌的血液供应主要来自胸背动脉及节段性的肋间后动脉与腰动脉的分支，以肩胛线为界，线的外侧主要由胸背动脉的分支供血，线的内侧则主要由节段性肋间后动脉供血。

3. 肩胛提肌

肩胛提肌为位于斜方肌深面的带状肌。该肌起自上 4 个颈椎的横突，其肌纤维向下斜行，止于肩胛上角。

肩胛提肌的主要作用是上提肩胛骨，并略使肩胛骨下角内旋，如挑担动作。当肩胛骨固定时，一侧肩胛提肌收缩可使颈部屈向同侧。

4. 竖脊肌

竖脊肌为背肌中最长的肌肉，该肌肉纵列于脊柱全部棘突的两侧。下起自骶骨的背面，向上抵达枕骨与颞骨处，主要由脊神经的后支支配。

（四）背区的连接装置

胸椎之间借韧带、椎间盘及滑膜关节相连。其椎骨间的连结可分为椎体间连结与椎弓间连结。

1. 椎体间连结

与脊柱其他节段椎体之间的连接方式相同，胸椎之间也是借椎间盘、前纵韧带及后纵韧带相连的。

（1）椎间盘（图 1-19） 是连结相邻两椎体的纤维软骨盘，成人共有 23 个椎间盘，而胸背段有 11 个。椎间盘由外周部的纤维环及中央部的髓核共同构成。纤维环环绕在髓核周围，由多层同心圆排列的纤维软骨环构成。纤维环坚韧，牢固地连结相邻的两个椎体，并保护和限制髓核向外膨出。髓核为柔软而富有弹性的胶状物质。

椎间盘既坚韧又富有弹性，当承受压力时可被压缩，在除去压力后又可复原，因此其具有"弹性垫"样作用，对作用于脊柱的震荡及冲击起到缓冲的作用，并可增加脊柱运动的范围。各节段椎间盘的厚薄不同，腰段最厚，颈段次之，胸段最薄，所以颈、腰椎的活动度较大。

（2）前纵韧带 该韧带位于椎体前面，宽而坚韧（图 1-20）。前纵韧带上起自于枕骨大孔的前缘，向下抵达第 1 或第 2 骶椎体。其纤维牢固地附于椎体及椎间盘，可防止脊柱过度后伸及椎间盘向前脱出。

（3）后纵韧带 该韧带位于椎管的前壁，为附于所有椎体及椎间盘后面的纵长韧带，窄而坚韧（图 1-20）。后纵韧带可限制脊柱过度前屈及椎间盘向后突出。

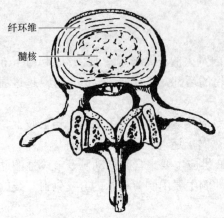

纤环维

髓核

图 1-19　椎间盘结构示意图

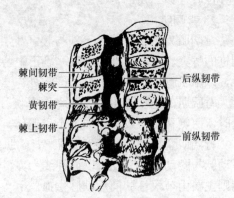

棘间韧带

棘突

黄韧带

棘上韧带

后纵韧带

前纵韧带

图 1-20　椎骨旁韧带装置

2. 椎弓间连结

椎弓间连结包括椎弓板与各突起间的韧带连结，以及上、下关节突间的滑膜关节连结。

（1）黄韧带　该韧带位于椎管内，为连结相邻两椎弓板间的韧带。其主要由黄色弹性纤维构成（图 1-20），因此得名。黄韧带主要参与椎管的构成，可限制脊柱过度前屈。

（2）棘间韧带　该韧带为连结相邻两棘突间的短韧带，向前与黄韧带相接，向后移行为棘上韧带（图 1-20）。棘间韧带可限制脊柱过度前屈。

（3）棘上韧带（图 1-20）　该韧带为连结胸、腰、骶椎各棘突间的纵长韧带，前与棘间韧带融合，可限制脊柱前屈。

（4）横突间韧带　该韧带为连结相邻椎骨横突间的韧带。

（5）关节突关节　该关节是由相邻胸椎骨的上、下关节突的关节面构成的微动关节。

（五）深部血管与神经

1. 动脉

胸背区主要由肋间后动脉、胸背动脉及肩胛背动脉等动脉提供血供。肩胛背动脉起自锁骨下动脉，其向外侧穿过（或越过）臂丛，经中斜角肌的前方移行至肩胛提肌的深面，并与同名神经相伴行而转向内下方，在菱形肌的深面下行，主要分布于肩带肌及背肌，并参与形成肩胛动脉网。有时肩胛背动脉可与颈浅动脉共干起自甲状颈干，称为颈横动脉，颈浅动脉即颈横动脉的浅支，肩胛背动脉即其深支。

2. 静脉

脊柱区深部的静脉与相应的动脉伴行。胸背区的静脉主要经肋间后静脉汇入奇静脉，部分汇入锁骨下静脉（或腋静脉）。脊柱区的深静脉可经椎静脉丛，广泛与椎管内外、颅内及盆部等处的深部静脉相交通。

3. 神经

胸背区的神经主要来自脊神经后支、副神经、胸背神经及肩胛背神经。

①脊神经后支　该神经自椎间孔处由脊神经分出后，绕上关节突的外侧向后行进，

移行至相邻横突间，分为内侧支（及后内侧支）与外侧支（及后外侧支）。胸神经后支主要分布于胸背区皮肤及深层肌处。脊神经后支呈明显节段性分布，因此手术中将背深肌横断时，不会引起相应肌肉的瘫痪。

②副神经　该神经自胸锁乳突肌后缘的中、上 1/3 的交点处斜向外下方移行，经枕三角移行至斜方肌前缘的中、下 1/3 交点处（有时可移行至斜方肌前缘的锁骨附着处以上 2 横指处）的深面进入该肌，副神经的分支支配斜方肌与胸锁乳突肌。

③胸背神经　该神经起自臂丛后束，并与同名动脉相伴行，沿肩胛骨的外侧缘下行，胸背神经主要支配背阔肌。

④肩胛背神经　该神经起自臂丛锁骨的上部，由中斜角肌穿过，并斜向外下方移行至肩胛提肌的深面，再沿肩胛骨的内侧缘下行，并与肩胛背动脉相伴行。肩胛背神经主要支配菱形肌及肩胛提肌。

（六）胸背区骨骼

胸背区骨骼主要为脊柱胸椎部分以及 12 对肋的胸背部分。

1. 椎骨

椎骨系由前方呈短圆柱形的椎体及后方呈板状的椎弓共同构成。

（1）椎体　椎体是椎骨主要的负重部分，其内部为骨松质，表面为薄层骨密质，上下面较为粗糙，并借椎间盘与邻近的椎骨连接。椎体后面微凹陷，与椎弓共同围成椎孔。各椎骨的椎孔连接起来，构成椎管，椎管内主要容纳脊髓。

（2）椎弓　椎弓为一弓形的骨板。椎弓与椎体的连接部分较狭窄，称为椎弓根。根的上、下缘各有一切迹。相邻椎骨的椎上切迹与椎下切迹共同围成椎间孔。椎间孔内有脊神经及血管通过。两侧的椎弓根向后内侧扩展为宽阔的骨板，称为椎弓板。

自椎弓上发出 1 个棘突、1 对横突及 2 对关节突共 7 个突起。

①棘突　椎弓棘突向后方（胸椎棘突向后下方）伸出，棘突的尖端可于体表触及，为一重要的骨性标志。

②横突　椎弓横突向两侧伸出，椎体的横突与棘突均为肌肉及韧带的附着处。

③关节突　椎弓根与椎弓板结合处分别向上、下方突起，形成上关节突与下关节突。相邻椎骨的上、下关节突共同构成关节突关节。

2. 胸椎的主要特征

胸椎共 12 块。胸椎的椎体由上向下逐渐增大，其横切面呈心形。椎体侧面后份接近椎体上、下缘处，各有一小关节面，分别称为上肋凹与下肋凹（但第 1 胸椎及第 9 胸椎以下各胸椎的肋凹并不典型），肋凹与肋骨肋头组成关节。横突末端的前面，有横突肋凹，其与肋结节组成关节。关节突关节面几乎呈冠状位。胸椎的棘突较长，向后下方倾斜，呈叠瓦状排列（图 1-21、图 1-22）。

3. 胸椎血管

（1）胸椎动脉　$T_{1\sim2}$ 处主要是由肋颈干所发出的第 1～2 肋间后动脉与甲状腺下动脉的分支及椎动脉共同供应，而 $T_{3\sim12}$ 主要是由第 3～12 肋间后动脉供应。肋间后动脉在相应椎体的前外侧发出营养动脉与骨膜动脉，移行至椎骨体、前纵韧带及肋小头关节等处，在每一椎间盘外侧面形成网状吻合，而分布至前纵韧带的小分支则与对侧的同名支相互吻合，并于脊柱两侧形成纵行动脉链。

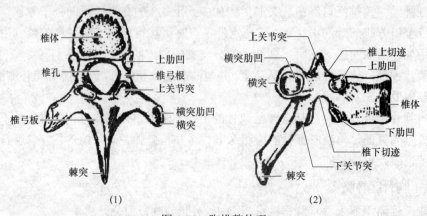

图 1-21　胸椎整体观
（1）上面观；（2）侧面观

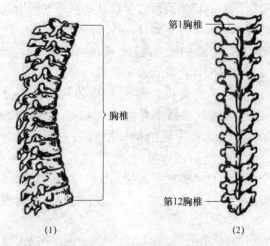

图 1-22　脊柱胸背区整体观
（1）侧面观；（2）后面观

肋间后动脉后支的脊支发出分支供应胸椎椎体后面。该动脉沿椎间盘后外侧面，经椎间孔的下缘，穿过后纵韧带进入椎管内，并分为升、降两支，二者相互吻合成网，其分支分布至胸椎椎体、后纵韧带及硬膜外组织等处。

脊支也发出分支，以供应椎弓的内面，当进入椎管后，又分布于椎弓板、黄韧带、棘突基部等处。肋间后动脉后支行至椎弓板与横突外侧缘，发出分支至椎弓的外面，并分布于棘突、横突及关节突等处。

（2）胸椎静脉　胸椎静脉系统分为椎外静脉丛与椎管内静脉丛。椎外静脉丛位于椎管的外面，分为前丛与后丛。前丛位于椎体的前面，主要接受椎体静脉的回流，后丛位于椎体后面，主要围绕棘突、横突及关节突的周围。

椎管内静脉丛则位于椎管内的硬膜外腔，主要接受椎骨及脊髓的静脉回流，可分为前、后两组，呈垂直样排列成四条纵行静脉，称为前后窦。前组位于椎体与椎间盘的后面、后纵韧带处；后组位于椎弓与黄韧带的前面。椎内、外静脉丛之间相互吻合交通，管腔内无瓣膜，上述静脉主要收集脊柱、脊髓及其邻近肌肉的静脉血，分别汇入椎静脉、肋间后静脉、腰静脉及骶外侧静脉，向上与颅内的枕窦及乙状窦等交通，向下与盆腔等部位的静脉存在广泛吻合。因此，椎静脉丛是沟通上、下腔静脉系与颅内、外静脉的重要通道。

（七）椎管及其内容物

1. 椎管

椎管是由椎骨的椎孔、骶骨的骶管及椎骨之间的骨连接所共同组成的骨性纤维性管道，向上经枕骨大孔与颅腔相通，向下终止于骶管裂孔处。其内主要容纳脊髓、脊髓被膜、马尾、脊神经根、血管、神经、淋巴及结缔组织等。

（1）椎管壁的构成 椎管为骨纤维性管道，其前壁由椎体后面、椎间盘后缘及后纵韧带共同构成；后壁主要为椎弓板、黄韧带及关节突关节；两侧壁为椎弓根与椎间孔。构成椎管壁的任何结构发生病变，如椎骨骨质增生、椎间盘突出及黄韧带变性肥厚等，均可造成椎管腔变形或狭窄，从而压迫其内容物而导致一系列症状。

（2）椎管腔的形态 在横断面上，各段椎管的形态及大小不完全相同。颈段上部近枕骨大孔处，椎管腔近似圆形，往下逐渐转变为三角形，其矢径短，横径长；胸段大致呈椭圆形；腰段椎管上、中部的横断面则由椭圆形逐渐转变为三角形；腰段下部椎管横断面的外侧部逐渐出现侧隐窝，使椎管呈三叶形，以老年人更为明显；骶段椎管呈扁三角形。在椎管中以第4～6胸椎最为狭小，其次以第7颈椎及第4腰椎水平较小。

2. 脊髓被膜与脊膜腔隙

椎管内容物有脊髓、马尾及其被膜等结构。脊髓的上端平对枕骨大孔与脑相连，下端终于第1腰椎的下缘（小儿平对第3腰椎），向下以终丝附着于尾骨的背面。脊髓表面被覆以三层被膜，由外向内依次为硬脊膜、脊髓蛛网膜及软脊膜。各层膜之间及硬脊膜与椎管骨膜间均存在腔隙，由外向内依次为硬膜外隙、硬膜下隙以及蛛网膜下隙。

（1）被膜

①硬脊膜 硬脊膜由致密的结缔组织构成，厚而坚韧，形成一长筒状的硬脊膜囊。其向上紧密地附着于枕骨大孔的边缘，并与硬脑膜相续；向下于第2骶椎水平形成盲端，并借终丝附着于尾骨处。硬脊膜囊内有脊髓及31对脊神经根，每对脊神经根在穿过硬脊膜囊时被其紧密包被，硬脊膜则延续为神经外膜，并与椎间孔周围的结缔组织紧密相连，起到固定的作用。

②脊髓蛛网膜 脊髓蛛网膜薄而半透明，向上与脑蛛网膜相延续，向下平对第2骶椎水平形成一盲端。此膜发出的许多结缔组织小梁与软脊膜相连。

③软脊膜 软脊膜柔软并富含血管，并与脊髓表面紧密相贴。在脊髓的前正中裂与后正中沟处，有软脊膜前纤维索及后纤维隔与其相连。在脊髓的两侧，软脊膜增厚并向外突，形成齿状韧带。

（2）脊膜腔隙

①硬膜外隙 硬膜外隙为位于椎管骨膜与硬脊膜之间的窄隙，其内充填脂肪、椎内

静脉丛、窦椎神经以及淋巴管等，并有脊神经根以及与其相伴行的血管通过，在正常情况下呈负压。临床上进行硬膜外麻醉即将药物注入此隙，以阻滞硬膜外隙内的脊神经根。

硬膜外隙被脊神经根划分为前、后两个间隙。前隙较为窄小，后隙较大，内有脂肪、静脉丛及脊神经根等结构。在正中线上，前隙内有疏松结缔组织连于硬脊膜及后纵韧带之间，后隙有纤维隔连于椎弓板以及硬脊膜的后面。上述结构于颈段及上胸段出现率较高。

②硬膜下隙　在正常人体，硬膜下隙为位于硬脊膜与脊髓蛛网膜之间的潜在腔隙，与脊神经周围的淋巴隙相通，其内含有少量液体。

③蛛网膜下隙　蛛网膜下隙位于脊髓蛛网膜与软脊膜之间的区域。在正常人体，蛛网膜下隙内充满脑脊液，向上经枕骨大孔与颅内蛛网膜下隙相通，向下抵达第2骶椎水平，两侧包裹脊神经根，而形成脊神经周围隙。此隙于第1腰椎至第2骶椎水平扩大形成终池，池内含有腰、骶神经根所构成的马尾与软脊膜向下延伸所形成的终丝。

（3）被膜的血管和神经

①血管　硬脊膜的血供主要来自节段性根动脉。根动脉进入神经根前发出分支分布至硬脊膜。长的分支可供应几个节段，短支通常不会超过本节段。每根动脉均有相应的两条静脉与之相伴行，静脉与动脉之间存在较多的动—静脉吻合。

②神经　硬脊膜的神经主要来自脊神经的脊膜支，也称为窦椎神经。脊膜支自脊神经干发出后，与来自椎旁的交感神经纤维一起，经椎间孔返回至椎管内，分布于硬脊膜、脊神经根外膜、后纵韧带、动静脉血管表面及椎骨骨膜等。脊膜支含有丰富的感觉神经纤维及交感神经纤维。

3. 脊神经根

（1）行程与分段　脊神经根丝自脊髓离开后，即横行（或斜行）于蛛网膜下隙，汇成脊神经前根与后根，由蛛网膜囊和硬脊膜囊穿过，行于硬膜外隙中。脊神经根在硬脊膜囊以内的一段，称为蛛网膜下隙段，由硬脊膜囊穿出的一段，称为硬膜外段。

（2）脊神经根与脊髓被膜的关系　脊神经根离开脊髓时，被覆以软脊膜，当由脊髓蛛网膜和硬脊膜穿出时，带出此二膜，形成蛛网膜鞘与硬脊膜鞘。此三层被膜向外抵达椎间孔处，并逐渐与脊神经外膜、神经束膜及神经内膜相延续。

（3）脊神经根与椎间孔及椎间盘的关系　脊神经根的硬膜外段较短，其借硬脊膜鞘紧密与椎间孔周围相连，以固定硬脊膜囊，并保护鞘内的神经根不受牵拉。此段在椎间孔处最易受压：椎间孔的上、下壁为椎弓根的上、下切迹，前壁为椎间盘与椎体，后壁为关节突关节。

当发生椎间盘突出时，为了减轻受压脊神经根的刺激，患者常常处于强迫的脊柱侧凸体位。此时，脊柱侧凸方向，取决于椎间盘突出部位及受压脊神经根的关系。当椎间盘突出从内侧压迫脊神经根时，脊柱可弯向患侧。如果椎间盘突出从外侧压迫脊神经根时，脊柱将会弯向健侧。有时，椎间盘突出的患者会出现左右交替性脊柱侧凸现象，其原因可能是突出的椎间盘组织的顶点正巧压迫在脊神经根。无论脊柱侧凸弯向何方，均可缓解突出的椎间盘对脊神经根的压迫。

4. 脊髓的血管

（1）动脉　脊髓的动脉主要有两个来源，主要为起自椎动脉的脊髓前、后动脉及起自节段性动脉（如肋间后动脉等）的根动脉。

①脊髓前动脉　脊髓前动脉起自椎动脉的颅内段，向内下行一小段距离即合并为一干，并沿脊髓的前正中裂下行至脊髓的下端。该动脉沿途发出分支营养脊髓灰质及侧、前索的深部。脊髓前动脉在脊髓下端变细，于脊髓圆锥水平向侧方发出圆锥吻合动脉，并向后与脊髓后动脉相吻合。

②脊髓后动脉　脊髓后动脉起自椎动脉颅内段，斜向后内下，沿后外侧沟下行，有时在下行过程中，两动脉合并为一干行走一段。该动脉沿途发出分支相互吻合成动脉网，以营养脊髓后角的后部及后索。

（2）静脉　脊髓表面有 6 条纵行的静脉，行于前正中裂、后正中沟及前、后外侧沟内。纵行静脉之间有许多交通支相互吻合，并穿过硬脊膜注入椎内静脉丛。

5. 脊髓节段与椎骨的对应关系

脊神经共 31 对，每对脊神经借根丝附着于相应的脊髓，该段脊髓亦被称为脊髓节段。因此，脊髓共有 31 个节段，即颈段 8 节，胸段 12 节，腰段 5 节，骶段 5 节以及尾段 1 节。

在胚胎早期，脊髓与脊柱等长，每一脊髓节段的高度与其对应的椎骨基本等高，脊神经根均水平向外，经椎间孔穿出椎管。从胚胎第 4 个月开始，脊髓的生长开始慢于脊柱。脊髓上端的位置固定，于枕骨大孔处与脑相连，脊髓下端较脊柱短。新生儿脊髓下端约平对第 3 腰椎。成人脊髓的下端平对第 1 腰椎的下缘，因此脊髓的节段与椎骨原来的对应关系发生了改变，致使许多神经根丝需在椎管内下行一段后，才可抵达相应的椎间孔，由其穿出（图 1-23）。掌握脊髓节段与椎骨的对应关系，对临床测定麻醉平面及病变脊髓的水平有重要意义。

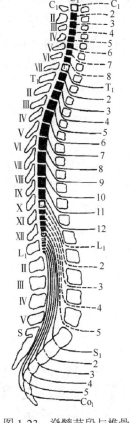

图 1-23　脊髓节段与椎骨之间的对应关系

第三节　腰骶尾部针刀应用解剖

一、体表标志及表面解剖

1. 境界与分区

（1）境界　腰骶（尾）部上界为背部的下界，即 T_{12} 棘突、第 12 肋下缘、第 11 肋前份的连线下界以髂嵴后份、髂后上棘、尾骨尖的连线与下肢分界，侧面以腋后线与腹前外侧部分界。

（2）分区　腰骶尾部通常以两侧髂后上棘的连线为界，分为上方的腰区和下方的骶尾区。根据该部解剖特点及临床应用的需要，现将其划分为：$T_{12} \sim L_3$ 为上腰部，$L_3 \sim L_5$ 为下腰部，平 L_3 为中腰部，$L_4 \sim S_2$ 为腰骶部，S_3 以下为骶尾部。

2. 体表标志（图 1-24）

（1）腰椎棘突 在后正中线上，可以摸到腰椎棘突，其棘突呈水平位，第 4 腰椎棘突平两侧髂嵴最高点。其上有背阔肌、竖脊肌、横突棘肌、棘上韧带、棘间韧带、腰背筋膜等附着。

（2）骶正中嵴 骶骨背面后正中线上，有一列纵行隆起，即骶正中嵴，由骶椎棘突融合而成。骶正中嵴上有 3~4 个后结节，以第 2、3 最显著，其附着结构同腰椎棘突。

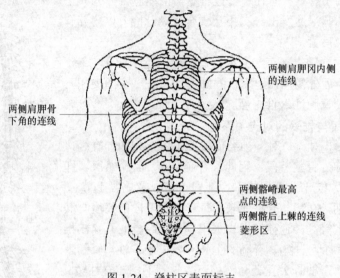

两侧肩胛冈内侧的连线

两侧肩胛骨下角的连线

两侧髂嵴最高点的连线

两侧髂后上棘的连线

菱形区

图 1-24 脊柱区表面标志

（3）骶中间嵴 在骶正中嵴外侧，有一列不明显的粗线，为关节突愈合的遗迹。有竖脊肌、骶髂后韧带等附着。

（4）骶外侧嵴 为横突愈合的遗迹，在骶中间嵴稍外侧，4 个隆起形成一断续的粗线，即骶外侧嵴，其内侧一拇指宽处为骶后孔。其上有腰背筋膜、骶髂后韧带、骶结节韧带等附着。

（5）骶管裂孔 沿骶正中嵴向下，由第 4、5 腰椎背面的切迹与尾骨围成的孔称为骶管裂孔，是椎管的下口。

（6）骶角 为骶管裂孔两侧向下的突起，是骶管麻醉进针的标志。

（7）尾骨 由 4 块退化的尾椎融合而成，位于骶骨的下方。肛门后方，有肛尾韧带附着。

（8）髂嵴 为髂骨翼的上缘，是计数椎骨的标志，两侧髂嵴最高点的连线平对 L_4 棘突。

（9）髂后上棘 是髂嵴后端的突起，两侧髂后上棘的连线平 L_2 棘突，其上有骶结节韧带、骶髂后长韧带及多裂肌附着。

（10）L_3 横突 较粗大，在腰部易触及。其上有竖脊肌，腹内、外斜肌及腰方肌等附着。

（11）脊肋角 为竖脊肌外侧缘与第 12 肋的交角，肾脏位于该角深部。在肾脏疾患时，是肾囊封闭常用的进针部位。

（12）米氏凹　是左右髂后上棘与 L_5 棘突和尾骨尖的连线，凹陷的两侧为髂后上棘，上端平 L_5 棘突下方，下端为两侧髂后上棘至尾骨尖的连线，称为米氏凹。当腰椎或骶尾椎骨折或骨盆骨折时，米氏凹可变形。

二、腰骶尾部的骨骼与韧带

（一）腰骶尾部的骨骼

腰骶尾部包括 5 块腰椎、5 块骶椎和 4～5 块尾椎。至成年，5 块骶椎愈合成 1 块骶骨，4～5 块尾椎愈合成 1 块尾骨。

1. 腰椎（图 1-25）

（1）椎体　腰椎椎体因为负重关系在所有脊椎椎骨中，体积最大，L_1～L_2 椎体的横断面呈肾形，L_3 椎体或 L_4 椎体过度为椭圆形，L_5 椎体则成橄榄形。

腰椎椎体从侧面观呈楔形，椎体前缘高度自 L_1 至 L_5 逐渐递增，而后缘高度则逐渐递减，以适应腰段脊往前凸。椎体由纵向及横向略呈弧形的骨小梁构成，交织成网，以抵抗压应力及拉应力。随着年龄增长，骨质逐渐疏松，单位体积骨量减少，横行骨小梁变细，有的甚至

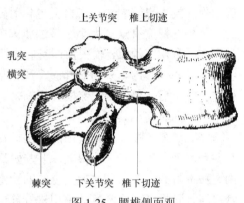

图 1-25　腰椎侧面观

消失，纵行骨小梁增粗，周围皮质变薄。椎体由于长期负荷，可逐渐压缩变扁，呈楔形，髓核也可经软骨板突向椎体，而形成施莫结节；椎间盘退变后，椎体边缘会出现骨质增生。

腰椎椎体横径及矢径自 L_1 向 L_4 逐渐增大，与椎体负重自上向下逐渐增加一致，但重力到达 L_5 下部时，部分经腰骶椎间关节传递至骶髂关节，L_5 椎体下部负重小于上部，其下部横、矢径与 L_4 椎体相应部位也相应变小。每个腰椎的上、下横径及矢径均大于中横矢径；每个腰椎椎体的下横径（除女性 L_5 外）均大于上横径，每个椎体下矢径（除 L_5 外）均大于上矢径。各椎体矢径均较横径为小，L_5 更小。

（2）椎弓板　腰椎椎弓板较厚，并略向后下倾斜，椎孔在下部比上部大；两侧椎弓板会合成椎弓板夹角，夹角变小可影响椎管的狭窄程度。

（3）椎弓根　腰椎的椎弓根伸向后外，外形呈弧形，与椎板、椎体、关节突融合在一起。其厚度自上而下逐渐递增，L_5 约为 L_1～L_2 的 1 倍。其横断面呈卵圆形，上方有一较浅的椎弓根上切迹，切迹较小，自 L_1 向下矢径下降，构成椎间孔的下壁，下方有一较深的椎弓根下切迹，切迹较深，椎下切迹较大，上下区别不大，构成椎间孔的上壁。腰椎侧位 X 线片上，根据椎上切迹矢径的大小，可大致估计侧隐窝的宽窄。

（4）关节突　位于椎管的后外方，椎间孔后方，上关节突由椎弓根发出，向内与上 1 节腰椎的下关节突相接，下关节突由椎弓板发出，向外由此椎间关节的方向呈矢状位，以利于腰椎的屈伸动作，但向下逐渐呈斜位，至于 L_5 几乎呈冠状位。腰椎关节突间部又称峡部，其前外侧和后内侧皮质骨之间只有少量骨小梁，较坚固。当身体前屈时发生

的剪力，作用于腰骶部的关节突间部时，由于关节突的方向与作用力垂直，相邻 2 个关节被挤压很紧；如果关节突间部长期承受这种压力，可能发生峡部不连，甚至滑脱，是引起腰痛的原因之一。

（5）横突 横突起源于椎弓根的后部，由椎弓根与椎弓板会合处向外突出。前部代表肋部。腰椎横突较薄，呈带状，与腹壁外形相适应。在上关节突的后缘有一卵圆形隆起，称乳突，横突根部的后下侧有一小结节，为副突，乳突与副突之间可形成浅沟、切迹、孔或管。腰神经后内侧支则由此骨孔或管穿行，骨质增生则可压迫相应神经。

L_3 横突最长，其次为 L_2 和 L_4 横突，L_5 横突最短，并向后方倾斜，L_3 横突弯度大，活动多，所以受到的杠杆作用最大，受到的拉应力也最大。其上附着的筋膜、韧带、肌肉承受的拉力也较大，损伤机会也相对较多。

腰椎的横突有众多大小不等的肌肉附着，在相邻横突之间有横突间肌，横突尖端与棘突之间有横突棘肌，横突前侧有腰大肌及腰方肌，L_2 横突前尚有膈肌，横突的背侧有竖脊肌，还有腹内、外斜肌和腹横肌，借助腰背筋膜起于 $L_1 \sim L_4$ 横突。腰神经后支自椎间孔发出后，其外侧支穿横夹间韧带骨纤维孔后，沿横突的背面和上面走行，并穿过起于横突的肌肉至其背侧。

（6）棘突 腰椎的棘突由两侧椎板在中线处汇合而成，呈长方形骨板，腰椎的棘突宽并且水平向后。其末端膨大，下方如梨状为多裂肌肌腱附着处。腰椎的棘突有众多肌肉、韧带附着其上，更增加了脊柱的稳定性。相邻棘突间空隙较大，适于穿刺，$L_3 \sim L_5$ 棘突间是腰椎穿刺或麻醉的常用进针部位。

（7）腰段椎管 各腰椎椎孔连成椎管。$L_1 \sim L_2$ 呈卵圆形，L_3 呈三角形，L_5 呈三叶形，其余可呈橄榄形（图 1-26）。

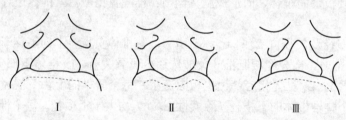

图 1-26 椎孔形状

Ⅰ. 三角形；Ⅱ. 卵圆形；Ⅲ. 三叶形

①中央椎管 腰段中央椎管前界为椎体、椎间盘纤维环后面及后纵韧带；后界为椎弓板、棘突基底及黄韧带；两侧为椎弓根；后外侧为关节突。腰椎椎管自 $L_1 \sim L_2$ 间隙以下包含马尾神经根，其被硬脊膜包围的部分形成硬膜囊，各神经根自硬膜鞘袖发出后在椎管内行程的一段骨性结构称为神经根管，以后分别自相应椎间孔穿出。

腰椎椎管的矢径为自椎体后缘中点至棘突基底，后者在 $L_1 \sim L_3$ 相当于上、下关节突尖部的连线，在 L_4 为此连线向后 1mm，在 L_5 为棘突透明影的前缘向前 1mm。腰椎椎管矢径平均为 17mm（14～20mm），正常最低值为 13～15mm。横径为两侧椎弓根内面连线，平均为 24mm（19～29mm），在 L_2、L_4 最窄。男性椎管横径平均值较女性大 1.12mm。

腰椎椎管矢、横径的增减关系与椎体大致平行，但矢径基本相等，L_5 的矢、横径相差约 10mm，其矢径与横行之比约为 0.62:1。

②腰神经通道　腰神经根自离开硬膜囊后，直至从椎间孔外口穿出，经过一条较窄的骨纤维性管道，统称腰神经通道。此通道既有骨性管壁，又有软组织结构，可分为 2 段，第 1 段为神经根管，从硬膜囊穿出点至椎间管内口；第 2 段为椎间管。此通道的任何部分及其内容发生病变，均可产生腰痛。腰神经根自离开硬膜囊后，前、后 2 根共用一鞘，或各居于固有的根鞘内。神经根管内宽外窄，前后略扁，如同外为小口的漏斗。神经根斜向前下外、自 L_1 至 L_5 斜度逐渐增加。第 5 腰神经的通道约为第 1 腰神经的 2 倍。第 L_1～L_5 腰神经根在神经根管与在椎间管内长度的比值，由 0.7 下降至 0.5。

神经根管于神经根走行过程中存在几个间隙，可使神经根受卡压。

①盘黄间隙　即椎间盘与黄韧带之间的间隙，测量数值 L_1 为 4.7mm、L_2 为 3.4mm、L_3 为 2.57mm、L_4 为 1.9mm、L_5 为 2.5mm。盘黄间隙在椎间管内口较小。在下份腰椎尤为显著，几乎将内口下部封闭。椎间盘有退变时，椎间盘自椎体后方向四周膨出，若同时有黄韧带增厚，向前突出，将使盘黄间隙进一步狭窄。

②椎孔　由椎体后方和椎弓围绕而成，椎孔的形状一般分为卵圆形、三角形和三叶形。一般 L_1～L_2 多呈卵圆形，L_3 多呈三角形，L_5 多呈三叶形，其他尚可呈钟形或橄榄形。

③侧隐窝（图 1-27）　又称为侧椎管，是神经根通过的管道。其前界为椎体的后缘，后面为上关节突前面与椎弓板和根弓根连结处，外面为椎弓根的内面，内侧入口相当于上关节突前线平面，向下外续于椎间孔。侧隐窝狭窄可引起神经根受压，由于 L_5 椎孔呈三叶形，侧隐窝尤为明显，L_5 最易引起侧隐窝狭窄。

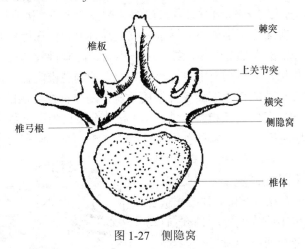

图 1-27　侧隐窝

a. 上关节突旁沟　腰神经向外经上关节突小面内缘所形成的沟。上关节突小面如呈球形增大，并有内聚，其与椎体后面之间的距离变窄，可使神经根遭受压迫。

b. 椎弓根下沟　椎间盘明显退变缩窄时，可使上一椎体连同椎弓根下降，后者与椎间盘侧方膨出形成一沟，可使通过的神经根发生扭曲。在椎间盘退变痿陷两侧不对称时，容易发生。

④椎间孔　即腰神经根出椎管处（图 1-28），实际为一管道。其上、下界为椎弓根，前界为椎体和椎间盘的后外侧面；后界为椎间关节的关节囊，部分为黄韧带外侧缘。椎

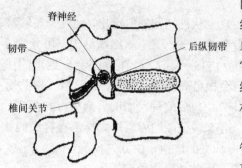

图 1-28　椎间孔与脊神经根的关系

间孔自上而下逐渐变小。椎间孔是节段性脊神经出椎管及供应椎管内软组织和骨结构血运的血管及神经分支进入的通道。椎间孔要比通过它的所有的结构宽大，剩余空隙被疏松的结缔组织和脂肪填充，来适应这些通过结构的轻度相对运动。

下部腰椎由于椎弓根增宽更为明显。椎间管分内、外 2 口。内口多呈卵圆形，少数呈肾形、三角形或钥匙眼形；外口多呈钥匙眼形，少数呈角形。腰神经通过椎间管，由内口斜向外口，愈向下愈倾斜，因此腰神经根在椎间管内的长度比椎间管要长。椎间管向前为椎体后面及椎间盘，后为黄韧带及椎间关节，上下分别为椎上、下切迹。上述结构发生病变，如椎间盘退变致使椎间隙变窄，椎间关节位置发生紊乱，以及黄韧带增厚均可使椎间管发生狭窄。

腰神经的前、后 2 根在脊神经节远侧会合，一般位于椎间孔水平。腰神经根由 3 层脊膜包裹，并由蛛网膜形成根袖，硬脊膜包裹第 4、5 腰神经及第 1 骶神经根，延伸距离分别为 6.7mm、7.8mm 和 8.0mm。

椎间管内不仅通过神经根，而且通过静脉丛、窦椎神经、淋巴管及小动脉。椎间管内常有纤维隔，连于椎间盘纤维环与椎间关节之间，将椎间管分为上、下 2 管，上管通过腰神经根、腰动脉椎管内支及椎间静脉上支，而下管通过椎间静脉下支。椎间管外口中上部另有一纤维隔，连于椎间盘纤维环及横突与横突间韧带，将外口分为上、下 2 孔，腰神经经下孔通过，在高位腰椎外口，纤维隔位置高且薄，但在低位腰椎，位置低而坚厚，呈膜状，将外口中部大部分封闭，纤维隔作用为分隔脊神经与血管，对管壁较薄的椎间静脉起到保护作用，又不至于压迫神经根。如有外侧型椎间盘突出、骨质增生或转移性肿瘤时，可因纤维隔的存在而加重神经根受压，是脊神经受压的潜在因素。

椎间管外口与神经根的面积相差悬殊，第 1 腰神经根只为同序数椎间管的 1/12，即使第 4、5 腰神经根较粗，亦只为同序数椎间管的 1/5～1/4，似有较大活动空间。实际上椎间管内、外口下半只留有缝隙，有效空间很小，特别在内口，盘黄间隙较窄者更是如此。另外，由于椎间管内存在纤维隔，神经根被支持固定在一个比较窄小的管道内，且同时有动脉、静脉通过，有效空间更为减少。

下部腰神经根受卡压的因素应有以下 2 个方面：

①第 4、5 腰神经根具有下述特点：a. 较粗；b. 行程长，斜行；c. 脊神经节偏内侧，靠近椎间管内口；d. 神经根与椎间管的面积比值大，而神经根实际活动余地甚小（图 1-29）。

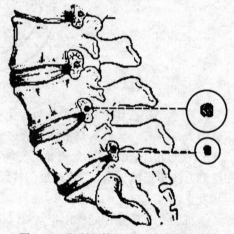

图 1-29　腰骶部椎间孔与神经根的关系

②第 4、5 腰神经通道也存在一些致病的潜在因素。a. 椎管矢、横径均较小，椎管容积最小；b. 侧隐窝明显，矢径最小；c. L_1 及 $L_5 \sim S_1$ 椎间盘最厚，正常即向后有一定程度膨出；d. 黄韧带较厚；e. 盘黄间隙减小；f. 椎间管较长，管内及外口的纤维隔均较薄，支持作用较弱，如神经根坠入椎间管下部，更易遭受卡压。

一个神经根可在不同部位遭受卡压，相邻 2 个神经根受卡压的机制可不同，了解某一神经根的确切受累部位，在治疗上可有针对性地进行减压，使椎弓板切除缩小至最小范围，避免不必要的切除关节突或打开椎间管，防止造成腰椎不稳。

引起椎管狭窄的原因很多，主要有以下几个方面：

①骨性椎管由于发育障碍而狭窄。表现为横径和矢径变小、侧隐窝狭窄、椎弓板增厚、椎弓板间角度小等。

②腰椎退行性脊柱炎。表现为椎间盘退行性变，向后膨出。椎体后缘，椎弓板上、下缘骨质增生，特别是关节突增大并靠近中线，从前方、后方及后外方突向椎管，引起三叶状椎管，有可能使腰神经根遭受压迫。

③黄韧带及后纵韧带亦可增厚、钙化、发生皱褶，椎弓板间隙减小，使椎管容积进一步减少。

④某些病理改变，如腰椎滑脱、外伤及椎弓板融合术后亦可引起椎管狭窄。

在发育性狭窄，脊髓造影显示椎管矢径平均为 10mm（5～14mm）。而在退行性狭窄中，其矢径平均为 9.8mm（4～18mm）。此外，长期应用激素，引起过多脂肪组织充满椎管某一节段，也可致使脊髓或神经根受压。

正常椎管，硬脊膜周围有相当空间允许其与神经鞘活动，而在椎管狭窄时，硬脊膜及其内含马尾神经根被紧紧包裹，一旦椎管容积稍有减少，腰椎从屈曲位至伸展位运动时即受障碍，站立及行止时，腰椎前凸增加，更防止其移动，神经受到牵扯，必然影响微循环，延迟神经传导，临床上常出现间歇性跛行，行走稍多即疼痛难忍。坐位及蹲位时，腰椎转为轻度后凸，椎管容积稍有增加，血供增加而症状也有所缓解。

2. 骶骨

骶骨呈扁平的三角形，其底向上，尖向下，向后下方弯曲，由 5 个骶椎愈合而成。两侧与髋骨相关节。可分为骶骨底、侧部、背侧面、骨盆面及尖端。

（1）骶骨底　骶骨底（图 1-30）向上方，由 S_1 的上部构成。中央有一平坦而粗糙的卵圆形关节面，与 L_5 构成腰骶关节，其前缘向前突出，称为岬，为女性骨盆内测量的重要标志。底的后方，有一个三角形大孔，称为骶管上口，相当于 S_1 孔；孔的外上侧，有突向上方的上关节突，中央有一凹陷的后关节面，一般呈斜位，与 L_5 的下关节突相关节。在上关节突的后外侧，有一粗糙面，相当于腰椎的乳突。由 S_1 伸向两侧的部分，称为骶翼，此部向下移行于骶骨的外侧部。

（2）侧部　侧部为骶前、后孔外侧的部分，由横突与肋突愈合而成。上部宽而肥厚，下部薄而狭窄，上部有耳状的关节面，称为耳状面，与髂骨相关节。耳状面的后方，骨面粗糙不平，称为骶粗隆，为骶髂骨间韧带及骶髂后韧带的附着部。耳状面下方的骶骨外侧缘粗糙，有骶棘韧带及骶结节韧带附着，其末端形成突起，称为骶骨下外侧角。角的下方有一切迹，由第 1 尾椎的横突及骶尾外侧韧带围成一孔，有第 5 骶神经的前支通过。

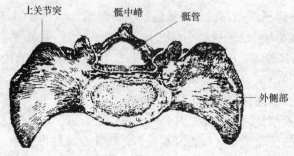

图 1-30　骶骨上面观

（3）背侧面　背侧面向后上方，粗糙而凸隆。在正中线上，有 3～4 个结节连结而成的纵形隆起，称为骶正中嵴，为棘突融合的遗迹。骶正中嵴两侧的骨板略为凹陷，由椎弓板相互融合而成。其外侧，有一列不太明显的粗线，称为骶中间嵴，为关节突愈合的遗迹，嵴的下端突出，称为骶角，相当于 S_5 的下关节突，与尾骨角相关节。骶骨背面上、下部，各有一缺损，名腰骶间隙和骶尾间隙，腰骶间隙高 1cm，宽 2cm。骶尾间隙成 "^" 形，居两骶角之间，这个间隙亦叫骶管裂孔或骶管裂隙，为骶管的下口。骶关节嵴的外侧，有 4 个大孔称为骶后孔，与骶前孔相对，但比后者略小，亦借椎间孔与骶管相通，有骶神经的后支及血管通过，临床上常用来行骶神经的阻滞麻醉。

通常第 1 骶后孔与正中线相距 3cm，第 1～2 及第 2～3 之间均为 2.5cm，第 3～4 之间为 2cm。由第 4 骶后孔至骶骨下缘的距离为 2cm。骶后孔两外侧，有 4 个隆起形成一断续的粗线，称为骶外侧嵴，为横突愈合的遗迹，有肌及韧带附着。

（4）骨盆面　骨盆面（图 1-31、图 1-32）斜向前下方，平滑而凹陷，而于 S_2 则略为突出，中部有 4 条横线，为 5 个骶椎愈合的痕迹。各线的两端均有一孔，称为骶前孔，借椎间孔与骶管相通，有骶神经的前支及血管通过。

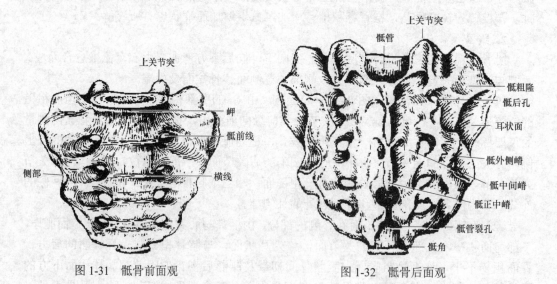

图 1-31　骶骨前面观　　　　　　　图 1-32　骶骨后面观

（5）尖端　由 S_5 椎体的下部构成，狭小，垂直向下。下面有一横卵圆形的关节面，与尾骨相接，骶管（图 1-33）为椎管下端的延续部分，由各骶椎的椎孔连合而成，纵贯骶骨全长，长度为 64~66.8mm。有上、下 2 口，上口的矢状径为 13.4~14mm，横径为 31mm，下口（骶管裂孔尖端）的矢状径平均为 5mm。骶管的侧壁，有 4 个椎间孔，骶管借此孔与骶前、后孔相通，蛛网膜下隙至 S_1 即终了。骶管容积为 25~28ml。骶管内软组织主要有硬脊膜囊、椎内静脉丛和小动脉、骶神经根和骶神经节、脂肪组织和疏松结缔组织等。

男女骶骨是有差异的：通常男性者横径较小，纵径较长，弯曲度较大，耳状面较长。女性骶骨短而宽，横径较大，弯曲度较小，向后倾斜 S_1 椎体较小，耳状面略短。

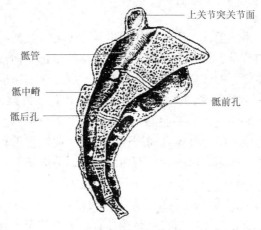

图 1-33 骶管侧面观

3. 尾骨

尾骨（图 1-34、图 1-35）为三角形的小骨块，通常是由 4 个尾椎愈合而成。向前下方，上宽下窄。幼年时，尾椎彼此分离，成年后相互愈合。

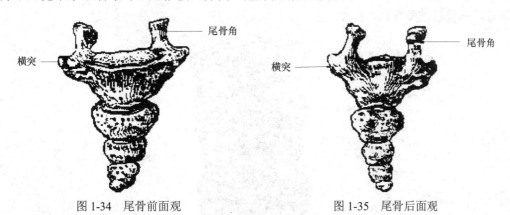

图 1-34 尾骨前面观　　　　　　　　　图 1-35 尾骨后面观

第 1 尾椎最大，有椎体、横突及退化的椎弓。椎体的上面构成尾骨的底部，有一卵圆形关节面，与骶骨尖相关节，其间有纤维软骨盘。关节面的后外侧，有 2 个向上的突起，称为尾骨角，相当于腰椎的椎弓根及上关节突，与骶骨角之间由韧带围成裂孔，相当于最末一对椎间孔，有骶神经通过。横突发育不全，自椎体两侧伸向外下方，与骶骨的下外侧角之间也由韧带围成一孔，有骶神经的前支通过。

第 2 尾椎比第 1 尾椎小，有椎体及横突的遗迹，两侧及后面有微小的结节，为退化的椎弓。第3及第4尾椎则退化成结节状的小骨块。尾骨上有重要肌肉及韧带附着，后有臀大肌、肛门括约肌附着于尾骨尖端的前方，肛提肌附着于尾骨尖端的后方；骶尾韧带环绕骶尾关节，骶尾前韧带及直肠的一部分附着于尾骨前面。尾骨的两侧有尾骨肌、骶结节韧带及骶棘韧带附着。其尖部有肛门外括约肌腱附着。

（二）腰骶尾部的韧带

腰骶尾部连结有不动关节的韧带连结（多与颈、胸部韧带相延续）、关节连结、椎体间椎间盘连结共3种形式。

1. 韧带连结

（1）前纵韧带　在椎体前面，位于椎体和椎间盘前方，上端起于底部和第1颈椎前结节，向下经寰椎前结节及各椎体的前面，止于骶椎的上部。韧带的宽窄与厚薄都不相同，于胸椎部及各椎体前面的部分均较窄而略厚。于颈腰两部和椎间盘前面的部分则相反。前纵韧带由3层并列的致密的弹性纵行纤维构成，浅层纤维可跨越4~5个椎体；中层纤维跨越2~3个椎体；而深层纤维仅连结相邻的2个椎体。前纵韧带与椎间盘及椎体的上、下缘紧密相连，但与椎体之间则连结疏松。前纵韧带有限制脊柱过度后伸的作用，能帮助防止因体重作用而增加腰部弯曲的趋势。前纵韧带还有防止椎间盘向前突出的作用。

（2）后纵韧带　后纵韧带（图1-36）在椎管内椎体后方，细长而坚韧，起自 C_2 向下沿各椎体的后面至骶管，与骶尾后深韧带相移行。韧带的宽窄与厚薄各部也不同，于颈椎、上部胸椎及椎间盘的部分较宽；而下部胸椎、腰椎和各椎体的部分则相反。在较宽处，韧带的中部较厚而向两侧延展部较薄，故椎间盘向两侧突出者较多。后纵韧带含浅、深2层纤维，其浅层纤维可跨越3~4个椎体，深层呈"八"字形跨越一个椎间盘连于相邻的两椎体，"八"字弧形边缘部分紧靠椎弓根部，有椎体的静脉通过，后纵韧带有限制脊柱过度前屈的作用。

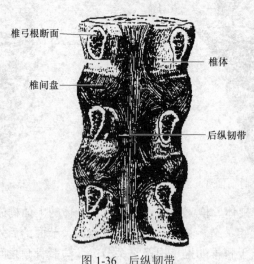

图1-36　后纵韧带

（3）黄韧带　黄韧带（图1-37）又名弓间韧带，呈膜状，走行于相邻两椎板之间，主要由黄色弹性纤维构成。在上附着于上一椎弓板下缘的前面，向外至下关节突构成椎间关节囊的一部分，再向外附于横突的根部，向下附着于下一椎板上缘的后面及上关节突前下缘的关节囊，其正中部有裂隙，有少许脂肪填充，连结椎骨后静脉丛与椎管内静脉丛的小静脉丛中通过。在外侧黄韧带与椎间关节的关节囊相融合，并参与椎间关节囊前部的构成，它的侧缘作成椎间孔的软性后壁。因此，除椎间孔和后方正中线的小裂隙外，黄韧带几乎充满整个椎弓间隙，占据椎管背侧 3/4 的面积。此韧带由上而下增强，胸椎部窄而略厚，以腰椎部最厚，为 2~3cm，黄韧带限制脊柱的过度前屈，同时也有维持身体直立姿势的作用。

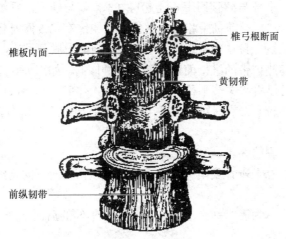

图 1-37　黄韧带

（4）棘上韧带　起自 C_7 棘突，细长而坚韧，向下沿各椎骨的棘突尖部，止于骶中嵴；向上移行于项韧带，外侧与背部的腱膜相延续；前方与棘间韧带愈合。各部的宽窄与厚薄不同，其中以 T_3~T_5 的尤为薄弱，腰椎的棘上韧带发育较好，于中线相接而附着于棘突末端的后方及两侧，能限制腰椎过度前屈，其深部纤维与棘突相连，其浅层纤维可跨越 3~4 个椎骨的棘突；中层可跨越 2~3 个；随年龄增长，可出现纤维软骨化并有部分脂肪浸润，或出现囊性变。棘上韧带具有限制脊柱前屈的作用。

（5）棘间韧带　位于棘突间，较薄，不如棘上韧带坚韧，主要由致密排列的胶原纤维构成，杂以少量弹性纤维。沿棘突根部至尖部连结相邻 2 个棘突，前方与黄韧带愈合，后方移行于棘上韧带。

棘间韧带的厚度由胸部至腰部逐渐增加，在腰部最为发达，其纤维方向可与直立时肌肉过度收缩相对抗。在下腰部，棘间韧带有稳定腰椎的作用。

棘间韧带的纤维分 3 层，两侧浅层纤维由上一棘突下缘斜向后下，附着于下一棘突上缘和黄韧带，中层纤维由后上向前下。棘间和棘上韧带均有限制脊柱过度前屈的作用。脊柱前屈超过 90° 时，竖脊肌松弛，仅由韧带维持脊柱姿势。

（6）横突间韧带　位于 2 个相邻的横突之间，其颈椎部常缺如，胸椎部的呈细索状，腰椎部的发育较好，该韧带分内、外两部。在上腰椎横突间隙，外侧部发育不良，仅为薄的筋膜层，在下 2 个腰椎横突间隙，参与构成髂腰韧带，内侧部作腱弓排列，保护脊神经后支和血管，其厚度由上向下逐渐增厚，在 L_5 与 S_1 间，横突间韧带即髂腰韧带的腰骶部。

（7）髂腰韧带　位于 L_4～L_5 横突及髂嵴与骶骨上部前面之间，其纤维相当于腰背筋膜的深层，由 L_4～L_5 横突呈放射状散开，前部纤维附着于髂嵴内唇的后面，偶尔形成一硬的镰刀形纤维束。髂腰韧带为宽而坚强的纤维束，是覆盖盆面腰方肌筋膜的加厚部分。其内侧与横突间韧带和骶髂后短韧带相混，由于 L_5 在髂嵴平面以下，可抵抗身体重量所引起的剪力，这个韧带具有限制 L_5 旋转、防止它在骶骨上做前滑运动的目的。当 L_5 横突的位置低于髂嵴水平时，髂腰韧带对 L_5 起着吊带作用。这样，两侧髂腰韧带可以承担部分负重作用。

（8）腰骶韧带　上部与髂腰韧带相连起自 L_5 椎体与横突，纤维呈扇形，向下附于髂骨和骶骨的盆面，与骶髂前韧带相混，它的内侧锐缘有第 5 腰神经的前支通过。腰骶连结位于腰骶角的顶点，身体的重量很容易使 L_5 向前滑脱，正常时因为关节突关节、椎间盘的存在以及髂腰韧带的维持而得以防止这种倾向。如因外伤或发生变异，这些支持组织变软弱时，可以引起关节不稳。腰骶连结为人体躯干和下肢的桥梁，负重大，活动多，遭受外伤机会较多，有时可发生关节突骨折或腰部急性损伤。90%多发于骶关节或骶髂关节。

（9）骶尾关节周围的韧带

①骶尾前韧带　位于骶骨及尾骨的前面，是前纵韧带向下的延续部，沿骶骨及尾骨的前面下降。

②骶尾后深韧带　为后纵韧带的延续部，沿 S_5 椎体的后面下降，于 Co_1 的下缘与终丝及骶尾后浅韧带愈合。

③骶尾后浅韧带　为棘上韧带的延续部，自骶管裂孔的边缘，沿尾骨的后面下降。此韧带经过骶管裂孔的上方，几乎完全封闭该孔。骶管麻醉时，刺针通过此韧带后有明显的落空感，提示已进入骶管。

④骶尾外侧韧带　相当于横突间韧带。连结骶骨外侧缘的下端与 Co_1 尾椎横突之间。上方与骶结节韧带愈合；与骶骨外侧缘之间，围成一孔，有第 5 骶神经的前支通过。

2. 关节连结

（1）关节突关节　又称椎间关节，属于滑膜关节，由上、下相邻关节突的关节面构成，从 C_2～S_1，每 2 个相邻椎骨间左、右各有 1 个关节突关节。关节面表面覆盖一层透明软骨，关节囊附着于关节软骨周缘，颈椎的关节囊较松弛，胸椎部的紧张，腰椎者则较厚。前方有黄韧带加强，后方为部分棘间韧带加强。关节囊韧带主要为胶原纤维，背侧较薄。在下腰部，关节囊下部有坚强纤维性结构至椎弓板，并部分为棘间韧带所代替，前部几乎全为黄韧带构成。在上腰部，关节囊附着线在关节突边缘的内侧 1～2mm 处。越向下越靠内，在腰骶部几乎至其内侧 13mm。

关节囊滑膜层呈光滑半透明状，贴在纤维层内面，不易分开，滑膜层约 1/3 起自关节软骨边缘，约 2/3 滑膜起点至关节软骨有一定距离，滑膜起点与关节软骨缘间由结缔组织连结，关节腔狭小密闭。滑膜层在相邻关节面之间 2 层突入形成滑膜皱襞，伸至关节腔内，滑膜皱襞根部连滑膜层。

关节突关节构成椎间孔的后界，不同平面腰椎间盘的后面与关节突的关系有差异。当直立时，在下腰部，特别是 L_5～S_1 或 L_4～L_5，椎间盘的后面与下脊柱骨的关节突前面相对，这部分椎间盘正常位于椎间管的下部。

关节突关节由脊神经后内侧支所发关节支支配，内侧支恰在横突根的近侧，继而在上关节突之上，乳突及副突之间，偶被此骨化的乳突副韧带覆盖，发出 2 个关节支。近侧支小，在关节突下方勾住骨，供应关节小面；另一个比较大的降支行向下内，支配下关节囊的上内侧，还有一附加支，恰在横突间筋膜之前，至上关节小面的上部。如此每个内侧支至少供给同一平面和下一平面的 2 个椎间关节。而每个椎间关节至少接受 2 个脊神经后支发出的关节支。关节小面如果肥大或不对称，可使椎间孔相对变小，神经受压，可引起关节小面综合征。

（2）腰骶连结 由 L_5 椎体与骶骨底以及 L_5 两侧下关节突与 S_1 上关节突的关节面构成。具有关节腔和关节囊，关节面上覆盖有透明软骨，关节面的方向较其他腰椎的关节面倾斜，近似额状位，这样就可以防止 L_5 在骶骨上向前滑动，同时在运动上具有较多的灵活性。$L_5 \sim S_1$ 之间的椎间盘较其他腰椎间的椎间盘为厚，前侧较后侧尤厚，以加大腰椎前凸。

腰骶连结周围的韧带大致与其他腰椎间关节相同，前、后纵韧带向下分别止于骶骨的前、后，在椎弓板之间以及棘突之间也有黄韧带、棘间韧带和棘上韧带。此外，尚有髂腰韧带和腰骶韧带，在位置上相当于横突间韧带。

（3）骶尾关节 位于 S_5 椎体与 Co_1 椎体之间，借椎间盘及韧带相连构成。其椎间盘呈卵圆形，薄而较软，前后较厚，两侧较薄，中部常有一小腔。

骶尾关节可有轻微的屈伸运动，肛提肌收缩时，这个关节略微前屈，增大肛门直肠交接处的屈曲度，以控制大便的排出。肛提肌松弛时则微微后伸，则有助大便的排出，但过度后伸可以引起尾骨角的骨折。臀部摔伤都会扭伤或撕伤骶尾周围韧带。由于坐的动作、排便等可持续地拉伤已经损伤了的韧带，可使损伤成为慢性。骶尾关节亦脆弱，常伴有尾骨半脱位。

（4）尾椎间的连结 幼年时，尾椎间主要借骶尾前韧带和骶尾后深韧带相连；于 $Co_1 \sim Co_2$ 之间，可见到明显的椎间盘。随着年龄的增长，尾椎间的连结逐渐骨化融合成骨结合。尾骨韧带是一束纤维组织，由尾骨尖伸至皮肤，在肛门后中线形成一个凹陷。

三、椎间盘

（一）椎间盘的解剖结构

脊柱由 32 块椎骨构成。$C_1 \sim C_2$ 间和骶椎、尾椎间无椎间盘组织，椎间盘仅有 23 个。椎间盘由软骨终板、纤维环和髓核 3 部分构成，通过薄层的透明软骨与椎体相连（图 1-38）。

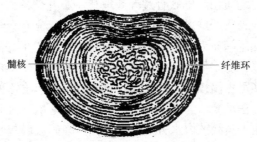

髓核　　　　　　　　纤维环

图 1-38 椎间盘的切面解剖

1. 软骨终板

软骨终板由与其他软骨细胞一样为圆形细胞。软骨终板在椎体上、下缘各一个，位于椎体骺环（骺环在成人为椎体周围的骨皮质骨环）之内，平均厚度 1mm，中心区稍薄，呈半透明状。

软骨终板有很多微孔，是髓核的水分和代谢产物的通路。在婴幼儿软骨终板的上、下面有毛细血管穿过，出生后 8 个月血管开始闭合，到 20～30 岁完全闭合，在成人时属于无血管组织。同一椎体的上、下软骨终板面积是不同的。

2. 纤维环

纤维环分为外、中、内 3 层。外层由胶原纤维带构成；内层由纤维软骨带构成。细胞排列与分层的纤维环方向是一致的，各层之间有粘合样物质，彼此之间牢固地结合在一起，而不互相交叉穿插。外层纤维环细胞呈梭形，细胞核呈雪茄形，内层纤维环细胞呈圆形，类似软骨样细胞，不定形的基质增加。纤维环的前侧和两侧部分最厚，约为纤维环后侧部分的两倍。虽然后侧部分较薄，但也有 12 层纤维。外层纤维位于两个椎体骺环之间。内层纤维位于两个椎体软骨终板之间。中、外层纤维环通过 Sharpey 纤维连于骺环。纤维环后侧多为内层纤维，附着在软骨终板上。最内层纤维进入髓核内并与细胞间质相连接，与髓核之间无明显界限。

纤维环前侧部由前纵韧带加强，纤维环后侧由后纵韧带加强，由于此部较薄，各层之间粘合样物质亦少，不如前、外侧部分坚实。在纤维环的前侧部分，内、中、外层纤维各自平行斜向两椎体之间，纤维相互交叉重叠呈 30°～60° 角。纤维环的后侧部分纤维则以更复杂的分层方式排列。整个纤维环是同心环状多层结构，外周纤维比较垂直，接近软骨终板时几乎呈平行纤维。纤维环的相邻纤维层相交叉排列。纤维连接上下相邻椎体，使脊柱在运动时作为一个整体，纤维环很坚固，紧密附着在软骨终板上，使脊柱保持稳定性。如脊柱外伤时，巨大力量使纤维环广泛撕裂，可引起椎体间脱位。纤维环的特殊排列方向，可以使相邻椎体有轻度活动，但运动到一定限度时，纤维环紧张，又起节制的作用，限制上下两椎体的旋转运动。

3. 髓核

幼儿期的髓核比较软而大，位于椎间盘中央，与椎体无接触。髓核细胞形态各异，细胞核呈椭圆形。细胞可单独一个存在，也可呈 6 个以上为一组。椎体后面的发育较前面快，因此至成年时，髓核位于椎间盘偏后部。髓核约占椎间盘横断面的 50%～60% 的面积。幼儿期椎间盘内层纤维环行包绕在脊索细胞的周围。10 岁后脊索细胞消失，仅有软而呈胶冻样的髓核。12 岁时髓核几乎完全由疏松的纤维软骨和大量的胶原物质构成。伴随着年龄增长，胶原物质由纤维软骨逐渐所取代。小儿髓核结构与纤维环分界明显，老年时髓核水分减少，胶原纤维增粗，纤维环与髓核两者分界不明显。成年人髓核由软骨细胞样细胞分散在细胞间质内，此处有比较致密的，分化不好的胶原纤维网状结构。

每层胶原纤维覆以糖氨多糖和硫酸软骨素，使髓核具有与水结合的能力。年龄不同，水的含量也不同，最多可占髓核总量的 75%～90%。细胞间质各种成分结合在一起，形成立体网状胶样结构。在承受压力下，髓核使脊柱均匀地承受负荷。一般正常人的身高一日之间有变化，是由于与髓核内水分的改变有关。晚间较晨起时矮 1.5～2.4cm。老年时髓核含水量减少，身高变化较少。

椎体的松质骨有丰富的血供，与软骨终板之间无坚质骨相隔。压力的改变可使椎体内的液体进行交换。直立时压力加大，躺下时压力减小，液体营养经软骨终板渗透至髓核。

椎间盘的细胞密度较大多数组织细胞密度低，细胞的分布不均匀。在软骨终板由浅至深，纤维环由外至内，细胞数逐渐减少。软骨终板及外层纤维环细胞最多，特别邻近于椎体海绵质骨处，髓核处细胞最少。软骨终板的细胞密度相当于髓核细胞密度的 4 倍，纤维环的细胞密度是髓核细胞密度的 2 倍。椎间盘的软骨终板，纤维环和髓核的细胞和基质各有其特点。在透明软骨盘与髓核间可以清楚地看到界限，而在软骨终板与纤维环之间无明确的界限。

（二）腰椎间盘的神经支配

在纤维环的后部，有很多无髓鞘神经纤维，在后纵韧带也有少量相似的神经纤维，这些神经纤维称为窦椎神经，起源于背根神经的神经节远端，经过椎间孔出椎管后，重新进入椎间孔，下行至硬膜外，分布于此神经起始部下两节段的后纵韧带和椎间盘的后面。椎间盘后外侧部由灰质交通支的分支支配。椎间盘的后侧由灰质交通支的分支和腹侧支的直接分支支配（图 1-39）。

椎间盘组织内有神经末梢，是一种比较复杂的有髓鞘和无髓鞘的感受器。围绕在椎间关节囊的周围和纤维环的腹侧面。有许多游离神经纤维和神经网在前、后纵韧带和外层纤维环内。

（三）腰椎间盘与邻近重要结构的关系

1. 与软组织的关系

椎间盘侧方与起于腰椎横突的腰大肌相邻，在腰大肌内侧缘有输尿管，紧贴腰椎侧方有交感神经链。腰椎间盘的后方结构与椎体一并构成椎管的前壁。椎间盘纤维环后侧中央部分与后纵韧带相连，两侧无后纵韧带加强，故椎间盘突出多发生在一侧。后侧椎间盘与椎管结构有密切的关系。当腰椎间盘突出时，可以影响椎管内脊椎动静脉的循环，或使神经从椎间孔出椎管。

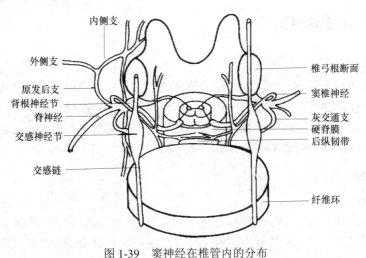

图 1-39 窦神经在椎管内的分布

2. 与血管的关系

椎体和椎间盘的前面是后腹壁的中央部分。前纵韧带由上而下逐渐增宽，附着和覆盖在椎体和椎间盘的前方。膈肌右侧起自于 $L_1 \sim L_3$ 椎体及椎间盘侧方，左侧起自于 $L_1 \sim L_2$ 椎体及椎间盘侧方。椎间盘前侧最重要的结构为中线附近的大动静脉。腹主动脉与 $L_1 \sim L_3$ 椎间盘相邻。腹主动脉在 L_4 椎体下缘分叉为髂总动脉。左侧髂总动脉在中线偏左与 L_4 椎间盘相邻。髂总静脉与 $L_1 \sim L_5$ 椎间盘相邻，L_5 椎间盘不与上述大动静脉贴近，但前面有骶中动、静脉通过，两侧有左、右髂总动静脉，并有骶前血管丛位于它的前方。

3. 腰椎间盘、椎间孔与神经根的关系

脊髓的背根神经纤维和腹根神经纤维，在背根神经节的远端处组合在一起，成为混合神经干，经椎间孔出椎管。腰神经背根神经节大部分在椎间孔外，但骶神经背根神经节位于骶管内。腰神经在椎间孔外分为背侧支和腹侧支。背侧支分为内侧支及外侧支。内侧支向后至背部的肌肉，外侧支成为皮神经分布于皮肤。$L_1 \sim L_3$ 脊神经皮神经构成臀上皮神经，$L_4 \sim L_5$ 脊神经则无皮神经发出。腹侧支参与腰骶丛。骶神经的腹侧支和背侧支在骶管内，前者经骶骨的骶前孔进入盆腔，后者经骶后孔出骶管。腰骶神经的腹侧支，有1根或数根分支与交感神经干相连。腹侧支亦发出返支，经椎间孔进入椎管内分布于脊膜上，构成纤细的脊膜分支。

神经根在椎间孔处最易受压。椎间孔的纵径（上下径）较横径（前后径）大。L_4 和 L_5 神经，平均直径为7mm左右；L_4 椎间孔纵径为19mm，横径7mm；L_5 椎间孔纵径为12mm，横径7mm。当小关节突滑膜肿胀、骨性增生、椎间盘突出等时，均可使椎间孔变狭窄，小于神经根的直径，从而压迫腰骶神经根引起腰骶神经根受压而出现相应的症状。腰神经根自马尾神经发出，经椎间孔出椎管前在椎管内行走一定的距离。神经根在硬膜的前壁两侧穿出。一般情况下，$L_3 \sim L_4$ 椎间盘突出，压迫 L_4 神经根；$L_4 \sim L_5$ 椎间盘突出，压迫 L_5 神经根；$L_5 \sim S_1$ 椎间盘突出，压迫 S_1 神经根。如腰椎间盘突出较大并且偏于椎管中央部分，则大部分马尾神经受压，单根腰或骶神经根受压症状表现不明显。

四、腰骶尾部软组织

（一）皮肤

腰部皮肤较厚而致密，有较丰富的毛囊和皮质腺，皮下组织内含有许多结缔组织束与皮肤相连，移动性小，皮肤张力线在纵行肌范围为横向，过纵行肌外侧缘后转为稍斜向下方。骶尾部的皮肤厚而有弹性，但在骶骨背面凸出部分皮肤较薄。腰骶尾部皮肤的神经来自第12胸神经和腰骶尾神经后支的分支。

（二）筋膜

1. 浅筋膜

腰骶尾部的浅筋膜是皮下筋膜同相邻区浅筋膜层的连续，致密而厚实，通过结缔组织纤维束与深筋膜相连，其结缔组织纤维分隔形成的小房含大量脂肪。浅筋膜层中有皮神经和皮血管，它们都是小支，发自深层的神经和血管。

2. 深筋膜

深筋膜即固有筋膜，骶尾区的深筋膜薄弱，与骶骨背面骨膜相愈合。深筋膜分浅、深2层，浅层很薄弱，是一层薄的纤维膜，上续胸廓背面的深筋膜浅层，侧方连腹前外侧壁的深筋膜，向下附着于髂嵴，并和臀筋膜延续，内侧方于人体正中平面附至各腰椎棘突、骶中棘和连结各棘突游离端的棘上韧带。腰部深筋膜浅层薄弱，深层较厚，与背部深层筋膜相续，呈腱膜性质，合称胸腰筋膜。

腰背筋膜在胸背部较为薄弱，覆于竖脊肌表面。向上连接于项筋膜，内侧附于胸椎棘突和棘上韧带，外侧附于肋角和肋间筋膜，向下至腰部增厚，并分为前、中、后3层（图1-40）。

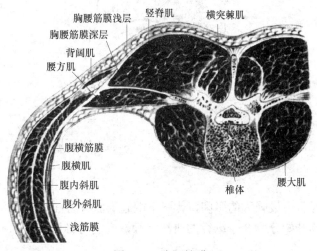

图 1-40　胸腰筋膜

（1）前层　又称腰方肌筋膜，覆盖于腰方肌前面，内侧附于腰椎横突尖，向下附于髂腰韧带和髂嵴后份，上部增厚形成内、外侧弓状韧带。前层在腰方肌外侧缘处同腰背筋膜中、后层愈合，形成筋膜板，由此向外侧方，是腹横肌的起始腱膜。

（2）中层　位于竖脊肌与腰方肌之间，内侧附于腰椎横突尖和横突之间韧带，外侧在腰方肌外侧缘与前层愈合，形成腰方肌鞘，向上附于第 12 肋下缘，向下附于髂嵴，此层上部附于第 12 肋和 L_1 横突之间的部分增厚，形成腰肋韧带（图 1-41）。此韧带的锐利边缘是胸膜下方返折线的标志。

（3）后层　在竖脊肌表面，与背阔肌和下后锯肌腱膜愈着，向下附着于髂嵴和骶外侧嵴，内侧附于腰椎棘突、棘上韧带和骶正中嵴，外侧在竖脊肌外侧缘与中层愈合，形成竖脊肌鞘，后层与中层联合成一筋膜板续向外侧方，至腰方肌外侧缘前层也加入，共同形成腹横肌及腹内斜肌的腱膜性肌肉起始。腹横肌的起始腱膜比腹内斜肌的筋膜起始宽很多。由上可以看出，腰背筋膜即是间隔各肌的筋膜，也是一些骨骼肌腱膜性肌肉起始的附着部位。腰背筋膜后层在髂后上棘连线以上与竖脊肌总腱间隔以少量疏松结缔组织及脂肪，形成腰背筋膜下间隙，腰神经后外侧皮支穿行其中。腰部活动度很大，在剧烈活动中胸腰筋膜可被扭伤。

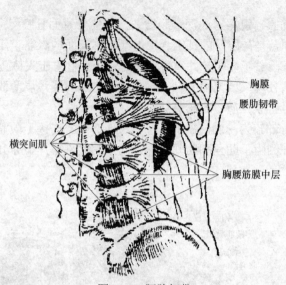

图 1-41　腰肋韧带

（三）腰骶尾部肌肉

分布于腰骶尾部的肌肉主要有背阔肌、下后锯肌、竖脊肌、横突棘肌、腰方肌、腰大肌、腰小肌等。

1. 竖脊肌

竖脊肌，是背肌中最强大的肌肉，此肌下端起于骶骨背面、腰椎棘突、髂嵴后部和腰背筋膜，在腰部开始分为 3 个纵行的肌柱上行，内侧者称为棘肌，中间者叫最长肌，外侧者叫髂肋肌。

（1）棘肌　该肌位于最内侧，紧贴棘突的两侧，较上述二肌薄弱，又分为胸棘肌、颈棘肌和头棘肌。胸棘肌位于胸背面的中部，起自总腱和下部胸椎棘突，肌束一般越过 1～2 个棘突，抵止于上部胸椎棘突；颈棘肌较胸棘肌弱小，位于项部。胸棘肌具有伸脊柱胸段的作用；颈棘肌具有伸脊柱颈段的作用。头棘肌多与头半棘肌合并，止于枕骨下项线。棘肌受脊神经（T_2～L_1）后支支配。

（2）最长肌　在髂肋肌的内侧及深侧，自下而上也分为 3 部，即胸最长肌、颈最长肌和头最长肌。除起于总腱外，还起自全部胸椎及 C_5～C_7 横突，止于全部胸椎横突和其附近的肋骨、上部颈椎横突及颞骨乳突。一侧收缩时，使脊柱向同侧屈曲；两侧收缩，则竖直躯干。胸和颈最长肌受脊神经（C_4～L_5）后支支配，头最长肌受脊神经（C_1～L_4）支配。

（3）髂肋肌　此肌为外侧肌束，自下而上又分为 3 部，即腰髂肋肌、胸髂肋肌和颈髂肋肌，这 3 部肌肉互相重叠。腰髂肋肌起自竖脊肌的总腱，向上分为 6～7 束，肌纤维向上，借许多肌束止于下 6 个肋骨肋角的下缘。胸髂肋肌及颈髂肋肌均至于上 6 个肋骨止点的内侧，最后止于 C_4～C_6 横突的后结节。全肌虽然分为 3 部，但纤维相重叠，外形上没有分开，是 1 块肌肉。此肌通过肋骨作用于脊柱，一侧收缩时，使躯干向同侧屈曲；两侧收缩时，则竖直躯干。髂肋肌受脊神经（C_8～L_1）后支支配。

2. 横突棘肌

横突棘肌由多数斜行的肌束组成，被竖脊肌所覆盖，其肌纤维起自下位椎骨的横突，斜向内上方止于上位椎骨棘突。由浅入深可分为 3 层，即半棘肌、多裂肌和回旋肌。横突棘肌两侧同时收缩，使脊柱伸直；单侧收缩时，使脊柱转向对侧。

（1）半棘肌　按其止点和分布位置，分为胸半棘肌、颈半棘肌和头半棘肌，胸半棘肌起于下位胸椎横突尖，跨过 4~6 节脊椎骨，止于上位数个胸椎和下位数个颈椎棘突尖，为脊椎骨旋转肌，受脊神经（T_1~T_{11}）后支支配。

（2）多裂肌　多裂肌（图 1-42）位于半棘肌的深面，为多束小的肌性腱束，形状类似半棘肌，但较短，分布于 S_4~C_2 之间。在骶部，起自骶骨后面、髂后上棘及骶髂后韧带；在腰部，起自乳突；在胸部起自横突；在颈部，起自下位 4 个颈椎的关节突。跨过 1~4 个椎骨，止于上位数个棘突的下缘。肌束长短不一，浅层者最长，止于上 3~4 个棘突，中层者止于上 23 个棘突，深层者止于上一个棘突。多裂肌是脊椎的背伸肌，可以加大腰椎前凸，在颈、胸部，尚可以防止脊椎向前滑脱。多裂肌受脊神经（C_3~S_5）后支支配。

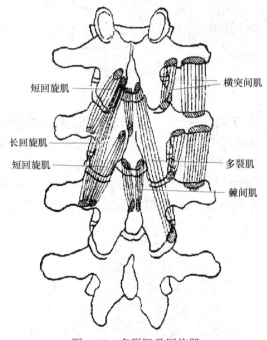

图 1-42　多裂肌及回旋肌

（3）回旋肌　回旋肌（图 1-42）在多裂肌的深面，连结上、下 2 个椎骨之间或越过 1 个椎骨，分颈回旋肌、胸回旋肌和腰回旋肌。为节段性小方形肌，起自各椎骨横突上后部，止于上一椎骨椎弓板下缘及外侧面，直至棘突根部，回旋肌在胸段比较发达，每侧有 11 个，数目可有变化。回旋肌受脊神经（T_1~T_{11}）后支支配。

3. 腰方肌

腰方肌（图 1-43）位于腹腔后壁腰椎的两旁，腰背筋膜中层、后邻竖脊肌；前方借腰背筋膜前层与腹横筋膜相隔，为长方形的扁肌，下端较宽。起自髂嵴后部的内唇、髂腰韧带及下方 3～4 个腰椎横突。肌纤维斜向内上方止于第 12 肋骨内侧半下缘和上方 4 个腰椎横突及 T_{12} 椎体。此肌可增强腹后壁，若两侧收缩时则降低第 12 肋，还有协助伸脊柱腰段的作用，一侧收缩时使脊柱侧屈，两侧收缩时可以稳定躯干。腰方肌受腰丛（T_{12}～L_3）支配。

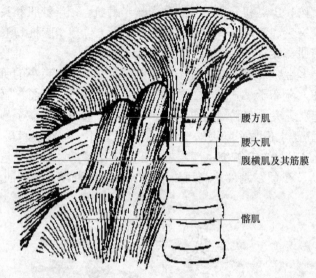

图 1-43 腰方肌

4. 腰大肌

腰大肌（图 1-44）位于腰椎侧面，脊柱腰段椎体与横突之间的深沟内，呈纺锤状。起自 T_{12} 椎体下缘至 L_5 椎体上缘和椎间盘的侧面，以及全部腰椎横突肌束向下逐渐集中，联合髂肌的内侧部，形成一个肌腱，穿过腹股沟韧带与髋关节囊之间（肌腔隙），贴于髂耻隆起的前面及髋关节囊的前内侧而下行，止于股骨小转子。腰大肌收缩时，可屈曲大腿并旋外，当大腿被固定时，则屈脊柱腰段而使躯干前屈。受腰丛的肌支（T_{12}、L_1～L_4）支配。

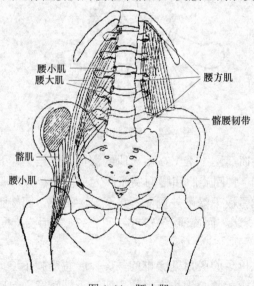

图 1-44　腰大肌

腰大肌起始处有一系列腱弓，腱弓与上位腰椎之间的裂隙为腰动脉、腰静脉和腰交感干的交通支的通道。

5. 腰小肌

此肌肌腹很小，呈棱形，肌腱较长，位于腰大肌的前面，上端起自 T_{12} 椎体及 L_1 椎体的侧面，下端止于髂耻隆起，并以腱移行于髂筋膜和耻骨梳韧带。此肌收缩时，使脊柱腰段屈向同侧（与腰大肌共同作用），并紧张髂筋膜；腰小肌受腰丛的肌支（$L_1 \sim L_2$）支配。

6. 肛提肌

肛提肌是位于骨盆底的成对扁肌，向下、向内左右连合成漏斗状，封闭骨盆下口的大部分。两侧肛提肌的前内侧缘之间留有一个三角形的裂隙，即盆膈裂孔。男性有尿道通过，女性有尿道和阴道通过。肛提肌按纤维起止及排列不同，又可分为 4 部分，由前向后外，依次分述如下：

7. 尾骨肌

尾骨肌位于肛提肌后方，紧贴骶棘韧带的上面，起自坐骨棘盆面，向后呈扇形分开，止于尾骨及骶骨下部的侧缘。尾骨肌参与构成盆底，承托盆腔脏器，并对骶骨和尾骨有固定作用。单侧收缩时，可使尾骨向前外侧运动；两侧肌同时收缩，则可使尾骨向前移动。由于骶尾关节在中年以后常常骨化成不动关节，故尾骨肌也因而失去运动关节的作用。由骶神经前支（$S_4 \sim S_5$）支配。附着于骶、尾骨外侧缘的肌肉痉挛性收缩可致尾骨痛。

五、腰骶尾部的血管与神经

（一）腰骶尾部的血管

腰骶尾部血管有肋下动脉和静脉，腰动脉和静脉，髂腰动脉和静脉，骶正中动脉和静脉，骶外侧动脉和静脉及臀上、下动脉和静脉等。

1. 动脉

（1）肋下动脉 左、右肋下动脉起自胸主动脉，越 T_{12} 椎体向外侧行走，经过内脏大、小神经与交感干、胸膜、膈的后方。右肋下动脉行经胸导管和奇静脉之间，左肋下动脉从半奇静脉后方通过，继而，左、右肋下动脉越腰肋外侧弓进入腹后壁，伴随肋下神经沿第 12 肋下缘继续行进，经过腰方肌深面。然后，左、右肋下动脉穿过腹横肌起始腱膜，横过腰上三角上份，进至腹横肌与腹内斜肌之间继续前行，最后同腹壁上动脉、下位肋间后动脉和腰动脉吻合。

肋下动脉起始后不久发出后支。后支通过由肋颈（上方、下方）、椎体（内侧方）和肋横突上韧带（外侧方）围成的间隙后行，分出脊支。脊支经椎间孔进入椎管，分支供应椎骨、脊髓及其被膜，并同邻位和对侧的脊动脉支吻合。分出脊支后，后支伴第 12 胸神经后支越过横突，也进入腹后壁，分为肌支和皮支，肌支供应腰方肌和竖脊肌。皮支随第 12 胸神经后支的皮支分布。

（2）腰动脉 腰动脉一般每侧 4 支，自腹主动脉的背侧壁发出，因腹主动脉位于中线的稍左方，所以左腰动脉较右腰动脉略短。左、右腰动脉发出后，向外横过腰椎体的前面和侧面。腰动脉贴腰椎穿腰大肌腱弓行向后外侧方，经过腰交感干的后方，走行至相邻横突之间，进入腹后壁。右腰动脉在下腔静脉的后方通过，第 1、2 右腰动脉且行经乳糜池和膈肌右脚的后方，左侧的第 1 腰动脉则经过膈肌左脚之后。此后，左、右腰动脉都在腰大肌和腰丛的后方行向外侧，越过腰方肌。越过腰方肌的方式是：第 1～3 腰动脉越过肌的后方，第 4 腰动脉则一般是从前方越过该肌。在腰方肌的外侧缘，腰动脉穿过腹横肌起始腱膜，进至此肌与腹内斜肌之间，相互间以及同下位肋间动脉、肋下动脉、髂腰动脉、旋髂深动脉和腹壁下动脉之间进行吻合。腰动脉同肾动脉之间在肾脂肪囊内的吻合，是肾动脉闭塞时向肾提供侧支循环的重要血管。

各腰动脉在椎间孔的前外侧分为数支，其中以前支、后支和脊支较为恒定。

①前支　即腰动脉干的延续。

②脊支　较细小，1～4 支不等，当腰动脉经过横突之间时发出，经椎间孔入椎管，营养脊髓及其被膜，并与来自其他动脉的脊支吻合。

③后支　向后与腰神经后支伴行，经相邻横突之间至腹后壁内侧份肌及皮肤后点的管径同前支相近，甚或更粗，在横突间分为升、降肌支。升肌支沿横突根部下缘转向内侧，分出关节上、下动脉，主支主要分布于竖脊肌的内侧份、多裂肌、横突棘肌、棘突间肌、椎弓及其突起等。降肌支分布于竖脊肌、横突间肌和横突等。将腹后壁内侧份（自后正中线至竖脊肌外侧缘）纵分成内侧半和外侧半时，内侧半小部分由升肌支供血。内侧半的外侧大部分由降肌支供应，而外侧半几乎全部是由腰动脉前支在横突尖附近向后发出的外侧肌支所供养。升、降肌支间吻合丰富，但升降肌支的分支很少同对侧的相应支形成吻合，所以，椎旁肌的血液供应是单侧性的。

（3）髂腰动脉　自髂内动脉或髂总动脉发出，行向外侧方，经过闭孔神经与腰骶干之间，继而经过腰大肌的深侧，至小骨盆入口上分为腰支和髂支。

①腰支　沿腰大肌背侧上升，除营养腰大肌、腹横肌和腰方肌外，尚发脊支经 L_5 与 S_1 间的椎间孔进入椎管，至马尾及脊髓被膜，并与其他脊支相吻合。

②髂支　向外经腰大肌和股神经的后方，然后穿过髂肌，经过髂肌和髂骨之间沿髂嵴至髂前上棘，沿途发 1 支至髂骨外，并分支营养髂肌及邻近的骨膜，与末位腰动脉、臀上动脉、旋股外侧动脉、旋髂深动脉和闭孔动脉的髂支等吻合。

（4）骶正中动脉　自腹主动脉末端背侧壁发出，在 L_4～L_5、骶骨和尾骨的前面下降，终于尾骨球。其在行进过程中被腹膜覆盖。左髂总静脉和交感神经的腹下丛自其前面经过。其在腰骶部分支如下：

①腰最下动脉　向两侧经髂总动脉的后外侧至骶骨外侧部后分支，最后终于髂肌。行进过程中发出背侧支，穿过 L_5 与 S_1 间至臀大肌，与腰动脉和臀上动脉吻合。

②骶外侧支　通常为髂内动脉的第 2 分支，为成对的小支，并在骶骨两侧成对下行，向外与髂内动脉的骶外侧动脉吻合。此外，尚发出小的脊支至骶管及骶骨背面。

（5）骶外侧动脉　常由上、下 2 支组成。上支向内经第 1 骶前孔入骶管，发出小支营养骶管内容物，末支出骶后孔营养骶骨背面的皮肤及肌肉，并与臀上动脉吻合。下支较大，斜向内下越过骶丛和闭孔内肌表面，至骶前孔内侧缘与交感神经干之间下降，至尾骨前面与骶正中动脉和对侧同名动脉吻合。沿途发出脊支，从第 2～4 骶前孔进入骶管。其分支和分布同上支。

2. 静脉

腰部静脉多与同名动脉伴行。右肋下静脉同右腰升静脉联合成一干，此干是奇静脉的最大属支，左肋下静脉同左腰升静脉合干后汇入半奇静脉。髂腰静脉注入髂总静脉的末端或者髂内静脉。骶正中静脉为 2 支小静脉，最后合成一干，注入左髂总静脉或左、右髂总静脉的交角处。骶外侧静脉多为 2 支，沿骶骨盆面上升，以横干与骶正中静脉结合共同构成骶前丛。

脊椎有椎外静脉丛和椎管内静脉丛，2 个静脉丛的分布大致与椎管内外动脉丛的供应分布相同。椎外静脉丛还由前组和后组组成，因此腰椎的静脉回流可分为 4 组：前组、后组、椎管内静脉丛和椎间孔——神经根管静脉丛。前组以腰静脉为主，回流椎体前方及外侧穿支的属支，同时回流由节段动脉的后支（肌支和椎板支）供应区的静脉血，最后回流入下腔静脉或髂总静脉。后组以关节间静脉和上关节静脉为主，位于 2 个椎肋沟内。但在棘突间相互交叉吻合，接受脊椎附件的静脉回流，回流入椎间孔静脉丛。最终汇合到腔静脉及奇静脉的腰支和肋间支。椎管内静脉丛具有重要的功能和解剖意义，前内静脉丛有两条主要的纵行静脉，亦与穿过椎间孔的椎外静脉相通。椎管内静脉丛的血回流到颅内后颅凹边缘丛和基底丛，能接受盆腔及腹腔的血流，因而成为体循环静脉中的一部分。此静脉丛是一系列无规律的，无静脉瓣的硬膜外静脉窦，静脉被包埋在硬膜外的脂肪内，并受胶原纤维网保护，血管壁薄。

硬膜外静脉丛形成复杂的脊椎静脉丛的一部分。椎管内的静脉丛行走方向主要是垂直方向，一般由 4 条或 4 组纵形静脉组成，前后各 2 条或 2 组，前 2 条主要沿椎体的后面纵行进行，正好位于椎弓根的内侧，在椎体和椎间盘的后外侧和后纵韧带上。后侧静脉与黄韧带相邻偏于正中，前后侧静脉通过与椎体相对的一组静脉环互相交通。前侧静脉丛的某些分支穿过后纵韧带与椎体静脉丛交通。硬膜外静脉丛亦与硬膜内丛相通。硬膜外静脉丛经过椎间孔汇入肋间静脉或腰静脉（图 1-45）。

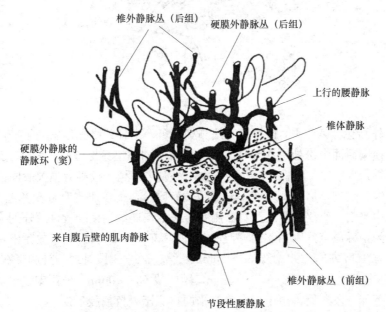

图 1-45　腰椎静脉系统

但是，这些静脉窦无瓣膜，因此不能精确地确定它的血流方向，它们最大的特点是根据胸腔及腹腔内的压力变化来调整血液的方向。硬膜外静脉丛具有吸收震荡的作用，在脊柱运动时，能帮助缓冲脊髓的震荡。

（二）腰骶尾部神经

腰骶尾部神经有第 12 胸神经、各腰神经的后支、在腰大肌内的腰丛及其分支，骶、尾神经，以及腰、盆部交感干等。

1. 腰神经的后支

腰神经后支较细，于椎间孔处在脊神经节外侧从脊神经发出后向后行，经上关节突和横突根部上缘之间的骨纤维孔，至横突间韧带内侧缘分为后内、外侧支（图 1-46）。腰神经后支通过的骨纤维孔位于椎间孔的后外方，开口向后，与椎间孔的方向垂直。其内侧界为下位椎骨上关节突的外侧缘，上外侧界为横突间韧带的内侧缘，下界为下位椎骨横突的上缘。骨纤维孔的体表投影相当于同序数腰椎棘突外侧的下述上、下位点连线上。上位点在第 1 腰椎平面后正中线外侧 2.3cm，下位点在第 5 腰椎平面后正中线外侧 3.2cm。此 2 点连线同深层的多裂肌间隔一致，可据此作为手术进入腰部骨纤维孔的标志，第 1～4 腰部骨纤维约与同序数腰椎棘突平齐，第 5 腰部骨纤维孔则略低于 L_5 棘突平面。骨纤维孔断面横径小，纵径大，呈长圆形。有时为横行的纤维束分隔成 2～3 个小管，其内分别有神经和血管通行。

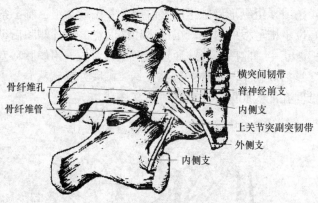

图 1-46　脊神经后支及其分支

（1）后外侧支　第 1～3 腰神经后外侧支较粗，出骨纤维孔后斜向下外侧方，在接近下位椎骨横突后面中份处进入竖脊肌，然后自不同部位穿出该肌。第 4、5 腰神经的后外侧支渐细，且较短，出骨纤维孔后斜向下外侧方，越下位椎骨横突后面的外侧份进入竖脊肌，终为数支。后外侧支在不同部位均有吻合，但以肌内吻合较多见。

如以正中平面为纵坐标，左、右 2 侧髂嵴最高点连线为横坐标，后外侧支由竖脊肌穿出的位置为坐标原点，则第 12 胸神经的后外侧支，于 $L_2～L_3$ 间平面穿出，在髂嵴最高点连线上方 1cm 左右，距中线 60～70mm。第 1、2、3 腰神经后外侧支在 $L_3～L_4$ 椎平面穿出，在髂嵴最高点连线下 3～10mm，距中线 60～70mm。外侧支穿出后，通常贴竖脊肌表面下行一段距离，至下一个棘突平面再穿出腰背筋膜后层。

后外侧支的分支分布于椎间关节连线外侧方的结构，如腰背筋膜、竖脊肌、横突间韧带和髂腰韧带等。此外，第 12 胸神经的后外侧支及第 1～3 后外侧支，还分出皮支在竖脊肌内、外经过重新组合，于竖脊肌外侧缘邻近髂嵴处穿出腰背筋膜后层，组成臀上皮神经，越髂嵴抵达臀区皮肤，亦可到达股骨大转子平面（图 1-47）。臀上皮神经以 3 支型最为多见，约占 56%，它们在不同平面贯穿包括腰背筋膜后层在内的不同结构浅出，进至臀区。一般来说，自高位到低位，穿出点由外侧向内侧依次排列，即高位穿出者在外侧，低位穿出者居内侧。竖脊肌外侧缘附于髂嵴处向内侧、外侧方各 20mm 的髂嵴上缘范围，是臀上皮神经越过髂嵴最集中处，93% 的臀上皮神经经此处下行。臀上皮神经穿出深筋膜的部位，被筋

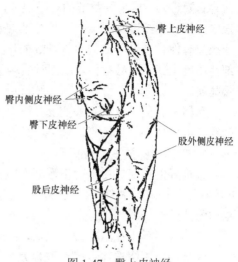

图 1-47　臀上皮神经

膜固定，跨过髂嵴后，则行于浅筋膜中，愈向下，位置愈浅。当躯干做旋转运动时，皮肤和浅筋膜等浅层结构活动度大，深层结构活动度小。臀上皮神经的损伤可导致腰腿痛。

（2）后内侧支　腰神经后内侧支自后支分出后，行经横突间韧带内侧缘与下位椎骨上关节突根部外侧缘之间，绕上关节突的外侧缘走向后下内侧方，横过横突的后面，进入乳突与副突之间的骨纤维管，出管后，斜向下内侧方，至椎弓板后面，再向下越过 1～3 个椎骨，分布于椎间关节连线内侧方的结构（如棘间肌、多裂肌、椎间关节囊、黄韧带、棘上韧带、棘间韧带等）。第 5 腰神经后内侧支在骶翼的骨沟中分出，转向后内侧下方，经骨纤维管到达骶中嵴侧方，终止于多裂肌等。

腰神经后内侧支通过的骨纤维管长 5～6mm，内径为 2.1～3.9mm，距正中线 2mm 左右，位于腰椎乳突与副突之间的骨沟处，自外上斜向内下，由上、下、前、后 4 壁构成。上壁为乳突，下壁为副突，前壁为乳突副突间沟，后壁为上关节突副突韧带；管的前、上、下壁为骨质，后壁为韧带，有时后壁的韧带骨化，形成完全的骨管。骨纤维管的体表投影在同序数腰椎棘突下外方的上、下位 2 点连线上，其上位点在第 1 腰椎平面后正中线外侧约 2.1cm，下位点在第 5 腰椎平面后正中线旁开约 2.5cm。

由于骨纤维管的入口呈裂隙状，加之上关节突副突韧带易骨化，此时骨纤维管变成一个完整的骨管，均易使腰神经后内侧支受挤压而引起腰腿痛。与腰神经后内侧支伴行的血管表面有来自腰交感干的纤维包绕，形成神经丛，也同样会受到挤压。

后内侧支在骨纤维管内呈扁圆形，直径为 0.8～1.3mm。神经及伴行血管周围充满疏松结缔组织。由于后内侧支在走行过程中紧邻椎间关节及横突间韧带，又须通过骨纤维管，故腰椎椎间的关节病变、韧带损伤或骨纤维孔内径的改变，均可能刺激、压迫该神经而引起后正中旁一侧疼痛和压痛，疼痛可放射至椎间关节多裂肌、棘间韧带、棘上韧带和黄韧带等部位。由于后内侧支前段恒定行于下位椎骨上关节突外侧，封闭及手术时，该处可为寻找后内侧支的理想部位。

可见，腰神经后支及其分支之间均有广泛吻合，组成腰后丛，1 个内侧支或外侧支

常含有附近 2~3 个脊髓节的纤维成分。腰神经后支及其分出的内、外侧支在各自的行程中，都分别经过骨纤维孔、骨纤维管或穿胸腰筋膜裂隙。在正常情况下，这些孔、管或裂隙有保护通过其内的血管神经的作用，但由于孔道细小，周围结构弹性减弱，上腰部活动度大等，则易拉伤，或因骨质增生使孔道变窄，压迫通过的血管和神经，而导致腰腿痛。

在横突背面可以找到外侧支，在上关节突的外侧面或其内下方可找到内侧支，在椎间孔处可以找到后支。

2. 腰神经的前支

腰神经的前支，由上而下逐渐变粗大。第 1 胸神经分支加入腰丛者占 50%。第 1~4 腰神经的前支，大部分组成腰丛。而第 4 腰神经的小部分与第 5 腰神经合成腰骶干，参与骶丛的组成。

各腰神经前支在组成腰丛以前，同腰交感干神经节之间连有灰交通支。灰交通支细长，伴腰动脉围绕椎体走行，被腰大肌所遮覆。灰交通支联系 2 种神经的形式不规则，1 个腰交感神经节可以有和 2 支腰神经前支相连的灰交通支，而 1 支腰神经前支也可以有灰交通支连于 2 个腰交感神经节；此外，也常见灰交通支连于腰交感干。除灰交通支外，第 1、2 或第 3 腰神经前支，都有连至腰交感链的白交通支。每一腰神经可拥有 1~5 支交通支，1 支腰神经可同数个腰交感神经节相连。

（1）腰丛 腰丛（图 1-48）由第 1~3 腰神经前支及第 4 腰神经前支的大部组成。第 1 腰神经可能接受第 12 胸神经束的 1 束纤维。腰丛位于腰方肌的内侧缘，腰大肌后侧，腰椎横突前侧。

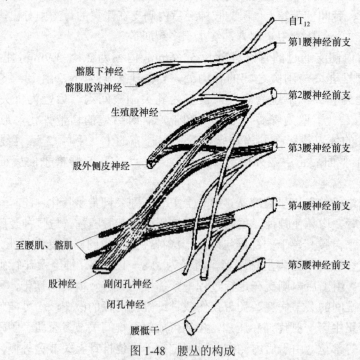

图 1-48　腰丛的构成

腰神经前支构成腰丛的方式在不同个体间有差别，一般情况下，第 1 腰神经前支在第 12 胸神经发支加入后，分为上、下 2 支，上支较粗，又分成髂腹股沟神经和髂腹下神经；下支较细，同第 2 腰神经前支的 1 支合并形成生殖股神经。第 2 腰神经前支余部、第 3 腰神经前支全部和第 4 腰神经参与腰丛的构成，均分为腹侧支和背侧支。腹侧支联合成闭孔神经，有时，第 3、4 腰神经前支的腹侧支还另外形成一副闭孔神经。第 2、3 腰神经的背侧支各分一小部和一大部，2 者的大部与第 4 腰神经的背侧支形成股神经，小部则合并成股外侧皮神经。另外，腰丛还发出肌支。

①髂腹股沟神经　髂腹股沟神经较细小，含有第 1 腰神经的纤维，常有第 12 胸神经的纤维加入。髂腹股沟神经出现于腰大肌的外侧缘，与髂腹下神经共干，位于该神经的下侧。沿腰方肌前面，肾的后面，经髂嵴内唇后部的内侧，继沿髂肌前面前进，当其行近髂嵴前部时，则穿腹横肌；又于髂前上棘下侧稍前处，穿腹内斜肌，进入腹股沟管。沿精索的外下侧下降，穿出腹股沟管皮下环至浅筋膜，分布于大腿上部内侧的皮肤。并发支分布于阴茎根部及阴囊部的皮肤，称为阴囊前神经，在女性分布于阴唇的皮肤，称为阴唇前神经。髂腹股沟神经的分支有肌支和交通支。其中肌支分布于该神经所经过的腹壁肌。髂腹股沟神经经腹内斜肌与腹横肌之间时，常与髂腹下神经的前皮支有交通支。髂腹股沟神经可以与髂腹下神经共干，向前行至腹横肌与腹内斜肌之间，2 条神经才开始分开。有时髂腹股沟神经缺如，则由髂腹下神经或生殖股神经代替。

②髂腹下神经　髂腹下神经起于第 1 腰神经，亦有第 12 胸神经的纤维加入。自腰大肌上部外侧缘突出，斜经肾下部的背侧，在腰方肌的腹侧，髂嵴上方，穿过腹横肌后部的腱膜，经腹横肌与腹内斜肌之间，发出分支。其分支有前皮支、外侧皮支及交通支。

a. 前皮支　即腹下支，经腹内斜肌与腹横肌之间，斜向前下方。在髂前上棘内侧约 2cm 处穿出腹内斜肌，在腹外斜肌腱膜的下侧向内下方行，在腹股沟管皮下环的上侧约 3cm 处穿出腹外斜肌腱膜，支配耻骨区的皮肤。此支经行于腹横肌与腹内斜肌之间时，发肌支至该两肌。

b. 外侧皮支　即髂支，在髂嵴前、中 1/3 交界处的上侧，于第 12 胸神经外侧皮支的后侧，穿腹内斜肌及腹外斜肌，下降于浅筋膜层，分布于臀区后外侧皮肤。

c. 交通支　髂腹下神经常与肋下神经及髂腹股沟神经之间有交通支。

③生殖股神经　生殖股神经大部分来自第 2 腰神经，小部分纤维束来自第 1 腰神经。穿腰大肌，沿其前面下降。于髂总动脉外侧、输尿管后侧分为股支及生殖支 2 支，即腰腹股沟神经和精索外神经。

a. 腰腹股沟神经　沿髂外动脉下降，经腹股沟韧带深侧，在股血管鞘内，沿股动脉外侧达股部；至腹股沟韧带稍下侧，穿股血管鞘前壁及阔筋膜，或自卵圆窝穿出，成为皮神经，分布于股三角部的皮肤。有时在腹股沟下方，发出分支与股外侧皮神经的前支和股神经的皮支交通。

b. 精索外神经　于髂外动脉的外侧下降，发出分支至腰大肌。精索外神经下降经腹股沟管腹环，绕腹壁下动脉外侧，入腹股沟管。男性者与精索伴行，支配提睾肌，并分支至阴囊的皮肤；女性者与子宫圆韧带伴行，并分支至大阴唇的皮肤。

④股外侧皮神经　股外侧皮神经来自第 2、3 腰神经前支的后股。出腰大肌外侧缘，斜向外下方，经髂肌前面，在髂前上棘内侧的近旁，穿经腹股沟韧带深侧至股部；经缝匠肌的前面，或穿过该肌上部，分为前、后 2 支。先在阔筋膜的深面行走，继穿出阔

筋膜，至浅筋膜内。

a. 前支　在髂前上棘下侧约 10cm 处，穿出阔筋膜下降，常分为 2 支，分布于大腿前外侧，直达膝关节的皮肤。其终末支可与股神经的股前皮神经及隐神经的髌下支，形成髌神经丛。

b. 后支　在前支的稍上方，穿出阔筋膜，又发出分支，分布于大腿外侧部的皮肤。

⑤股神经　股神经为腰丛中最大的一支，由第 2～4 腰神经前支的后股组成。穿腰大肌，在该肌下部外侧缘穿出，在髂筋膜后面，沿髂肌前面下降，经腹股沟韧带深面的肌腔隙至股部，于股三角内，先分为前、后 2 股，再各分为肌支和皮支。其分支如下：

a. 在腹股沟韧带以上所发的肌支，至髂肌，并发细支至股动脉。

b. 股神经前股的终末支常为 2～3 支，有至耻骨肌、缝匠肌的肌支及股前皮神经，股前皮神经可分为股中间皮神经及股内侧皮神经 2 部分。

c. 股神经后股的终末支有 6 个分支，包括隐神经（即股神经中最长的皮神经），其他为支配股四头肌的肌支和膝关节肌支。

⑥闭孔神经　闭孔神经（图 1-49）起于第 2～4 腰神经前支的前股，来自第 3 腰神经的纤维最多、第 2 腰神经的纤维最少。闭孔神经行于腰大肌内侧缘，在髂总动脉后侧、骨盆入口的后部，穿盆筋膜入小骨盆，沿骨盆侧壁，在髂内动脉与输尿管外侧，贴闭孔内肌及其筋膜内侧，经腹膜下组织间，于闭孔血管上侧前进，至闭孔膜的下部，与闭孔血管共同穿闭膜管至股部。在闭膜管内，分为前、后 2 支。

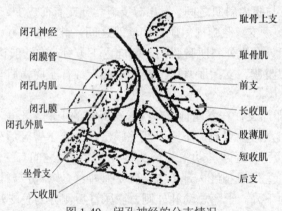

图 1-49　闭孔神经的分支情况

a. 前支　为浅支，于闭孔外肌的前侧下降，经行于短收肌及耻骨肌、长收肌之间。在长收肌下缘有分支与隐神经、股内侧皮神经的分支结合，于缝匠肌下侧加入缝匠肌下丛，其行径中发出关节支、肌支、皮支及至股动脉的分支。在近闭孔处发关节支至髋关节；可发出至股薄肌、长收肌及短收肌的肌支；皮支粗细不定，有时缺如，在股中部经股薄肌与长收肌之间穿至浅层，支配肌内侧下 2/3 的皮肤；至股动脉的分支分布于股动脉下部。

b. 后支　为深支，穿闭孔外肌的上部，于短收肌及大收肌之间下降，其分支有肌支和关节支。肌支至闭孔外肌、大收肌的斜纤维部及短收肌。至闭孔外肌的肌支，发自闭膜管内。至短收肌支，当其前支不发支支配时，则由后支发支支配，或前、后支均有分支至该肌。关节支常发一细长的膝关节支，穿大收肌的下部向后行，或穿大收肌被股深动脉交通支穿行的收肌腱裂孔向后，至腘窝。在腘动脉的深侧，并与之并行下降，穿腘窝底的腘斜韧带入膝关节，分布于膝关节囊、交叉韧带及附近结构。

⑦副闭孔神经　副闭孔神经为一小支，起于第 3、4 腰神经前支的前股，沿腰大肌内侧缘下降，跨过耻骨上支，在耻骨肌深侧分成 3 支。一支自耻骨肌的深面进入该肌；一支为关节支，入髋关节；另一支可与闭孔神经的前支连结。有时副闭孔神经为唯一支配耻骨肌的神经。

⑧肌支　至腰小肌的肌支起于第 1 腰神经。至髂肌的肌支，起于第 2、3 腰神经。至腰大肌的肌支，起于第 2、3 腰神经，有时亦起于第 4 腰神经。至腰方肌的肌支，起于第 12 胸神经至第 4 腰神经。

（2）腰骶干　此干由第 4 腰神经前支的一小部和第 5 腰神经前支的全部合成。位于腰大肌深侧，贴近骶翼；经髂总动脉及静脉后侧，至闭孔神经内侧；其与闭孔神经之间，隔以髂腰动脉。下行入骨盆，与第 1、2 骶神经连结，形成骶丛上干。

第 4 腰神经前支常称为分叉神经，此神经分叉成 2 部分，一部分加入腰丛，另一部分加入骶丛。有时这种结构可发生变异，第 3 腰神经前支就成为分叉的神经，即第 3 腰神经前支为参加腰丛的最下位神经，并分出部分纤维进入骶丛；或第 3、4 腰神经前支都分成 2 部分，分别参加腰丛或骶丛，这种结构的腰丛称为上移型，又称前置型；有时第 5 腰神经前支成为分叉的神经，部分纤维加入腰丛，另一部分纤维参加骶丛，这种结构的腰丛称为下移型，也称后置型。而这种变异必然引起骶丛结构相应的改变。

3. 骶、尾神经的前支

骶神经的各前支的大小不一，上部者大，愈往下愈小。上 4 对骶神经的前支，经骶前孔入骨盆，第 5 骶神经在骶骨与尾骨之间入骨盆。尾神经的前支最小，自第 1 尾骨残留横突的下侧，弓曲向前入盆腔。骶、尾神经的前支相互结合，形成骶丛和尾丛。

骶丛是由腰骶干、第 1～3 骶神经的前支及第 4 骶神经前支的一部分构成。此丛位于盆腔后壁，梨状肌前面。骶丛略呈三角形，尖向坐骨大孔下部集合，向下移行于坐骨神经。在盆筋膜及髂内动脉多数分支的后侧，输尿管于骶丛前面经过，其间隔以髂内动脉和静脉的分支；右侧骶丛前面可与回肠下段接触，左侧骶丛前面有乙状结肠。臀上动脉及臀下动脉，穿过骶丛自盆腔至臀部。臀上动脉夹在腰骶干与第 1 骶神经之间，或第 1、2 骶神经之间。臀下动脉则夹在第 1 与第 2 骶神经之间，或第 2、3 骶神经之间。骶丛的分支由此丛的前股、后股或前、后股混合发出。骶丛分支有股后皮神经、臀内侧皮神经、梨状肌神经、臀上神经、臀下神经、股方肌神经、闭孔内肌神经、坐骨神经及阴部神经等。

尾丛主要由第 5 骶神经及尾神经的前支构成，第 4 骶神经前支以一小支加入其中。第 5 骶神经前支自骶管裂孔穿出后，在骶角的下侧绕骶骨外侧转向前，穿尾骨肌到达盆面，与第 4 骶神经前支的降支结合，形成小干，在尾骨肌的盆面下行。尾神经前支经骶管裂孔穿出后，绕尾骨的外侧缘，穿尾骨肌，在该肌盆面与上述第 4、5 骶神经的分支所合成的干相结合，形成尾丛。并自此丛分出肛尾神经，穿骶结节韧带，分布于尾骨附近的皮肤。

4. 骶神经及尾神经的后支

由上向下逐渐变细。上 4 对骶神经的后支，经骶后孔穿出；而第 5 骶神经后支，在骶尾后韧带之间经骶管裂孔穿出。上 3 对骶神经的后支，其穿出之处被多裂肌覆盖，分为内、外侧支。

（1）外侧支　上 3 对骶神经后支的外侧支相互之间，并与最末腰神经后支的外侧支之间，在骶骨背面结合成襻。自此襻发支至骶结节韧带后面，又形成第 2 对神经襻，再分出 2～3 支皮支，称为臀内侧皮神经，穿臀大肌及深筋膜，达浅筋膜内，分布于自髂后上棘至尾骨尖端的臀部内侧皮肤。其浅层的分支可与腰神经后支交通。

（2）内侧支　内侧支细小，终于多裂肌。

第 4、5 骶神经的后支则无分支。其相互间，并与第 3 骶神经后支及尾神经相结合形成襻，并发出分支分布于尾骨部的皮肤。

尾神经的后支在骶管内与前支分开后，经骶管裂孔并穿过骶管下部的韧带外出。该神经的后支亦无分叉，与最末骶神经后支结合形成襻，并自襻发出分支分布于尾骨部的皮肤。

5. 腰交感神经干

腰部交感神经干位于腹膜后的腹膜外组织内，在脊柱的前外侧，沿腰大肌的内侧缘下行，亦有交感干被此肌内侧缘覆盖。腰部交感干的位置接近正中线，其上端经膈的内侧腰肋弓，与胸交感干相连；下端经髂总血管后侧入盆腔，与交感干的盆部相连结。腰动脉及静脉一般在其后面。右侧腰交感干沿下腔静脉外侧下降或部分被此静脉覆盖，左侧则在腹主动脉外侧。两侧交感干均与上述血管旁的淋巴管及淋巴结相接触。

腰神经节较小，形态不规则，呈卵圆形或扁平状，一般为 4 个。左、右 2 侧神经节的大小、数目以及交通支的大小常不对称。节间支较粗，常为 2～3 支者，左、右侧神经节之间还有横支相连结，此横支经过主动脉及下腔静脉的后侧。腰神经节分支有内脏支、血管支及灰交通支等。

（1）内脏支　一般有 4 支，自腰神经节或节间支发出。第 1 腰内脏神经为起自第 1 腰神经节的细支，一部分连结于腹腔丛或肠系膜间丛（即腹主动脉丛）的上部，另一部分连结于肾丛；第 2 腰内脏神经起自第 2 腰神经节或第 2、3 腰神经节，神经干较粗。连结于肠系膜间丛的下部；第 3 腰内脏神经以 2～3 小根起自第 2、3 腰神经节或节间支，经髂总血管的前面，连结上腹下丛的上部；第 4 腰内脏神经起自第 4 腰神经节，为腰内脏神经中的最小支，经髂总血管之后侧，连结上腹下丛的下部或腹下神经。

（2）血管支　各腰神经节均发支至腹主动脉丛，自此向下连于髂总动脉丛。还有自第 3、4 腰内脏神经发细支至髂总动脉，并包围动脉形成丛，延续于髂内、外动脉丛。髂外动脉丛还接受生殖股神经来的小支。此外，许多节后纤维，自腰神经节经灰交通支至腰神经，穿经股神经，随股神经分支分布。股动脉除近侧接受髂外丛的小支外，该动脉其余部分及其分支，尚接受股神经肌支、皮支及隐神经来的缩血管纤维。穿经闭孔神经的节后纤维分布至闭孔动脉，动脉的近侧部，接受闭孔神经后支、闭孔神经膝盖节支及隐神经来的小支；腘动脉的其余部分，接受胫神经及其关节支来的小支。

（3）交通支　各腰神经均具灰交通支，并且 1 支腰神经可具有 2 个灰交通支，或 1 支灰交通支分叉连结邻近的 2 支腰神经。有时可有 1 支腰神经接受多数灰交通支，最多者可达 5 条。节前纤维所形成的白交通支，只见于第 1、2 腰神经，有时第 3、4 腰神经也可存在。在腰部交通支内或在腰神经前根内常可见中间神经节。

此外，腰神经节还发出分支分布于椎骨及其韧带。

6. 盆骶尾部交感神经干

在盆部，交感神经干是由骶部和尾部相合而成，此部的交感神经干位于骶骨前侧，骶前孔的内侧。上与腰部连结，下端在尾骨前侧，左、右交感干会合，终于单一的尾神经节，又称奇神经节。

在骶部，交感神经干一般有 4 个神经节，尾部体积较小，只有 1 个尾神经。神经节之间以节间支串联成干。2 侧骶交感神经节之间也有横支相连。

骶部的交感神经节，称骶神经节，无白交通支，其节前纤维可经下 3 个胸神经和上 2 个腰神经的白交通支至交感干；在干内下行至骶神经节，交换神经元。各神经节均有灰交通支至骶、尾神经。

骶神经节有如下分支：

（1）内脏支

①自第 1、2 骶神经常发细支参加盆神经丛（即下腹下丛）或腹下神经。

②自连结 2 侧交感干的袢上发细支分布于尾骨球。

③少数有直接的小支，至骨盆入口处的输尿管及直肠的后面。

（2）血管支

①至骶中动脉，形成骶中动脉丛。

②第 1、2 骶神经节发出节后纤维，以小支间接地经下腹下丛及腹下神经的分支，或经骶丛的分支至髂内动脉。小部分是直接至髂内动脉。

③经臀上、下神经及阴部神经的交感纤维至其相伴行的动脉。

④经坐骨神经的交感纤维分布至腘动脉及其以下的下肢动脉。

支配下肢动脉的交感神经节前纤维，来自脊髓胸下部的 3 个节段及腰上部 2 或 3 个节段，经白交通支达胸下部及腰上部的交感干神经节换元；少数纤维沿交感干下行至骶部上 2 或 3 个神经节内换元。自胸下部及腰上部神经节换元的节后纤维，经股神经分布至股动脉及其分支。自骶上部 2～3 个神经节换元的节后纤维，大部分经灰交通支集中于第 1 骶神经，然后经坐骨神经及胫神经，分布于腘动脉及其以下的下肢动脉，胫后动脉近侧部，接受腘肌支分出的小支，而该动脉主要是接受胫神经及其股支来的小支。腓动脉接受胫神经及拇长屈肌支来的小支，胫前动脉近侧部，接受来自腘肌支或胫骨后肌支的小支；而该动脉的主要神经支配，是来自腓深神经或其至胫骨前肌支的小支。足底动脉接受胫神经的分支，而此动脉的远侧部，接受足底内侧及外侧神经的小支。足背动脉接受腓深神经的小支。

第二章

骨与软组织的力学系统
——人体弓弦力学系统

第一节　人体与力的关系

一、人类的基本属性与力的关系

1. 人类有两大属性。第一是人的自然属性，第二是人的社会属性。人的自然属性告诉我们，人为了生存，必须进行物质索取（比如衣食住行），人类为了延续必须自我再生产（性欲）；人的社会属性告诉我们，人的一切行为不可避免地要与周围所有的人发生各种各样的关系，比如生产关系、亲属关系、同事关系等等。现实社会中的人，必然是一个生活在一定社会关系中的人。这种复杂的社会关系就决定了人的本质，形成了人的社会属性。人类的这两大基本属性中离不开一个共同点，就是人的运动性。运动是物质的固有性质和存在方式，是物质的根本属性，世界上没有不运动的物质，也没有离开物质的运动。同时运动具有守恒性，即运动既不能被创造又不能被消灭，人类的一切行为都离不开运动。

2. 力是运动中不可缺少的最重要的元素。力是一个物体对另一个物体的作用，物体间力的作用是相互的，力可以改变物体的运动状态，也可以改变物体的物理状态。人生活在地球上，首先会受到地心引力的影响。要维持人体的正常姿势，包括卧姿、坐姿、站姿，就必须形成与重力相适应的解剖结构，其次，人体为了生存要劳动、运动，会受到各种力的影响。

3. 人体内部的解剖结构分为两大类即固体物质和流体物质。固体物质包括各种软组织（如肌肉、韧带、血管、淋巴管、神经、腱鞘、滑囊、关节囊、筋膜、大脑、脊髓和各种内脏器官）和骨骼；流体物质包括血液和各种组织液。因此，人体内的力学系统就包括固体力学系统和流体力学系统。这两大系统所表现的力学形式是多种多样的，但是概括起来说，只有3种基本的力学形式，即拉力、压力、张力。

二、人体内的3种基本力学形式

力的反作用力，又称为应力。各种力作用于人体时，都有一个反作用力，所以在研究力对人体影响时，都采用应力这个概念，这样人体内的 3 种基本的力学形式称之为拉应力、压应力、张应力。

1. 拉应力

拉应力是方向沿一条线向两端方向相反的离心作用力（图 2-1）。

2. 压应力

压应力是方向沿一条线方向相对的向心作用力（图 2-2）。

3. 张应力

张应力是方向从一个圆的中心或一个球的中心向周围扩散的作用力（图 2-3）。

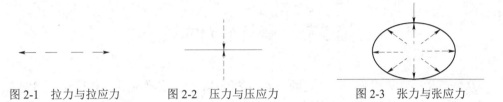

图 2-1　拉力与拉应力　　　图 2-2　压力与压应力　　　图 2-3　张力与张应力

组成人体的各种物质从外部物理性质来分类，可分为刚体、柔体和流体。骨组织属于刚体，各种软组织，包括大脑、脊髓、各内脏器官、肌肉、韧带、筋膜、腱鞘、神经、滑囊、关节囊等都属于柔体，各种体液（包括血液）都属于流体。压应力主要作用于刚体，它是沿一条线方向的相对向心作用力，不管是刚体、柔体，还是流体都可能受到压力的影响，但主要是刚体；拉应力主要作用于柔体，它是沿一条线方向相反的离心作用力；张应力主要作用于流体，它是当流体在流动时，管腔容量小而流体的流量大而产生的张力或流体被堵塞、滞留而产生的作用力。人体的所有关节都是由骨性组织（刚体）构成它的主要部分，故关节大多受到压应力的影响；大脑、脊髓和内脏器官（柔体）在人体内都呈现悬挂式的，因受到地球引力的作用，它自身的重量就形成了对抗性的拉力，所以都受到拉应力的影响，其他的软组织（柔体）的两端或周边都附着在其他的组织结构上，因此也都受到拉应力的影响；而体液（包括血液）容易产生张力，在组织器官内都易受到张应力的影响。

三、人体对异常应力的 3 种自我调节方式

1. 当异常力学状态影响和破坏组织结构和生理功能时，人体通过自我调节进行纠正，恢复正常，这是最佳的结果。

2. 当异常力学状态影响和破坏骨关节时，人体通过对抗性的调节进行自我修复，即通过软组织的增生、硬化、钙化、骨化来对抗这种异常力学状态，阻止力的继续影响和破坏作用，但这种调节造成新的病理因素，形成新的疾病。如肌肉增生和各种软组织硬化、钙化、骨化最终形成骨质增生，引发临床表现。

3. 当异常的力学状态对人体的组织结构和生理功能产生较大强度的破坏时，以上两种调节方法已经无效，人体则被迫采取第 3 种调节方法，即适应性调节方法。这种调节只能保持一部分组织结构和生理功能不被破坏，而另一部分被破坏。比如，小儿髋关节半脱位长期得不到正确治疗和纠正，直至长大成人，人体就通过适应性的调节功能使髋臼变形，股骨头变形，股骨头外侧肌肉硬化和钙化，来保持髋关节的部分伸屈功能。

四、人体是一个复杂的力学结构生命体

根据人类的自然属性、社会属性及运动属性得知，人体是一个复杂的力学结构生命体，比如，人体为了生存和自我保护，人体的形体结构形成了类似于圆形的外形，这种近似圆形的形体结构最大限度地保护了人体免受外界的损伤。同时，人体将重要的结构均置于身体的内部或者内侧，比如，人体将神经系统置于颅腔和椎管内，将心血管系统置于胸腔内，将四肢的重要神经血管置于肢体的内侧深层，以保证人体重要器官组织不受外界干扰和损伤。

第二节　骨杠杆力学系统

从物理学的知识得知，一个直的或者曲的刚体，在力的作用下，能围绕一固定点或者固定轴（支点）作转动，并克服阻力而做功。这个刚体在力学上称为杠杆。

人体的骨骼是支架，连接骨骼的软组织是维持这个支架保持正常位置和完成运动功能的纽带。骨骼本身不能产生运动功能，只有在软组织的牵拉作用下，才会完成运动功能。为了完成运动功能，人体根据其自身的特点形成了骨杠杆力学系统。所谓骨杠杆力学系统，是指骨相当于一硬棒（刚体），它在肌肉拉力（动力）作用下，围绕关节轴（支点）作用，并克服阻力而做功。为了完成不同的生理功能，人体形成了不同类型的关节连结，如单轴关节、双轴关节和多轴关节（图2-4），以保证关节能够沿冠状轴面进行屈伸运动，沿矢状轴面进行内收外展运动、沿垂直轴面进行内旋外旋以及环转运动。

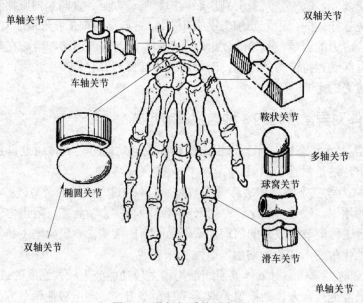

图2-4　骨杠杆系统示意图

综上所述，运动是人体的根本属性之一，力是人体运动的基本元素。所以，人体的力学结构就成为我们研究人体的生理病理时一个重要部分。那么，人体运动系统的力学

结构是什么？这些力学结构的组成成分有哪些？它们之间的关系如何？力学结构如何影响疾病的发生、发展和转归？针刀治疗的原理是什么？不搞清楚这些问题，就不可能从学术的高度来认识针刀神奇的疗效，不可能解释针刀治疗众多临床疑难杂症的机理，不可能将针刀医学作为一门新兴的医学学科进行推广应用。经过上万例的针刀临床实践，作者发现了人类运动的力学结构是人体弓弦力学系统，并根据弓弦力学系统提出了慢性软组织损伤的病理构架理论——网眼理论，现分述如下。

第三节　人体弓弦力学系统

一副完整的弓箭由弓、弦和箭三部分组成，弓与弦的连结处称之为弓弦结合部，一副完整弓弦的力学构架是在弦的牵拉条件下，使弓按照弦的拉力形成一个闭合的静态力学系统。弦相当于物理学的柔体物质，主要承受拉力的影响；弓相当于物理学的刚体物质，主要承受压力的影响。射箭时的力学构架是在弦的拉力作用下，使弓随弦的拉力方向产生形变，最后将箭射出（图 2-5）。

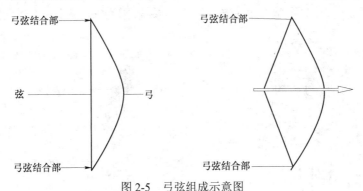

图 2-5　弓弦组成示意图

人体骨与骨之间借结缔组织、软骨和骨相连结。骨连结的形成有两类：直接连结和间接连结。直接骨连结是指骨与骨之间借助韧带、软骨或骨直接相连，如椎弓间的黄韧带连结，前臂骨之间的骨间膜和颅骨之间的缝等，间接连结是指骨与骨之间由结缔组织相连结，这种骨连结又称滑关节或者关节，这种骨连结中间留有空隙，因而可以进行广泛的运动。针刀医学研究发现，人类在逐渐进化过程中，人体骨连结方式类似弓箭形状的力学连接，作者将其命名为人体弓弦力学系统。通过这个系统，人体能够保持正常的姿势，完成各种运动生理功能。

人体弓弦力学系统是以骨为弓，关节囊、韧带、肌肉、筋膜为弦，完成人体特定运动功能的力学系统。它由动态弓弦力学单元和静态弓弦力学单元和辅助装置 3 个部分组成。静态弓弦力学单元是维持人体正常姿势的固定装置；动态弓弦力学单元是以肌肉为动力，是人体骨关节产生主动运动的基础；辅助装置是维持人体弓弦力学系统发挥正常功能的辅助结构，包括皮肤、皮下组织、脂肪、籽骨、副骨、滑液囊及腱鞘等，皮肤除有保护身体、排汗和感觉冷热功能外，还对维持人体内外的力学平衡非常重要。在人体弓弦力学系统中，营养支配皮肤的神经血管均行经于软组织（弦）如肌肉、筋膜中，所以，如果软组织（弦）产生粘连、瘢痕和挛缩，就会影响皮肤的营养和血管，引起一系列皮肤的疾病。皮下组织的作用除保护内脏外，在弓弦力学系统中还将筋膜与皮肤分隔开来，一方面，人体深层软组织（肌肉，韧带）通过深筋膜的约束以维持自身形态，最大限度避免外力的损伤；另一方面，将皮肤与筋膜分隔，使皮肤可独立完成它自身功能，如保持弹性，分泌和排泄功能等。脂肪的作用除供能、维持体温外，在弓弦力学系统中，脂肪的另一个重要功能是分隔，即将两层不同结构、不同功能的弦（软组织）分开，使其独立工作互不影响。籽骨、副骨的作用是在人体运动应力最集中部位，将一个弓弦力学单元分为两个，从而最大限度地保持该部位的运动功能。比如，髌骨是人体最大的籽骨，它将膝关节前面的弓弦力学系统一分为二，减少了股四头肌的拉应力，避免了股四头肌腱与股骨和胫骨的直接磨擦，尤其是膝关节屈曲超过 90° 以后的肌肉与骨的磨擦。滑液囊的作用是在弓弦结合部周围分泌润滑液，减少软组织起止点与骨骼的磨擦。腱鞘的作用是约束肌腱，并可减少肌腱在运动时的磨擦。

人体弓弦力学系统分为四类，即四肢弓弦力学系统、脊柱弓弦力学系统、脊-肢弓弦力学系统和内脏弓弦力学系统。这 4 个弓弦力学系统相互联系，相互补充，形成了人体完整的力学构架。每个系统由多个单关节弓弦力学系统组成（图 2-6）。由此可见，要理解人体弓弦力学系统，首先要掌握单关节弓弦力学系统，因为它是人体弓弦力学系统的基础。

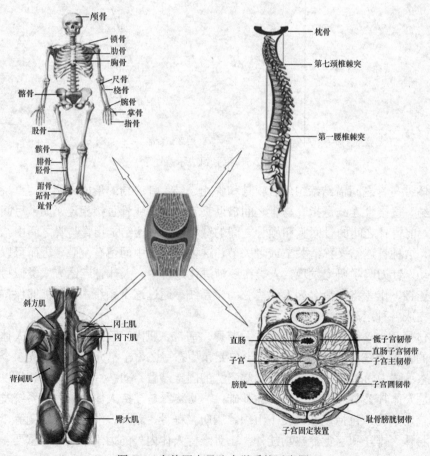

图 2-6　人体四大弓弦力学系统示意图

一、单关节弓弦力学系统

单关节弓弦力学系统是包括一个骨连接的解剖结构（图2-7）。由静态弓弦力学单元、动态弓弦力学单元和辅助装置3个部分组成。静态弓弦力学单元（静态单元）是维持人体正常姿势的力学结构；动态弓弦力学单元（动态单元）是以肌肉为动力，使人体骨关节产生主动运动的力学结构；动静态单元共用一个弓（骨骼），只是弦不同，静态单元的弦是关节囊、韧带、筋膜，动态单元的弦是骨骼肌。故静态单元是动态单元的基础，维持人体静态力学平衡，如站姿、坐姿、卧姿，动态单元是静态单元表现形式，维持人体主动运动功能。两者相互作用，不可分割。静中有动，动中有静，动静结合，平衡功能。辅助装置包括两个部分：一是保证人体弓弦力力学系统发挥正常功能的结构，如脂肪、皮下组织、皮肤等。二是辅助特定部位的弓弦力学系统发挥正常功能的结构。如籽骨、副骨、滑液囊及腱鞘等。

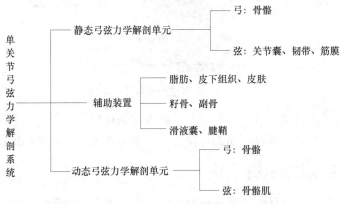

图2-7　单关节弓弦力学系统的组成构架示意图

1. 静态弓弦力学单元

骨与骨之间以致密结缔组织形成的关节囊及韧带连接方式称为关节连接。关节连接是人体保持姿势及运动功能的基本单位，是一个典型的静态弓弦力学系统。一个静态弓弦力学单元由弓和弦两部分组成，弓为连续关节两端的骨骼；弦为附着在关节周围的关节囊、韧带或/和筋膜，关节囊、韧带或/和筋膜在骨骼的附着处称为弓弦结合部（图2-8）。

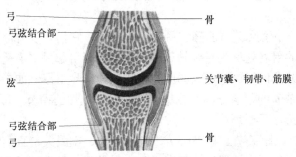

图2-8　静态弓弦力学单元示意图

由于关节囊、韧带及筋膜本身没有主动收缩功能，它们的作用是保持关节正常的对合面，同时又维持关节稳定性，所以，静态弓弦力学单元的作用是维持人体正常姿势。

2. 动态弓弦力学单元

人体进化为直立行走，其关节连接的形状和关节受力方式也发生了变化。骨骼本身不能产生运动，关节是将骨骼连接起来的一种高度进化模式，只有骨骼肌收缩，才能带动关节的运动，从而完成关节运动，也就是说，正常的关节是运动的基础，肌肉收缩是运动的动力。我们的骨骼肌都是跨关节附着，即肌肉的两个附着点之间至少有一个以上的关节，肌肉收缩会使这些关节产生位移，完成特定的运动功能。一个动态弓弦力学单元包括一个以上的关节（静态弓弦力学系统）和跨关节附着的骨骼肌，骨骼肌在骨面的附着处称为弓弦结合部（图2-9）。

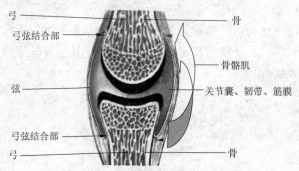

图 2-9　动态弓弦力学单元示意图

由于动态弓弦力学单元以肌肉为动力，以骨骼为杠杆，是骨杠杆系统的力学结构。骨骼肌有主动收缩功能，所以，动态弓弦力学单元是骨关节产生主动运动的力学基础。

二、四肢弓弦力学系统

人体的四肢以单关节弓弦力学系统为基础，构成了众多的形状不同、功能不同的弓弦力学系统。这些弓弦力学系统的作用是维持四肢关节的正常位置，完成四肢的运动功能。

1. 四肢静态弓弦力学单元

四肢静态弓弦力学单元以四肢关节连结的骨为弓，以关节囊、韧带、筋膜为弦，维持四肢关节的正常位置及静态力学平衡。上肢的关节如肩关节、肘关节、腕关节、掌指关节、指间关节，下肢的关节如髋关节、膝关节、踝关节、跗骨间关节、跖趾关节、趾间关节等关节连结以及由韧带或者筋膜连结起来的多关节结构都属于单关节静态弓弦力学单元。

图 2-10 显示一个滑膜关节的静态弓弦力学单元，它们是以骨骼为弓，以关节囊为弦，关节囊在骨骼的附着处称为弓弦结合部。各种原因引起关节囊受力异常，人体会通过粘连、瘢痕、挛缩来代偿这些过大的应力，导致关节囊增厚。如果这种异常应力不解除，人体就会在关节囊的附着处即弓弦结合部进行对抗性的调节，即在此处形成硬化、钙化、骨化，最终形成骨质增生。

图 2-11 显示以跟距关节、距舟关节、舟楔关节、楔骰关节直到趾间关节的骨骼为弓，以足底腱膜为弦所形成的足纵弓静态弓弦力学单元。足底腱膜本身没有主动收缩功能，但它是维持足纵弓正常形状的重要结构。人体在行走过程中，通过足底腱膜的形变来改变足弓的形状来适应行走的力学变化。如果足底腱膜长期受到超过人体调节范围的

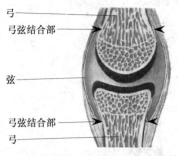

弓
弓弦结合部
弦
弓弦结合部
弓

图 2-10　滑膜关节的静态弓弦力学单元

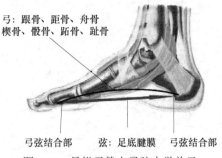

弓：跟骨、距骨、舟骨
楔骨、骰骨、跖骨、趾骨

弓弦结合部　　弦：足底腱膜　　弓弦结合部

图 2-11　足纵弓静态弓弦力学单元

应力，在足底腱膜的起止点即弓弦结合部就会通过粘连、瘢痕、挛缩来代偿这些过大的应力，又由于足底腱膜只有一个起点即跟骨结节，向前分裂成五束分别止于 5 个脚趾骨，所以在跟骨结节处所受的应力最大，当人体通过粘连、瘢痕、挛缩都不能代偿这些过大的应力，就会在跟骨结节处对抗性的调节，即形成硬化、钙化、骨化，最终形成跟骨骨刺。

2. 四肢动态弓弦力学单元

四肢动态弓弦力学单元以四肢关节连结的骨为弓，以骨骼肌为弦，完成四肢关节的运动功能及动态力学平衡。上肢的关节如肩关节、肘关节、尺桡上关节、尺桡下关节、腕关节、掌指关节、指间关节，下肢的关节如髋关节、膝关节、踝关节、跗骨间关节、跖趾关节、趾间关节等关节的运动都属于单关节动态弓弦力学单元。

图 2-12 显示旋前方肌所形成的单关节动态弓弦力学单元。旋前方肌起于尺骨远端前面，止于桡骨远端前面。它所形成的动态弓弦力学单元是以尺桡下段前面为弓，以旋前方肌为弦，完成前臂主动旋前功能。

三、脊柱弓弦力学系统

脊柱是人体的中轴线，人体为了生存的需要，在脊柱的矢状面上逐渐形成了一个曲线形状，这就是脊柱弓弦力学系统，也就是我们常说的脊柱的生理曲度。脊柱弓弦力学系统由多个单关节弓弦力学系统组成，由颈段、胸段、腰段、骶尾段的弓弦力学系统组成（图 2-13）。

1. 颈段弓弦力学系统

以枕骨、颈椎为弓，连结颈椎的软组织如椎间关节的关节突关节韧带、颈椎间盘、项韧带、黄韧带、椎枕肌、前斜角肌、中斜角肌、后斜角肌、骶棘肌颈段等软组织为弦所形成的一个弓弦力学系统，颈段弓弦力学系统的功能是维持颈椎的生理曲度，完成颈部的部分运动功能，另一部分颈部的运动功能由脊肢弓弦力学系统完成。

2. 胸段弓弦力学系统

以胸椎及肋骨、胸骨为弓，连结这些骨骼的软组织如椎间关节的关节突关节韧带、肋横突韧带、黄韧带、前纵韧带、后纵韧带、胸段、胸椎间盘等软组织为弦所形成的一个弓弦力学系统，胸段弓弦力学系统的功能主要是维持胸椎的生理曲度，并参与胸椎在矢状面的运动功能。

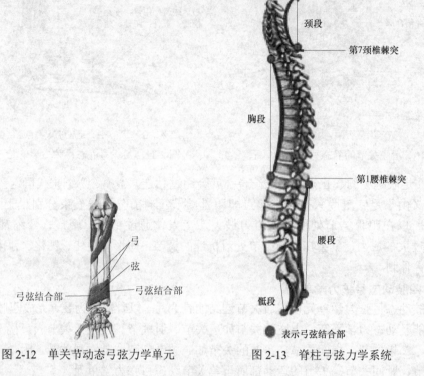

图 2-12　单关节动态弓弦力学单元　　　　图 2-13　脊柱弓弦力学系统

3. 腰段弓弦力学系统

以腰椎为弓，连结腰椎的软组织如椎间关节的关节突关节韧带、腰椎间盘、前纵韧带、后纵韧带、黄韧带、髂腰韧带、骶棘肌腰段等软组织为弦所形成的一个弓弦力学系统，腰段弓弦力学系统的功能是维持腰椎的生理曲度，完成腰部的部分运动功能，另一部分腰部的运动功能由脊肢弓弦力学系统完成。

4. 骶尾段弓弦力学系统

以骶尾椎为弓，连结骶尾椎的软组织如骶棘韧带、骶结节韧带、骶棘肌腰段等软组织为弦所形成的一个弓弦力学系统，骶尾段弓弦力学系统的功能是维持骨盆平衡。

颈段、胸段、腰段、骶尾段的弓弦力学系统共同组成脊柱矢状面的整体弓弦力学系统，骶棘肌、项韧带、斜方肌等软组织在枕骨的附着处及第 7 颈椎的附着处为颈段的弓弦结合部，前纵韧带在第 1 胸椎、第 12 胸椎前面的附着处为胸段的弓弦结合部，骶棘肌、棘上韧带、背阔肌等软组织在第 1 腰椎、第 5 胸椎后面的附着处为腰段的弓弦结合部，骶棘韧带、骶结节韧带等软组织在骶椎侧面、坐骨结节、坐骨棘的附着处为骶尾段的弓弦结合部。

根据数学曲线变化规律，当一段曲线弧长一定时，这段曲线其中的一部分曲率变小，剩下的那一部分曲线的曲率会相应的增大。由于这些弓弦结合部都是脊柱矢状轴发生转曲的部位，所以，此部位的软组织尤其容易受到损伤。当弓弦结合部的软组织发生粘连、瘢痕、挛缩等损伤时，就会引起脊柱生理曲度的变化，引发颈椎病、腰椎病、颈-腰综合征等众多临床疑难病症。

四、脊-肢弓弦力学系统

躯干是人体的主干，人体要完成复杂的运动功能，如肢带关节（肩关节、髋关节）的运动，上、下肢同时运动，就需要围绕脊柱的多个关节的联合协调运动。从而形成了脊-肢弓弦力学系统。后者由多个单关节弓弦力学系统组成，分为胸廓与肢体弓弦力学系统及脊柱与肢体弓弦力学系统。脊-肢弓弦力学系统以脊柱为中心，相互协调，相互补充，保证了脊动肢动、肢动脊动的统一。这个弓弦力学系统从形状上看，类似斜拉桥的结构，斜拉桥的桥塔相当于脊柱，斜拉桥的桥面相当于肢带骨，连接斜拉桥的拉索相当于连结脊柱和肢带骨的软组织。桥塔和桥面相当于弓，拉索相当于弦（图2-14）。

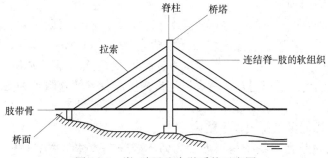

图2-14　脊-肢弓弦力学系统示意图

根据斜拉桥的原理，我们得知，斜拉桥由桥塔、拉索和桥面组成。我们以一个索塔来分析。桥塔两侧是对称的斜拉索，通过斜拉索将桥塔和桥面连接在一起。假设索塔两侧只有两根斜拉索，左右对称各一条，这两根斜拉索受到主梁的重力作用，对桥塔产生两个对称的沿着斜拉索方向的拉力，根据受力分析，左边的力可以分解为水平向左的一个力和竖直向下的一个力；同样的右边的力可以分解为水平向右的一个力和竖直向下的一个力；由于这两个力是对称的，所以水平向左和水平向右的两个力互相抵消了，最终主梁的重力成为对桥塔的竖直向下的两个力，这样，力又传给索塔下面的桥墩了。斜拉索数量越多，分散主梁给斜拉索的力就越多。

脊柱与肢带骨的连结类似于斜拉桥的力学原理，脊柱两侧肌肉、韧带、筋膜等软组织的正常应力是维持脊柱和肢带骨的正常力学传导的必要元素。如果这些软组织受到异常的拉应力，就会造成脊柱的移位。换言之，脊柱的错位不是脊柱本身引起的，而是由于脊柱两侧软组织的应力异常导致的。当脊柱一侧的软组织的拉应力异常，脊柱就会向拉力侧倾斜，在影像学上就会发现脊柱在矢状面、冠状面、垂直面出现单一的或者多方向的移位表现。而且一侧的软组织的拉应力异常引起了脊柱的移位，必然引起对侧的软组织的拉应力异常。

与颈椎病有关的脊柱与肢体的弓弦力学系统：一是以颈椎、肩胛骨为弓，肩胛提肌为弦的动态弓弦力学单元，二是以脊柱、肱骨、肩胛骨为弓，斜方肌、背阔肌为弦的动态弓弦力学单元，三是以颈椎横突、肋骨为弓，前斜角肌、中斜角肌、后斜角肌为弦的动态弓弦力学系统。以斜方肌、背阔肌的动态弓弦力学单元为例，当斜方肌、背阔肌慢性劳损，人体在修复过程中在肌肉的起止点形成粘连、瘢痕，造成局部的应力异常，根据斜拉桥的力学原理，必然引起颈椎在冠状面的受力异常，最终引起颈椎侧弯，引起颈椎病的临床表现；同时，由于斜方肌与背阔肌有部分相同的起点，斜方肌的损伤后期会引起背阔肌慢性劳损，背阔肌又是腰部的脊肢弓弦力学系统，当背阔肌损伤以后应力异常，必然引起腰椎弓弦力学系统的代偿，严重者引起腰椎错位，引发腰神经根的卡压，引起下肢神经压迫的临床表现。这就是颈-腰综合征的病理机制。

五、内脏弓弦力学系统

内脏弓弦力学系统是由静态弓弦力学单元和动态弓弦力学单元组成。静态弓弦力学单元以脊柱、胸骨、肋骨、髋骨为弓，以内脏连接这些骨骼的韧带、筋膜为弦，其功能是维持内脏的正常位置。动态弓弦单元是以静态弓弦力学单元加上内脏连接于脊柱、胸骨、肋骨、髋骨的肌肉组成。

根据力学常识，内脏器官在体内不是悬空的，否则内脏就会因为重力的关系全部集中于腹腔中。所以，各内脏一定是通过纤维结缔组织（如韧带、筋膜、肌肉等）直接或者间接将内脏连接在脊柱、胸廓或者骨盆等骨骼上，通过软组织将内脏分别悬吊在颅腔、胸腔和盆腔。这就构成了以骨骼为弓、以连接内脏和骨骼的软组织为弦的内脏弓弦力学系统。

综上所述，我们可以得出以下结论：

（1）人体的弓弦力学系统是物理学的力学成分在人体骨关节与软组织之间的具体表现形式，是人体运动系统的力学结构，它的基本单位是关节，一个关节的弓弦力学系统包括静态弓弦力学单元和动态弓弦力学单元及其辅助结构。

（2）由于人体骨关节周围软组织起止点的不同，在同一部位的骨骼上可以有一个或者多个肌肉、韧带的起止点。起于同一部位的肌肉、韧带可止于不同的骨骼，起于不同骨骼的多条肌肉、韧带等软组织也可止于同一骨骼。各部分的弓弦力学单元相互交叉，形成人体整体弓弦力学系统。

（3）脊柱弓弦力学系统对维持脊柱的生理曲度具有重要意义，脊柱前、后软组织损伤是引起脊柱生理曲度变化的始发原因。

（4）脊-肢弓弦力学系统找到了脊柱与四肢的力学传导的路径，从力学层面实现了脊柱与四肢的统一。动、静态弓弦力学单元的关系可归纳为四句话，即动中有静，静中有动，动静结合，平衡功能。

（5）弓弦力学系统组成部分的慢性损伤，必然引起弓弦组成部的受力异常。在弓弦力学系统中，应力集中的部位首先是弓弦结合部即软组织的起止点，其次是弦即软组织的行经路线，最后是弓即骨关节。这就是为什么骨关节周围的软组织损伤在临床上最为多见，其次才是软组织行经路线的损伤，最后是骨关节本身的损伤如骨质增生、创伤性关节炎、骨性关节炎等。

（6）弓弦力学系统的创立，阐明了慢性软组织损伤及骨质增生等临床疑难杂症的病理机制和疾病的病理构架，完善和补充了针刀医学基础理论，将针刀治疗从"以痛为腧"的病变点治疗提升到对疾病的病理构架治疗的高度上来。解决了针刀治疗有效率高、治愈率低的现状，为针刀治愈困扰全人类健康的慢性软组织损伤性疾病，骨质增生症提供了力学基础。

第三章

慢性内脏疾病病因病理学理论

第一节 慢性内脏疾病病因病理学理论

一、慢性内脏疾病的概述

（一）中医学对慢性内脏疾病的认识

经络学说中的督脉和足太阳膀胱经，循行于脊背正中及两侧部位。历代医学家认为督脉为"阳脉之海"，总督一身之阳气。足太阳膀胱经中五脏六腑均有腧穴走行于背部，《难经正义》记载："五脏之俞皆在背，肺俞在第三椎下，心俞在第五椎下，肝俞在第九椎下，脾俞在第十一椎下，肾俞在十四椎下，又有膈俞者，在七椎下，皆夹脊两旁，各同身寸之一寸五分，总属足太阳经也。"又注说："胃俞在十二椎间，大肠俞在十六椎间，小肠俞在十八椎之间，胆俞在十椎之间，膀胱俞在十九椎之间，三焦俞在十三椎之间。又有心包俞在四椎之间，亦俱夹脊两旁，各同身寸之一寸五分总属足太阳经也。"因而背部的督脉线可作为治疗疾病的中枢治疗线。中医学中有很多治疗内脏疾病所选用的腧穴通常都在背部。如中医的 17 对华佗夹脊穴，专用来治疗顽固的内脏疾病。根据现在的解剖学研究，这些夹脊穴都在相应椎体的横突上，这就是最早脊柱相关疾病的诊断与治疗。

（二）西医学对慢性内脏疾病的认识

西医学主要从慢性病和脊柱相关疾病去研究慢性内脏疾病。

1. 慢性内脏疾病

（1）定义　慢性内脏疾病即慢性非传染性疾病，是一类起病隐匿，病程长且病情迁延不愈，缺乏确切的传染性生物病因证据，病因复杂，且有些尚未完全被确认的疾病的概括性总称。美国疾病控制与预防中心对此病的定义是进行性的、不能自然痊愈及很少能够完全治愈的疾病。

（2）特点　一般是指不由微生物引起，而是由于生活方式、环境因素为主因所引起的疾病。通常其病因不明，潜伏期长，病理改变不可逆，需要长期治疗和指导，严重损害人类健康。

（3）分类　主要以心脑血管疾病（高血压、冠心病、脑卒中等）、糖尿病、恶性肿瘤、慢性阻塞性肺部疾病（慢性气管炎、肺气肿等）、精神异常和精神病等为代表。

除此之外，慢性内脏疾病还包括内分泌及代谢疾病，偏头痛，脊髓损伤，动脉栓塞及血栓症，哮喘，消化性溃疡，慢性肝炎，胃肠功能性障碍，慢性胆囊炎，慢性肾炎，关节炎，多发性肌炎，骨质疏松症，干眼症等疾病。其病变部位几乎涉及到全身各大系统的组织和器官。

2. 脊柱相关疾病

脊柱相关性疾病是由于脊柱区带内椎周软组织损伤、造成脊柱力学平衡失调，直接或者间接刺激和压迫周围的血管、脊髓和植物神经，引起相应的内脏器官和其他器官出现的临床症状和体征。目前已了解的慢性内脏疾病中至少有 40 多种与脊柱的平衡失调有关，涉及到循环、消化、呼吸、泌尿、生殖、内分泌、神经等多个系统。其病理特征为脊柱小关节在矢状位、冠状位和水平位上的单一或者复合错位。其临床表现错综复杂，症状体征不一致。治疗方面以物理治疗为主：如整脊、针灸、理疗、牵引、中药等均有效果，但易复发。

（三）针刀医学对慢性内脏疾病的认识

从西医学对慢性病的定义中不难看出，几乎各大系统中内脏器官的慢性疾病都归属于慢性病的范围，但各个器官疾病之间缺乏内在联系。脊柱相关疾病论认为脊柱错位造成的神经血管压迫是引起内脏疾病的常见原因之一，其中又以脊柱错位后导致植物神经的功能紊乱所造成内脏疾病最为多见。但临床上常常出现治疗的部位与植物神经的分布不相吻合，如肩部做推拿手法，腰痛好了，在胸段、腰段针灸、推拿心律失常缓解了，在骶尾部针刀治疗，针灸，手法治疗，头晕、恶心减轻了。这显然不符合植物神经的分布规律。

针刀医学在大量临床实践以及对人体组织进行重新分类的基础上提出了慢性内脏疾病的新概念。慢性内脏疾病是指内脏弓弦力学解剖系统受损所引起的内脏器官功能性或/和器质性的慢性损害后所产生的临床症候群。它的病理基础是内脏弓弦力学解剖系统力平衡失调后引起的内脏病。针刀通过松解内脏弓弦力学解剖系统弓弦结合部及弦的应力集中部的粘连、瘢痕和挛缩，使内脏恢复正常位置，内脏的功能也就得到恢复。针刀医学从力学角度出发，人体组织分为两部分。即硬组织和软组织。硬组织就是骨骼，除骨骼以外的组织都是软组织，包括了肌肉、韧带、筋膜。软组织的力学性能有其共性，那就是它们主要承受拉应力的影响。任何内脏都不是悬空的，它一定通过韧带、筋膜等软组织与骨关节连接在一起，所以，相关骨关节的移位是引起内脏移位的基础。慢性内脏疾病概念的提出，从力学角度阐明了如下几个方面的问题：首先，骨关节与内脏存在力学解剖连接；其次，骨关节疾病是引起内脏疾病的原因之一；最后，针刀等物理疗法的治疗原理是通过调节软组织的力学平衡，纠正内脏错位，从而恢复内脏的功能。

二、慢性内脏疾病的病因

人们在长期的生活工作实践过程中，逐渐发现脊柱及其周围软组织的病变可引起人体许多系统的疾病，中西医都意识到了它的存在，只是没有明确系统的论述，并将其应用到临床诊断和治疗中去。

　　针刀医学在临床研究中，将形象思维和抽象思维两种思维方法加以归纳、演绎，并将这些已总结出来的经验，又应用到实践中，加以反复验证，并通过观察中西医关于人体生理、病理的已知研究结果以及用目前知识无法解释的生理、病理现象，而提出了慢性内脏疾病的新概念。针刀医学对于慢性内脏疾病的认识将内脏疾病与人体力学解剖结构紧密结合起来，首次从力学层面去研究慢性内脏疾病发生与人体骨关节错位的内在联系，并通过内脏弓弦力学系统研究慢性内脏疾病发生发展的规律。在此基础上，应用针刀治愈了众多中西医都无法解决内脏疑难杂症。所以这一新概念不是无根之木、无源之水，它深深地扎根于现代科学的基础上，来源于中、西两大医学体系。

（一）内脏弓弦力学解剖系统

　　人类在进化过程中，为了生存，形成了类似弓箭形状的力学解剖系统。脊柱是人体的中轴线，在脊柱的矢状面上逐渐形成了一个曲线形状，这就是脊柱弓弦力学系统，也就是常说的脊柱生理曲度。脊柱弓弦力学系统由多个单关节弓弦力学解剖系统组成，由颈段、胸段、腰段、骶尾段的弓弦力学解剖系统组成脊柱弓弦力学解剖系统。脊柱弓弦力学解剖系统通过肩胛骨和髋骨与四肢弓弦力学解剖系统连接，所以脊柱骨、肩胛骨、髋骨、四肢骨为弓，通过软组织将其连接起来就形成了脊——肢弓弦力学解剖系统。内脏位于颅腔、胸腔、腹腔和盆腔内，它们通过弦即软组织（肌肉、韧带、筋膜等）与颅骨、脊柱骨、肩胛骨、髋骨连接构成内脏弓弦力学解剖系统。后者的作用是保证各内脏的正常位置，并维持各内脏的运动功能，从而保证了内脏器官的正常生理功能。

（二）内脏弓弦力学解剖系统力平衡失调是引起慢性内脏疾病的直接原因

　　通过前面章节的阐述，我们已经知道，脊柱位置的异常可导致依靠脊柱来维持自身稳定的内脏的位置发生改变，从而引起相应的慢性内脏疾病。脊柱的位置异常包括脊柱生理曲度的改变，脊柱各关节的错位。下面我们就来具体分析脊柱位置的异常是如何引起慢性内脏疾病的（图3-1）。

　　脊柱的生理曲度在数学中属于曲线的范畴。所以，它的变化也是按照数学曲率的变化规律而变化的。数学的曲率规律规定，是当一段曲线弧长一定时，这段曲线其中的任何一段曲度的变化，都是会由另外两个曲度（或以上）变化来代偿和调节。也就是说，一段曲线的曲率变小，剩下的两个（或以上）曲线的曲率会相应地增大。

　　内脏的位置也必须适应脊柱的曲度。所以当各种原因引起脊柱周围的软组织或者脊柱的损伤后，受损部位脊椎的应力平衡失调，人体就会对按照曲线的变化方式对受损脊椎进行代偿和修复，从而引起脊柱生理曲度的变化，如这种变化发生在胸段脊柱，就会导致胸廓变形，从而导致胸腔中的内脏器官（心、肺等）错位，心、肺等器官长期在异常位置，必然引起内脏功能的异常，从而引起内脏疾病的发生；同理，这种变化发生在胸腰结合部和腰段脊柱，就会牵拉膈肌，导致胸腹腔内脏器官的错位，心、胸腹腔器官长期在异常位置，

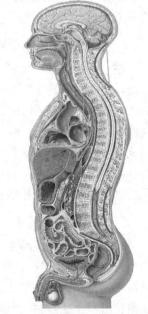

图3-1　脊柱生理曲度示意图

必然引起内脏功能的异常，从而引起内脏疾病的发生。针刀整体松解调节了脊柱周围软组织力平衡失调所形成的粘连、瘢痕和挛缩，进而纠正脊柱的错位，恢复了脊柱的生理曲度，也使错位的内脏恢复到正常位置，这样，内脏的生理功能也就恢复了正常。

比如，临床上慢性支气管炎的病人，多为驼背，除了慢性气管炎的临床表现外，在脊柱影像学上可发现颈段或胸段或腰段生理曲度发生改变，以及脊柱小关节错位的表现。这就是脊柱弓弦力学系统的变形，引起胸廓的变形，导致肺脏的弓弦力学解剖系统力平衡失调，肺不能正常扩张收缩，痰液积聚在肺及支气管中，不能排除，严重的引起肺部感染。每年都要定期定时使用抗生素，但病情越来越重，最终因为呼吸衰竭而危及生命。针刀整体松解术通过松解颈段、胸段、胸腰段弓弦结合部的软组织，调节了脊柱的生理曲度和胸廓的错位，从而使肺脏能够重新扩张，残气量减少，痰液顺利排除，为慢性支气管炎的治疗开辟了一条绿色通道，避免滥用抗生素所造成的严重后遗症，使慢性支气管炎的治愈率显著增加。

同样，其他内脏器官的慢性疾病最基本的原因也是由于各自内脏弓弦力学解剖系统力平衡失调。

综上所述，脊柱弓弦力学系统，脊-肢弓弦力学解剖系统的粘连瘢痕和挛缩导致脊柱生理曲度的变化，脊柱小关节错位，骨盆错位，随着病情发展，最终导致内脏弓弦力学解剖系统的力平衡失调，造成内脏器官的错位，从而引起慢性内脏疾病。因此，内脏弓弦力学解剖系统的力平衡失调是引起慢性内脏疾病的根本原因。

三、常见慢性内脏疾病的病理机制

内脏弓弦力学解剖系统力平衡失调后，人体通过自我代偿和自我调节，对受损的内脏弓弦力学解剖系统进行修复，在弓弦结合部（骨与软组织的附着部）产生粘连、瘢痕和挛缩，导致弦的拉应力失调，引起弓的变形，最终导致内脏错位，出现内脏功能异常的临床表现。

（一）心律失常的病理机制

在心脏的弓弦力学解剖系统中，心包是固定心脏的重要装置，心包与膈肌也是韧带连接，两者还有直接融合部分。而膈肌附着在胸骨、肋骨、脊柱上，所以，当脊柱弓弦力学解剖系统受损，首先引起弦（软组织）的应力异常，随着病情发展，最终导致弓（脊柱或者胸廓）的变形，弓的变形就会引起膈肌的拉力异常，牵拉心包，导致心脏出现单向或者多向错位，错位的心脏超过人体自身的调节和代偿限度，就会引起心脏的功能异常，其中，最常见的就是心律失常（如阵发性心律失常，心动过缓等），如果病情继续发展，必然引起心脏器质性损害。

（二）慢性支气管炎的病理机制

1. 肺脏的弓弦力学解剖系统以胸廓为弓，以连接肺腑和胸廓的软组织（肌肉、韧带、筋膜、关节囊）为弦。它的功能是保持肺脏正常位置，并完成肺脏的生理功能。胸背部软组织慢性损伤（如棘上韧带损伤、斜方肌损伤、胸大肌损伤等），引起这些软组织及周围软组织（弦）的应力异常，最终导致脊柱或者胸廓（弓）的变形，弓的变形就会引起膈肌的拉力异常，胸腔变形，驼背，影响肺的呼吸功能，并发展成为肺气肿和肺心病，牵拉心包。

2. 慢性支气管炎的病理机制过程分为三个阶段。

第一阶段慢性支气管炎的病理机制：各种原因连接胸廓软组织的损伤、通过在弓弦结合部及弦的应力集中部位出现粘连、瘢痕和挛缩进行代偿，如果超过人体的代偿和调节时，就会引起胸段脊柱曲度发生改变或者错位，进而引起胸廓的变形，导致肺腑弓弦力学解剖系统力平衡失调，使肺不能正常扩张收缩，残气量增加，痰液积聚在肺及支气管中，不能排除，严重的引起肺部感染，影响肺的正常功能。

第二阶段肺气肿的病理机制：随着慢性支气管炎病情的发展，逐渐导致肺通气、换气功能障碍。人体为了获得足够的氧气供应，就会通过膈肌收缩、增加胸段脊柱的曲度来改变胸廓的形态，以增加肺的扩张，吸进更多的氧气。这就是临床上、桶状胸形成的机制。

第三阶段肺心病的病理机制：桶状胸虽然改善了肺的通气功能，但由于胸廓由卵圆形变成了圆形，必然引起膈肌受到异常牵拉，而膈肌上面就是心包，膈肌的移位就会引起心脏移位，最终导致心脏产生功能性及器质性损害。这就是临床上肺心病形成的机制。

（三）慢性胆囊炎的病理机制

1. 肝脏、胆囊的弓弦力学解剖系统

肝脏、胆囊的弓弦力学解剖系统以脊柱、肋骨为弓，以连接肝脏、胆囊和胸廓的软组织（肌肉、韧带、筋膜、关节囊）为弦。它的功能是保持肝脏、胆囊正常位置，并完成肝脏、胆囊的生理功能。

2. 慢性胆囊炎的病理机制

西医学认为本病多发生于胆石症的基础上，先有胆石症再继发慢性胆囊炎。针刀医学研究认为，慢性胆囊炎是肝、胆弓弦力学解剖系统力平衡失调所致。从肝、胆弓弦力学解剖系统可以看出，肝、胆都不是悬空的，而是被多条韧带及结缔组织固定于脊柱及肋骨上。其中，多条韧带（如镰状韧带、冠状韧带等）都与膈肌有直接的关系。所以，肝脏的位置不是固定不变的，它会受到韧带的牵拉而发生位置变化，而韧带本身的拉力变化与其附着处骨骼的受力变化是一致的。比如，当体位变化后，会引起膈肌的变化，肝脏的位置也会随之变化。而膈肌附着在胸骨、肋骨、脊柱上。所以，当脊柱弓弦力学解剖系统受损，首先引起弦（软组织）的应力异常，随着病情发展，最终导致弓（脊柱）的变形，弓的变形就会引起膈肌的拉力异常，牵拉肝脏，导致肝脏单向或者多向错位，肝脏的错位引起胆囊的错位。人体会通过在弦（如镰状韧带、冠状韧带、肝胃韧带等）的应力集中部位形成粘连、瘢痕和挛缩来调节和代偿弦上的异常应力。这时不会出现临床表现。但由于胆囊颈狭窄而细长，先向前上方弯曲，然后急转弯向后下方成为胆囊管。所以，在胆囊颈与胆囊管之间相互延续处有一狭窄部。如果弦的异常拉力继续增加，就会引起原本胆囊颈与胆囊管狭窄处进一步狭窄，限制了胆汁的排泄。此时，人体又会启动代偿机制，通过在胆囊壁的附着处形成粘连和瘢痕，从而增加胆囊壁的厚度，加速胆汁的排泄。这就是 B 超影像上出现的显示胆囊肿大、积液、胆囊周围渗出性改变的所在。如果肝、胆的错位没有得到纠正，胆汁排泄进一步受限，胆汁中的胆固醇沉淀，就形成了胆石症。

（四）慢性盆腔炎的病理机制

1. 子宫

从子宫的弓弦力学解剖系统可以看出，子宫前有膀胱，后有直肠，子宫周围有多条韧带将子宫固定在盆腔中，并保持子宫的前倾前屈位。子宫的位置对膀胱及直肠的位置也有影响。如果固定子宫的韧带受到异常应力的牵拉，就会引起子宫的错位，导致子宫的功能异常，又由于子宫前邻膀胱，后邻直肠，子宫的错位必然会引起膀胱及直肠的错位，出现膀胱及直肠的功能异常。什么原因引起固定子宫的韧带受到异常应力呢？通过分析子宫的弓弦力学解剖系统，当由于各种原因引起骶骨或者骨盆的错位和变形，就会牵拉固定在骶骨及骨盆壁上固定子宫诸韧带的附着部，导致其应力异常出现韧带错位（图3-2）。

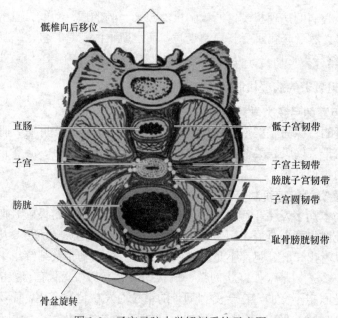

图 3-2　子宫弓弦力学解剖系统示意图

2. 慢性盆腔炎

慢性盆腔炎一直是临床上的疑难病症，发病率居高不下。西医学认为慢性盆腔炎是女性内生殖器及其周围结缔组织、盆腔腹膜的慢性炎症，严重者引起不孕。它的病因一是急性盆腔炎未能彻底治疗，二是由外生殖器的炎症向上蔓延而来，三是邻近器官的炎症或身体其他部位的感染传播引起，四是不注意经期卫生，经期下水田劳动或游泳，长期少量病菌不断侵入，久而久之就能引起慢性盆腔炎。临床表现为月经紊乱、白带增多、腰腹疼痛、尿频、尿急、尿痛、大便异常及不孕等，临床检查子宫常呈后位，活动受限或粘连固定。治疗手段上以使用抗生素治疗为主，而临床上常常发现众多的患者找不到致病的细菌和病毒。目前大部分患者处于久治不愈的局面。通过分析子宫弓弦力学解剖系统，当各种原因引起腰骶段脊柱弓弦力学解剖系统异常，会引起腰骶段脊柱或/和骨盆的错位。

从腰骶段 X 线片上可以发现腰椎生理前屈异常，或者骨盆的倾斜，表现为腰腹疼痛；

腰骶段脊柱错位或者骨盆倾斜导致固定子宫的韧带受到异常牵拉，从而导致子宫错位，使子宫不能保持在前倾前屈位，表现为月经紊乱、白带增多、不孕；而且子宫的错位又引起相邻的膀胱和直肠错位，表现为尿频、尿急、尿痛、大便异常。通过针刀整体松解腰骶段脊柱弓弦力学系统的粘连和瘢痕，恢复腰骶段脊柱弓弦力学系统及骨盆的力学平衡，消除固定子宫韧带的异常应力，使子宫、膀胱、直肠恢复正常，此病即可以短时间内治愈。

通过本节的论述，可以理解慢性软组织损伤的病理因素广泛存在于各个系统的慢性疾病中，包括慢性内脏疾病这一疑难病证。这对于认识慢性内脏疾病的本质是极为重要的。

第二节　慢性内脏疾病病因病理学理论对针刀治疗的指导作用

由于对慢性内脏疾病的病因及病理机制不清楚，目前临床上对慢性内脏疾病可选择的治疗方法非常有限，故疗效欠佳。针刀医学关于慢性内脏疾病的病因病理学理论明确了慢性内脏疾病的发生发展规律，为针刀治疗奠定了形态病理学基础。针刀治疗就是通过松解相关弓弦结合部的粘连、瘢痕，达到调节连接内脏的软组织的力学性能，恢复内脏的正常位置和功能，从而达到治疗疾病的目的。

第四章
针刀操作技术

第一节　针刀手术室的设置

针刀是一种闭合性手术，与普通手术一样，必须在无菌手术室进行，国家对手术室有严格的规定。但由于针刀是一个新生事物，投入少，疗效好，所以几乎所有专业的临床医生都有学习针刀的，有外科、骨科、内科、儿科、中医科、针灸科、推拿按摩科、神经内科、皮肤科等，还有一些医技人员。所以，大家对针刀手术的无菌观念不强，学习针刀的医生对针刀手术器械也缺乏严格的消毒，仅在消毒液中做短时间的浸泡，即重复使用，这样难以达到杀灭肝炎、HIV 等病毒的消毒效果，极容易造成伤口感染，也容易染上肝炎和 HIV 等经血液传播的疾病。

有条件的医院应建立针刀专用手术室，一般医院要开展针刀，也必须有单独的针刀手术间。手术室基本条件包括：手术区域应划分为非限制区、半限制区和限制区，区域间标志明确，手术室用房及设施要求必须符合有关规定。为了防止手术室空间存在飞沫和尘埃所带有的致病菌，应尽可能净化手术室空气。

1. 空间消毒法

（1）紫外线消毒法　多用悬吊紫外线灯管（电压 220V，波长 253.7mm，功率 30W），距离 1m 处，强度 $>70\mu w/cm^2$，每立方米空间用量大于 $115W/m^3$，照射时间大于 30 分钟。室温宜在 20～35℃，湿度小于 60%。需有消毒效果监测记录。

（2）化学气体熏蒸法

①乳酸熏蒸法　每 $100m^3$ 空间用乳酸 12ml 加等量的水，加热后所产生的气体能杀灭空气中细菌。加热后手术间要封闭 4～6 小时。

②福尔马林（甲醛）熏蒸法　用 40%甲醛 $4ml/m^3$ 加水 $2ml/m^3$ 与高锰酸钾 $2g/m^3$ 混合，通过化学反应产生气体能杀灭空气中细菌。手术间封闭 12～24 小时。

除了定期空间消毒法外，尽量限制进入手术室的人员数；手术室的工作人员必须按规定更换着装和戴口罩；患者的衣物不得带入手术室；用湿法清除室内墙地和物品的尘埃等。

2. 手术管理制度

（1）严格手术审批制度，正确掌握手术指征，大型针刀手术由中级职称以上医师决定。

（2）术前完善各项常规检查如血常规检查、尿常规检查、凝血功能检查，对中老年人应做心电图、肝肾功能检查等。

（3）手术室常用急救药品如中枢神经兴奋剂、强心剂、升压药、镇静药、止血药、阿托品、地塞米松、氨茶碱、静脉注射液、碳酸氢钠等。

（4）手术室基本器械配置应配有麻醉机、呼吸机、万能手术床、无影灯、气管插管、人工呼吸设备等。

第二节　针刀手术的无菌操作

1. 手术环境：建立针刀治疗室，室内紫外线空气消毒 60 分钟，治疗台上的床单要经常换洗、消毒，每日工作结束时，彻底洗刷地面，每周彻底大扫除 1 次。

2. 手术用品消毒：针刀、骨科锤、手套、洞巾、纱布、外固定器、穿刺针等需高压蒸气消毒。

3. 医生、护士术前必须洗手。用普通肥皂先洗 1 遍，再用洗手刷沾肥皂水交替刷洗双手，特别注意指甲缘、甲沟和指蹼。继以清水冲洗。

4. 术野皮肤充分消毒，选好治疗点，用棉棒沾紫药水在皮肤上做一记号。然后用 2%碘酒棉球在记号上按压一下使记号不致脱落，以记号为中心开始逐渐向周围 5cm 以上涂擦，不可由周围再返回中心。待碘酒干后用 75%酒精脱碘 2 次。若用 0.75%碘伏消毒皮肤可不用酒精脱碘。之后，覆盖无菌小洞巾，使进针点正对洞巾的洞口中央。

5. 手术时医生、护士应穿干净的白大衣、戴帽子和口罩，医生要戴无菌手套。若做中大型针刀手术，如关节强直的纠正、股骨头缺血性坏死、骨折畸形愈合的折骨术，则要求医生、护士均穿无菌手术衣，戴无菌手套，患者术后常规服用抗生素 3 天预防感染。

6. 术中护士递送针刀等手术用具时，均应严格按照无菌操作规程进行。不可在手术人员的背后传递针刀及其他用具。

7. 一支针刀只能在一个治疗点使用，不可在多个治疗点进行治疗，以防不同部位交叉感染。连续给不同患者做针刀治疗时，应更换无菌手套。

8. 参观针刀操作的人员不可太靠近术者或站得太高，也不可随意在室内走动，以减少污染的机会。

9. 术毕，迅速用创可贴覆盖针孔，若同一部位有多个针孔，可用无菌纱布覆盖、包扎。嘱患者 3 天内不可在施术部位擦洗。3 天后，可除去包扎。

第三节　患者的体位选择与术前麻醉

一、患者的体位选择

1. 仰卧位（图 4-1）

患者平卧于治疗床上，项部加软枕，头后仰。此体位适用于胸腹部及四肢前侧的针刀治疗。

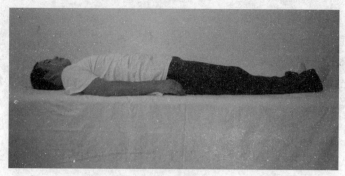

图 4-1　仰卧位

2. 侧卧位（图 4-2）

患者侧卧于治疗床上，下肢屈曲 90°。此体位适用于身体侧面的针刀治疗。

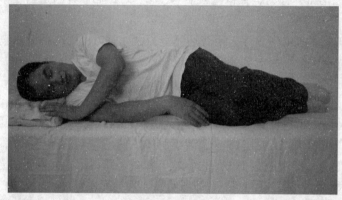

图 4-2　侧卧位

3. 俯卧位（图 4-3）

患者俯卧在治疗床上，腹部置软枕。此体位适用于身体背面脊柱区域的针刀治疗。

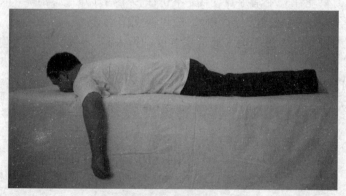

图 4-3　俯卧位

4. 坐位（图 4-4）

患者端坐于治疗床前，将患侧上肢屈曲 90° 放于治疗床上，并将前臂下置软枕。此体位适用于上肢前外侧的针刀治疗。

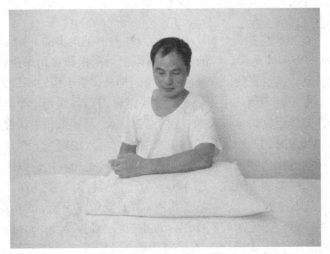

图 4-4　坐位

5. 俯卧低头位（图 4-5）

患者俯卧，胸部置软枕，头部突出于床缘，尽量收紧下颌，低头。此体位适用于颈项部位的针刀治疗。

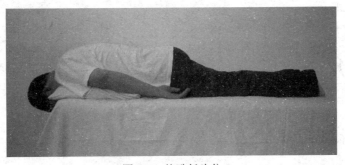

图 4-5　俯卧低头位

二、术前麻醉

常见内科疾病多选用局部浸润麻醉。由针刀手术者完成局部麻醉。选用 1%利多卡因，一次总量不超过 100mg。

第四节　常用针刀刀法

一、持针刀方法

持针刀方法正确是针刀操作准确的重要保证。针刀不同于一般的针灸针和手术刀，针刀是一种闭合性的手术器械，在人体内可以根据治疗要求随时转动方向，而且对各种疾病的治疗刺入深度都有不同的规定。因此正确的持针刀方法要求能够掌握方向，并控制刺入的深度。

以医者的右手食指和拇指捏住针刀柄，因为针刀柄是扁平的，并且和针刀刃在同一个平面内，针刀柄的方向即是刀口线的方向，所以可用拇指和食指来控制刀口线的方向。针刀柄扁平呈葫芦状，比较宽阔，方便拇、食指的捏持，便于用力将针刀刺入相应深度。中指托住针刀体，置于针刀体的中上部位。如果把针刀总体作为一个杠杆，中指就是杠杆的支点，便于针刀体根据治疗需要改变进针刀角度。无名指和小指置于施术部位的皮肤上，作为针刀体刺入时的一个支撑点，以控制针刀刺入的深度。在针刀刺入皮肤的瞬间，无名指和小指的支撑力和拇、食指的刺入力的方向是相反的，以防止针刀在刺入皮肤的瞬间，因惯性作用而刺入过深（图4-6）。另一种持针刀方法是在刺入较深部位时使用长型号针刀，其基本持针刀方法和前者相同，只是要用左手拇、食指捏紧针刀体下部。一方面起扶持作用，另一方面起控制作用，防止在右手刺入针刀时，由于针刀体过长而发生针刀体弓形变，引起方向改变（图4-7）。

以上两种是常用的持针刀方法，适用于大部分的针刀治疗。治疗特殊部位时，根据具体情况持针刀方法也应有所变化。

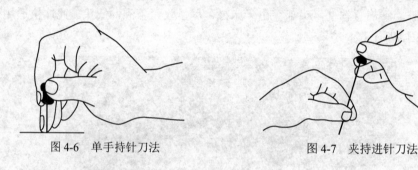

图4-6　单手持针刀法　　　　　　　　　图4-7　夹持进针刀法

二、进针刀四步规程

1. 定点
在确定病变部位和精确掌握该处的解剖结构后，在进针部位用紫药水做一记号，局部碘酒消毒后再用酒精脱碘，覆盖上无菌小洞巾。

2. 定向
使刀口线和大血管、神经及肌肉纤维走向平行，将刀口压在进针点上。

3. 加压分离
在完成第2步后，右手拇、食指捏住针柄，其余3指托住针体，稍加压力不使刺破皮肤，使进针点处形成一个长形凹陷，刀口线和重要血管、神经以及肌肉纤维走向平行。神经和血管就会被分离在刀刃两侧。

4. 刺入
当继续加压，感到一种坚硬感时，说明刀口下皮肤已被推挤到接近骨质，稍一加压，即穿过皮肤。此时进针点处凹陷基本消失，神经和血管即膨起在针体两侧，此时可根据需要施行手术方法进行治疗。

所谓四步规程，就是针刀进针时，必须遵循的4个步骤，每一步都有丰富的内容。定点就是定进针点，定点的正确与否，直接关系到治疗效果。定点是基于对病因病理的精确诊断，对进针部位解剖结构立体的微观掌握。定向是在精确掌握进针部位的解剖结构前提下，采取各种手术入路确保手术安全进行，有效地避开神经、血管和重要脏器。加压分离，是在浅层部位有效避开神经、血管的一种方法。在前3步的基础上，才能开始第4步的刺入。刺入时，以右手拇、食指捏住针刀柄，其余3指作支撑，压在进针点附近的皮肤上，防止刀锋刺入过深，而损伤深部重要神经、血管和脏器，或者深度超过病灶，损伤健康组织（图4-8）。

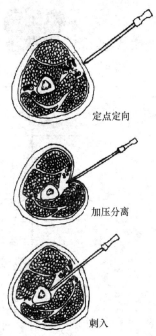

定点定向

加压分离

刺入

图4-8　针刀进针四步规程

三、常用针刀手术入路

1. 针刀入皮法

按照针刀四步进针规程，当定好点，将刀口线放好以后（刀口线和施术部位的神经血管走行方向平行，无神经血管处和肌肉纤维的走行方向平行），给刀锋加一适当压力，不使刺破皮肤，使体表形成一长形凹陷，这时刀锋下的神经、血管都被推挤在刀刃两侧，再刺入皮肤进入体内，借肌肉皮肤的弹性，肌肉和皮肤膨隆起来，长形凹陷消失，浅层的神经血管也随之膨隆在针体两侧，这一方法可有效地避开浅层的神经、血管，将针刀刺入体内。

2. 按骨突标志的手术入路

骨突标志是在人体体表都可以精确触知的骨性突起，依据这些骨性突起，除了可以给部分病变组织定位外，也是手术入路的重要参考。骨突一般都是肌肉和韧带的起止点，也是慢性软组织损伤的好发部位。

四、常用针刀刀法

1. 纵行疏通剥离法

针刀刀口线与重要神经、血管走行一致，针刀体以皮肤为圆心，刀刃端在体内做纵向的弧形运动。主要以刀刃及接近刀锋的部分刀体为作用部位。其运动距离以厘米为单位，范围根据病情而定，进刀至剥离处组织，实际上已经切开了粘连等病变组织，如果疏通阻力过大，可以沿着肌肉或肌腱等病变组织的纤维走行方向切开，则可顺利进行纵行疏通（图4-9）。

2. 横行剥离法

横行剥离法是在纵行疏通法的基础上进行的，针刀刀口线与重要神经、血管走行一致，针刀体以皮肤为圆心，刀刃端在体内做横向的弧形运动。横行剥离使粘连、瘢痕等组织在纵向松解的基础上进一步加大其松解度，其运动距离以厘米为单位，范围根据病情而定（图4-10）。

纵行疏通法与横行剥离法是针刀手术操作的最基本和最常用的刀法。临床上常将纵行疏通法与横行剥离法相结合使用，简称纵疏横剥法，纵疏横剥1次为1刀。

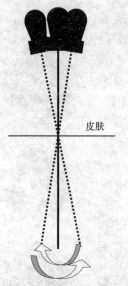

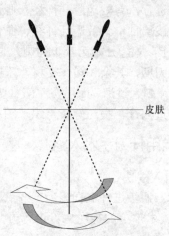

图4-9　针刀纵行疏通剥离法示意图　　　　图4-10　针刀横形剥离法示意图

3. 提插切开剥离法

针刀刀口线与重要神经、血管方向一致，刀刃到达病变部位以后，切开第1刀，然后当针刀提至病变组织外，再向下插入，切开第2刀，一般提插3～5刀为宜（图4-11）。适用于粘连面大、粘连重的病变。如切开挛缩的肌腱、韧带、关节囊等。

4. 骨面铲剥法

针刀到达骨面，刀刃沿骨面或者骨嵴切开与骨面连接的软组织的方法称为铲剥法。此法适用于骨质表面或者骨质边缘的软组织（肌肉起止点、韧带及筋膜的骨附着点）病变（图4-12）。

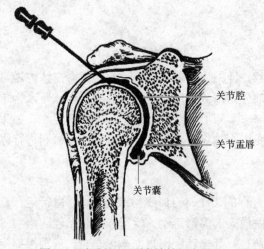

图4-11　提插切开剥离法松解肩关节

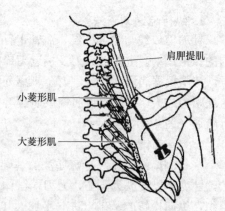

图4-12　骨面生产剥法松解肩胛提肌

5. 电生理线路接通法

适用于因电生理线路紊乱或短路引起的各种疾病。从病变的电生理线路的两端经皮刺入，让两支针刀的刀刃反复接触（务使两针刀在同一条直线上），一般选择2～3条这样的直线进行上述操作，操作完毕出针。

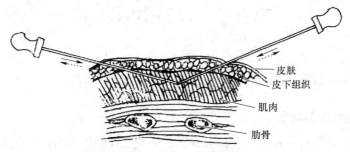

皮肤
皮下组织
肌肉
肋骨

图 4-13　针刀电生理线路接通法示意图

五、常用针刀术后手法

（一）针刀术后手法的原理

针刀手法学是以西医学的解剖学、病理学为基础，经过几十年的临床反复实践形成的精细入微、疗效可靠的一整套手法治疗学体系。针刀术后手法是针对针刀术后对残余的粘连和瘢痕进行徒手松解的治疗手段。根据网眼理论，针刀松解病变的关键点是软组织的起止点和顽固性压痛点等，针刀手法则是在针刀手术破坏整个病理构架的结点的基础上，进一步撕开局部的粘连和瘢痕。脊柱疾病常引起内脏功能障碍，针刀术后手法主要是恢复内脏的生理功能。

（二）针刀手法的 3 个标准

针刀手法要达到的 3 个标准为稳、准、巧。

1. 稳

所谓稳就是针刀医学手法的每一个操作的设计，都以安全为第一，避免因手法设计的错误，而导致后遗症和并发症（由于不遵照针刀手法规定的操作规程而造成的事故，与手法设计的本身无关），增加患者痛苦。如第 3 腰椎横突综合征针刀术后的手法设计就体现了安全第一，稳为先的原则。针刀术后，患者立于墙边，背部靠墙，医生一手托住患侧腹部令其弯腰，另一手压住患者背部。当患者弯腰至最大限度时，突然用力压背部 1 次，然后让患者作腰部过伸，既能撕开 L_3 横突的粘连、瘢痕，又不损伤附近的组织。

2. 准

所谓准就是针刀手法的每一个操作，都能够作用到病变部位，不管是间接的还是直接的，尽量避免健康组织受到力的刺激，即使为了手法操作的科学性和精确性而通过某些健康组织来传递力的作用，也不能使健康组织受到损害性的刺激。

3. 巧

所谓巧是指针刀手法要达到操作巧妙，用力轻柔的目的。从手法学上来说，巧是贯穿始终的一个主题，没有巧无法达到无损伤、无痛苦而又立竿见影的效果。怎么才能达到巧呢？巧来源于对生理、病理、解剖学的熟悉和对力学知识、几何知识的灵活运用。

第五节 针刀术后处理

一、针刀术后常规处理

（一）全身情况的观察

针刀手术后，尤其是强直性脊柱炎等严重病变的针刀手术后，应注意观察患者生命体征变化，如出现生命体征异常变化，随时通知医生，及时处理。

（二）预防感染

1. 针刀术后立即用创可贴覆盖针眼，防止针眼感染，72 小时后去除创可贴。
2. 术后用抗生素常规预防感染 3 天。

二、针刀意外情况的处理

（一）晕针刀

晕针刀是指在针刀治疗过程中或治疗后半小时左右，患者出现头昏、心慌、恶心、肢冷汗出、意识淡漠等症状的现象。西医学认为晕针多为"晕厥"现象，是由于针刀的强烈刺激使迷走神经兴奋，导致周围血管扩张、心率减慢、血压下降，从而引起脑部短暂的（或一过性）供血不足而出现的缺血反应。

晕针刀本身不会给机体带来器质性损害，如果在晕针出现早期（患者反应迟钝，表情呆滞或头晕、恶心、心慌等）及时采取应对措施，一般可避免发生严重晕针现象。据统计，在接受针刀治疗患者中，晕针的发生率为 1%～3%，男女之比约为 1:1.9。

1. 发生原因

（1）体质因素 有些患者属于过敏性体质，血管、神经功能不稳定，多有晕厥史或肌肉注射后的类似晕针史，采用针刀治疗时很容易出现晕针现象。

在饥饿、过度疲劳、大汗、泄泻、大出血后，患者正气明显不足，此时接受针刀治疗亦容易导致晕针。

（2）精神因素 恐惧、精神过于紧张是不可忽视的原因。特别是对针刀不了解，怕针的患者。对针刀治疗过程中出现的正常针感（酸、胀、痛）和发出的响声，如针刀在骨面剥离的"嚓嚓"声，切割硬结的"咯吱、咯吱"声，切割筋膜的"嘣、嘣"声往往使患者情绪紧张加剧。

（3）体位因素 正坐位、俯坐位、仰靠坐位等体位下针刀治疗时，晕针发生率较高。卧位治疗时晕针发生率较低。

（4）刺激部位在肩背部、四肢末端部位治疗时，针刀剥离刺激量大，针感强，易出现晕针。

（5）环境因素 严冬酷暑，天气变化、气压明显降低时，针刀治疗易致晕针。

2. 临床表现

（1）轻度晕针　轻微头痛、头晕、上腹及全身不适、胸闷、泛恶、精神倦怠、打呵欠、站起时有些摇晃或有短暂意识丧失。

（2）重度晕针　突然昏厥或摔倒，面色苍白，大汗淋漓，四肢厥冷，口唇乌紫，双目上视，大小便失禁，脉细微。

通过正确处理，患者精神渐渐恢复，可觉周身乏力，甚至有虚脱感，头部不适，反应迟钝，口干，轻微恶心。

3. 处理方法

（1）立即停止治疗，将未起的针刀一并迅速拔出，用创可贴保护针孔。

（2）扶患者去枕平卧，抬高双下肢，松开衣带，盖上薄被，打开门窗。

（3）症轻者静卧片刻，或给予温开水送服即可恢复。

（4）症重者，在上述处理的基础上，点按或针刺人中、合谷、内关穴。必要时，温灸关元、气海，一般2～3分钟即可恢复。

（5）如果上述处理仍不能使患者苏醒，应给予吸氧或做人工呼吸、静脉推注50%葡萄糖10ml或采取其他急救措施。

4. 预防

（1）初次接受针刀治疗的患者要先做好解释工作，打消其顾虑。

（2）选择舒适持久的体位，一般都可采取卧位治疗。

（3）治疗前应询问病史、既往史，对有晕针史的患者及心脏病、高血压病患者，治疗时应格外注意。

（4）选择治疗点要精、少，操作手法要稳、准、轻、巧。

（5）患者在大饥、大饱、大醉、大渴、疲劳、过度紧张、大病初愈或天气恶劣时，暂不宜做针刀治疗。

（6）对个别痛觉敏感部位，如手、足部、膝关节部或操作起来较复杂、较费时间的部位，可根据情况用0.5%～1%利多卡因局麻。必要时也可配合全麻、硬膜外麻醉等。

（7）对体质较弱、术中反应强烈、术后又感疲乏者，应让患者在候诊室休息15～30分钟，待恢复正常后再离开，以防患者在外面突然晕倒。

（二）断针刀

在针刀手术操作过程中，针刀突然折断没入皮下或深部组织里，是较常见的针刀意外之一。

1. 发生原因

（1）针具质量不好，韧性较差。

（2）针刀反复多次使用，在应力集中处也易发生疲劳性断裂。针刀操作中借用杠杆原理，以中指或环指做支点，手指接触针刀处是针刀体受剪力最大的部位，也是用力过猛容易造成弯针的部位，所以也是断针易发部位，而此处多露在皮肤之外。

（3）长期使用消毒液造成针身有腐蚀锈损，或因长期放置而发生氧化反应，致使针刀体生锈，或术后不及时清洁刀具，针刀体上附有血迹而发生锈蚀，操作前又疏于检查。

（4）患者精神过于紧张，肌肉强烈收缩，或针刀松解时针感过于强烈。患者不能耐受而突然大幅度改变体位。

（5）发生滞针 针刀插入骨间隙，刺入较硬较大的变性软组织中，治疗部位肌肉紧张痉挛时，仍强行大幅度摆动针刀体或猛拔强抽。

2. 临床现象

针刀体折断，残端留在患者体内，或部分针刀体露在皮肤外面，或全部残端陷没在皮肤、肌肉之内。

3. 处理方法

（1）术者一定要保持冷静，切勿惊慌失措。嘱患者不要紧张，切勿乱动或暂时不要告诉患者针断体内。保持原来体位，以免使针刀体残端向肌肉深层陷入。

（2）若断端尚留在皮肤之外一部位，应迅速用手指捏紧慢慢拔出。

（3）若残端与皮肤相平或稍低，但仍能看到残端时，可用左手拇、食指下压针孔两侧皮肤，使断端突出皮外，然后用手指或镊子夹持断端拔出体外。

（4）针刀断端完全没入皮肤下面，若断端下面是坚硬的骨面，可从针孔两侧用力下压，借骨面做底将断端顶出皮肤。或断端下面是软组织，可用手指将该部捏住将断端向上托出。

（5）若针刀断在腰部，因肌肉较丰厚，深部又是肾脏，加压易造成断端移位而损伤内脏。若能确定断针位置，应迅速用左手绷紧皮肤，用 2% 利多卡因在断端体表投影点注射 0.5cm 左右大小的皮丘及深部局麻。手术刀切开 0.5cm 小口，用刀尖轻拨断端，断针多可自切口露出。若断针依然不外露，可用小镊子探入皮肤内夹出。

（6）若断针部分很短，埋入人体深部，在体表无法触及和感知，必须采用外科手术探查取出。手术宜就地进行，不宜搬动移位。必要时，可借助 X 线照射定位。

4. 预防

（1）术前要认真检查针具有无锈蚀、裂纹，左手垫小纱布捋一下针刀体，并捏住针刀体摆动一下试验其钢性和韧性。不合格的针刀不宜使用。

（2）术前应叮嘱患者，针刀操作时绝不可随意改变体位，尽量采取舒适耐久的姿势。

（3）针刀刺入深部或骨关节内治疗应避免用力过猛，操作时如阻力过大时，绝不可强力摆动。滞针、弯针时，也不可强行拔针。

（4）医者应熟练手法，常练指力，掌握用针技巧，做到操作手法稳、准、轻、巧。

（5）术后应立即仔细清洁针刀，洗去血污等，除去不合格针刀，一般情况下针刀使用两年应报废。

（三）出血

针刀刺入体内寻找病变部位，切割、剥离病变组织，而细小的毛细血管无处不在，出血是不可避免的。但刺破大血管或较大血管引起大出血或造成深部血肿的现象屡见不鲜，不能不引起临床工作者的高度重视。

1. 发生原因

（1）对施术部位血管分布情况了解不够，或对血管分布情况的个体差异估计不足而盲目下刀。

（2）在血管比较丰富的地方施术不按四步进针规程操作，也不问患者感受，强行操作，一味追求快。

（3）血管本身病变，如动脉硬化使血管壁弹性下降，壁内因附着粥样硬化物而致肌层受到破坏，管壁变脆，受到突然的刺激容易破裂。

（4）血液本身病变，如有些患者血小板减少，凝血时间延长，血管破裂后，出血不易停止。凝血功能障碍（如缺少凝血因子）的患者，一旦出血，常规止血方法难以遏制。

（5）某些肌肉丰厚处，深部血管刺破后不易发现，针刀术后又行手法治疗或在针孔处再行拔罐，造成血肿或较大量出血。

2. 临床表现

（1）表浅血管损伤　针刀起出，针孔迅速涌出色泽鲜红的血液，多为刺中浅部较小动脉血管。若是刺中浅部小静脉血管，针孔溢出的血多是紫红色且发黑、发暗。有的血液不流出针刀孔而瘀积在皮下形成青色瘀斑，或局部肿胀，活动时疼痛。

（2）肌层血管损伤　针刀治疗刺伤四肢深层的血管后多造成血肿。损伤较严重，血管较大者，则出血量也会较大，使血肿非常明显，致局部神经、组织受压而引起症状，可表现局部疼痛、麻木，活动受限。

（3）大血管破裂出血　由于不熟悉脊柱解剖，或者不知道针刀的刀口线方向，可能切断血管，引起严重的医疗事故。

3. 处理方法

（1）表浅血管出血　用消毒干棉球压迫止血。手足、头面、后枕部等小血管丰富处，针刀松解后，无论出血与否，都应常规按压针孔 1 分钟。若少量出血导致皮下青紫瘀斑者，不必特殊处理，一般可自行消退。

（2）较深部位血肿　局部肿胀疼痛明显或仍继续加重，可先做局部冷敷止血或肌注止血敏。24 小时后，局部热敷、理疗、按摩、外擦活血化瘀药物等以加速瘀血的消退和吸收。

（3）肩部大血管破裂出血　需立即进行外科手术探查。若出现休克，则先做抗休克治疗。

4. 预防

（1）熟练掌握治疗局部精细、立体的解剖知识。弄清周围血管运行的确切位置及体表投影。

（2）严格按照四步进针规程操作，施术过程中密切观察患者反应。认真体会针下感觉，若针下有弹性阻力感，患者有身体抖动、避让反应，并诉针下刺痛，应将针刀稍提起、略改变一下进针方向再刺入。

（3）术前应耐心询问病情，了解患者出凝血情况。若是女性，应询问是否在月经期，平素月经量是否较多。有无血小板减少症、血友病等，必要时，先做出凝血时间检验。

（4）术中操作切忌粗暴，应中病则止。若手术部位在骨面，松解时针刀刀刃应避免离开骨面，更不可大幅度提插。值得说明的是针刀松解部位少量的渗血有利于病变组织修复的，它既可以营养被松解的病变组织，又可以调节治疗部位生理化学的平衡，同时又可改善局部血液循环状态等。

（四）周围神经损伤

临床上治疗时，针刀多在神经、血管周围进行操作，如对各种神经卡压综合征的治疗。但因在针刀技术培训时，已经特别强调针刀治疗的基础是精细、立体、动态的解剖知识，针刀临床医生对神经的分布、走向等情况一般都掌握较好，所以针刀损伤周围神经的案例并不很多。只有少数因针刀操作不规范，术后手法过于粗暴而出现神经损伤的，大多数也只引起强烈的刺激反应，遗留后遗症者极少。

1. 发生原因

（1）解剖知识不全面，立体概念差，没有充分考虑人体生理变异。

（2）手术部位采用局麻，特别是在肌肉丰厚处，如在腰、臀部治疗时针刀刺中神经干，患者没有避让反应或避让反应不明显而被忽视。

（3）盲目追求快针，强刺激，采用重手法操作而致损伤。

（4）针刀术后，用手法矫形时过于粗暴，夹板固定太紧、时间太久。尤其是在全麻或腰麻情况下，针刀、手法操作易造成损伤，如关节强直的矫形。

2. 临床表现

（1）在针刀进针、松解过程中，突然有触电感，或出现沿外周神经向末梢或逆行向上放射的一种麻木感。若有损伤，多在术后1日左右出现异常反应。

（2）轻者可无其他症状，较重者可同时伴有该神经支配区内的麻木、疼痛、温度觉改变或功能障碍。

①正中神经损伤　表现为手握力减弱，拇指不能对指对掌；拇、食指处于伸直位，不能屈曲，中指屈曲受限；后期大鱼际肌及前臂屈肌萎缩，呈猿手畸形；手掌桡侧半皮肤感觉缺失。

②尺神经损伤　表现为拇指处于外展位，不能内收；呈爪状畸形，环、小指最明显；手掌尺侧半皮肤感觉缺失；骨间肌，小鱼际肌萎缩；手指内收、外展受限，夹纸试验阳性；Forment试验阳性，拇内收肌麻痹。

③桡神经损伤　表现为腕下垂，腕关节不能背伸；拇指不能外展，拇指间关节不能伸直或过伸；掌指关节不能伸直；手背桡侧皮肤感觉减退或缺失；高位损伤时肘关节不能伸直；前臂外侧及上臂后侧的伸肌群及肱桡肌萎缩。

④腋神经损伤　表现为肩关节不能外展；肩三角肌麻痹和萎缩；肩外侧感觉缺失。

⑤肌皮神经损伤　表现为不能用二头肌屈肘，前臂不能旋后；二头肌腱反射丧失，屈肌萎缩；前臂桡侧感觉缺失。

3. 处理方法

（1）出现神经刺激损伤现象，应立即停止针刀操作。若患者疼痛、麻木明显，可局部先行以麻药、类固醇类药、维生素B族药等配伍封闭。

（2）24小时后，给予热敷、理疗、口服中药，按照神经分布区行针灸治疗。

（3）局部轻揉按摩，在医生指导下加强功能锻炼。

（4）对保守治疗无效的患者，应作开放手术探查。

4. 预防

（1）严格按照四步进针规程操作。尤其要确定刀口线与重要神经血管方向一致。病变部位较深者，治疗时宜摸索进针，若刺中条索状坚韧组织，患者有触电感沿神经分布路线放射时，应迅速提起针刀，稍移动针刀位置后再进针。

（2）在神经干或其主要分支循行路线上治疗时，不宜针刀术后向手术部位注射药物，如普鲁卡因、氢化考的松、酒精等，否则可能导致周围神经损害。

（3）术前要检查针具是否带钩、毛糙、卷刃，如发现有上述情况应立即更换。

（4）术后手法治疗一定不要粗暴，特别是在腰麻或全麻下手法矫形，患者没有应有的避让反应等，最易造成损伤。

（5）针刀操作时忌大幅度提插。但需注意的是，刺伤神经出现的反应与刺中经络引起的循经感传现象有着明显的区别，不可混淆。刺伤神经出现的反应是沿神经分布线路放射，有触电感。其传导速度异常迅速，并伴有麻木感。刺中经络或松解神经周围变性软组织时，患者的感觉则是酸胀、沉重感，偶尔也有麻酥酥感，其传导线路是沿经络线路，其传导速度缓慢，术后有舒适感。

第五章
常见内科疾病体格检查方法

第一节 呼吸系统疾病体格检查

一、慢性支气管炎体格检查

1. 视诊

早期体征不明显，肺气肿加重时呼吸活动减弱，出现桶状胸。

2. 触诊

触诊语颤减弱或消失。用拇指触压 T_3 上、下、左、右可见压痛，软组织可见结节和条索。

3. 叩诊

呈过清音，心浊音界缩小或不易叩出，肺下界和肝浊音界下降。

4. 听诊

听诊心音遥远，呼吸音普遍减弱，呼气延长，并发感染时肺部可有湿啰音。

二、支气管哮喘体格检查

（一）一般体格检查

哮喘发作，尤其是急性发作时，可发现患者呼吸增快或张口端坐呼吸，汗多，严重时可出现口唇和手指发绀等。

重症哮喘患者，呼吸窘迫更明显，张口呼吸、端坐呼吸、呼气相颈静脉怒张、呼吸辅助肌收缩加强，出现三凹征。患者更显疲乏，语不连贯，多汗，呼吸心率频数，并可出现奇脉。呼吸≥25 次/分，心率≥110 次/分，奇脉为重症哮喘的指征。危重患者常表现淡漠、意识恍惚或昏迷，呼吸浅快无力，发绀，心动过缓。

（二）肺部的四诊

1. 视诊

呼气性呼吸困难，重者端坐呼吸，紫绀。双侧胸廓饱满和呼吸动度减弱。

2. 触诊

气管居中，呼吸动度和语颤减弱。

3. 叩诊

呈过清音（发作时），肺下界下移，肺下界移动度减弱。

4. 听诊

双肺满布哮鸣音，呼气音延长，听觉语音减弱。有时可有水泡音。

第二节 心血管系统疾病体格检查

一、心律失常的体格检查

心律失常的体格检查主要通过心脏听诊了解心率、节律与心音的特点，结合颈静脉及桡动脉波动情况，有助于心律失常的判断。除常规体检外，更应注意以下几方面：

1. 触脉搏

首先是触桡动脉搏动情况，以了解是否规整及快慢速度，有无特征性脉搏（应以颈动脉作为评估对象），并应注意脉搏的对称性。

2. 心脏四诊检查

（1）望诊　对于形体较瘦、中等身材的人，可于平卧时视到隐现的心尖搏动。但胸廓畸形（包括胸部凹陷、扁平胸、直背综合征——胸脊柱背曲消失）可压迫心脏，使心尖搏动侧移，给人以心脏扩大的假象。心脏扩大或主动脉瘤可出现胸壁可见性搏动。

（2）触诊　心尖搏动的部位。正常时，心尖搏动在锁骨中线与第 5 肋间交点下内侧位可触及，如在外侧位触及，通常表示心脏扩大。

（3）视诊　虽然心脏浊音区可为心脏大小提供一个粗略的估计，但心尖搏动的位置和 χ 线胸片可提供更准确的信息。

（4）听诊　应依次对心尖部、胸骨角的左下、左上和右上部听诊，这些部位分别相当于二尖瓣、三尖瓣、肺动脉瓣和主动脉瓣听诊，并依次听诊第一心音和第二心音，以及收缩与舒张期音，排除异常的心音。

3. 其他体检

一般体查（全身状况）以及有无水肿、紫绀（周围性紫绀及中心性紫绀）、皮肤温度、杵状指与杵状趾、动脉搏动与血压。

二、阵发性心动过速体格检查

阵发性心动过速分为阵发性室上性和室性心动过速。体格检查时室上性与室性阵发性心动过速的共同特征是心率快而基本规则，心率大多在每分钟 160～200 次之间。不同的是室上性阵发性心动过速的心律绝对规则，但伴有房室传导阻滞时心率可仅略增快且律不规则。兴奋迷走神经的措施常能中止发作，第一心音强度不变；而室性阵发性心动过速的心律可略不规则，兴奋迷走神经常不能中止发作，心尖区第一心音强度可有轻微不等。同时发作时休克或心力衰竭的表现更为显著。

其听诊特点如下：

1. 阵发性室上性心动过速

听诊时第一心音强度完全一致，发作时心率较固定而规则等均为本病的特征。发作时心率往往超出一般窦性范围，为160～300次/分钟，多数＞200次/分钟，一次发作可持续数秒至数日。发作停止时心率突然减慢，恢复正常。

2. 阵发性室性心动过速

体检发现心率增快，常＞150次/分钟，节律整齐，心音可有强弱不等现象。

三、窦性心过缓体格检查

窦性心动过缓体格检查时可发现心尖搏动无力，心率一般在50次/分钟左右，偶可＜40次/分钟，尤其是夜间。正常的颈静脉收缩期陷凹仍然存在；在舒张期间歇时，不能发现颈静脉搏动。听诊时心音低钝。脉诊现缓脉。

其听诊特点具体如下：

1. 心室率在45～60次/分以下（儿童在80次/分以下，婴儿在100次/分以下）。
2. 心律规则，但可随呼吸而略有变动。
3. 第一心音略减轻，伴有一度房室传导阻滞则明显减轻，并可听到心房音。
4. 刺激迷走神经时心率更慢，运动时则更快。

第三节　消化系统疾病体格检查

一、慢性胃炎体格检查

慢性胃炎进行体格检查时，体征一般不明显，可有胃脘部轻度压痛，但范围局限，腹壁一般柔软。出现贫血者，可见唇甲苍白。胃体胃炎严重者可有舌炎、贫血、消瘦和营养不良等。伴恶性贫血者可出现脊髓后索及侧索变性，表现为肢体无力、深感觉减退或消失、共济失调，锥体束征阳性等。

二、消化性溃疡体格检查

在没有合并症的溃疡病病人，体格检查除上腹部可有局部的压痛外，常无明显的异常发现。虽然如此，对溃疡病病人仍应作全面、系统的体格检查。原因如下：①可了解患者的精神状态，性格情况，情绪的好坏，对疾病的认识等；②可以发现某些疾病其溃疡病发病率很高，如肺气肿、肺心病、肝硬化、甲状旁腺功能亢进，类风湿性关节炎，胃泌素瘤；③可发现溃疡病对机体的影响，如失血性贫血、消瘦、维生素缺乏等。④可发现溃疡病合并或继发病的线索，如舌苔厚腻可能合并胃炎、左锁骨上淋巴结肿大可能为胃溃疡恶变后的淋巴结转移等。

（一）一般检查

应注意患者的营养状况、精神状态，有无贫血、黄疸、紫绀，有无淋巴结肿大等。

（二）胸部检查

应注意有无肺气肿、肺心病的体征．其他心脏病体征。注意心率、心律及血压的情况。

（三）腹部检查

腹部检查对溃疡病的诊断，特别是对溃疡病合并症的诊断有一定的帮助。

1. 视诊

在无合并症的溃疡病，无异常所见。

（1）腹部凹陷　全腹部凹陷见于严重消瘦，急性溃疡病穿孔的早期，可呈现所谓舟状腹。局部凹陷，可见于溃疡病手术后腹壁瘢痕所致。

（2）腹部隆起　全腹隆起可见于急性溃疡病穿孔的晚期，发生肠麻痹后。局限性隆起，见于幽门梗阻引起的胃扩张。

（3）胃型及胃蠕动波　在体型消瘦而且腹壁很薄的正常人，在上腹部可见到蠕动波。幽门梗阻后，胃蠕动增强，随着胃蠕动波的出现也可看到胃的轮廓即胃型。

（4）呼吸运动　在正常情况下，腹壁随呼吸运动而起伏。在溃疡病急性穿孔时，呼吸运动即消失。

2. 触诊　腹部触诊对腹部疾病的诊断是一种重要的检查方法，对溃疡病也同样如此。

（1）压痛　在活动性溃疡病病人中，38%～90%的病人上腹部有压痛。压痛有两种：①内脏性压痛，当直接压迫活动溃疡的龛影时出现，这种压痛可一直持续到龛影愈合。压痛点可随着体位的改变，龛影的位置变化，也随之改变。如果溃疡与附近的组织有粘连，则因龛影不移动，故压痛点也固定。②反射性压痛伴有肌肉紧张，此见于局限性溃疡穿透，或溃疡很深已达浆膜。这种情况的压痛点固定不变，并伴有腹肌的局限性紧张。在活动性溃疡其压痛常很局限，其范围在 2～8cm。可为深压痛，也可为浅压痛并伴有皮肤的痛觉过敏。在触到浅在压痛时，应注意压痛是由于腹腔内脏器病变还是腹壁病变所致。在溃疡的活动期，可出现一些特殊的压痛点如 Boas 压痛点、小野寺臀部压痛点、Puglisi-Allegra 压痛点等。

1）Boas 压痛点：位于 $T_{10～12}$ 棘突的左侧或右侧，Bockus 发现压痛点的位置较高，在 $T_{6～10}$ 之间。Noble 及 Judovick 认为压痛点为 $T_{6～7}$。

2）小野寺臀部压痛点在右侧髂前上嵴凹陷处，压之疼痛放射达足跟处。

3）Puglisi-Allegra 压痛点位于胸骨旁线与肋弓交界处。胃或十二指肠溃疡与周围脏器有粘连时，可出现 Leotta 征。在病人平卧时，检查者用手从右上腹垂直向下按压，或从右侧腹部向腹中线按压，病人感觉有牵涉痛。

（2）反跳痛　发现有反跳痛，表明腹膜有炎症，在血腹也可出现。

（3）腹部肿物　在溃疡病病人触到右上腹肿物时，可能由于溃疡的局限性穿透或胃溃疡癌变。

（4）肌肉紧张　当溃疡穿孔后，可引起明显的肌肉紧张出现所谓板状腹。但局限肌肉紧张，尤其是轻度肌肉紧张，不一定是溃疡穿孔所致，可能由于通过 Mackenzie 内脏皮肤反射所致。

（5）波动感　此见于腹腔内有大量的积液时，但在幽门梗阻时，乃因大量液体积聚于胃内所致。

3. 叩诊

在溃疡穿孔时，因胃内气体进入腹腔，而出现肠浊音界消失。在腹膜炎时，可发现有移动性浊音。

4. 听诊

（1）肠鸣音　在溃疡穿孔时，肠鸣音减弱或消失。

（2）振水音　在幽门梗阻时，因胃内存留大量的液体及气体而出现振水音。

三、慢性溃疡性结肠炎体格检查

慢性溃疡性结肠炎患者进行体格检查时尤以腹部的触诊为主。轻中度者仅有左下腹部轻度压痛，重者可有明显的压痛、鼓肠，若出现中毒性巨结肠、肠穿孔等并发症，则有腹肌紧张、压痛、反跳痛、肠鸣音减弱等症状。

四、贲门失弛缓症体格检查

贲门失弛缓症患者进行体格检查以腹部为主，部分可出现上腹部轻度压痛。体格检查以下列检查为主：

1. 淋巴结检查

左锁骨上窝无肿大淋巴结。

2. 腹部检查

除部分患者可有上腹部轻压痛，一般无其他体征。

3. 吞咽时间

吞咽时间延长，可置一听诊器于剑突处，嘱患者饮水 1 杯，计算从吞咽到听及水进入胃囊的声音。正常人为 10 秒以内。

此外，采取挺胸、举手高于头部或站立的姿势时，可使患者食管内压增加，患者感到的食管内有食物进入胃的这一感觉增强。

五、慢性腹泻体格检查

慢性腹泻患者的体格检查虽难以提供特异性的诊断依据，但是进行全面系统的体格检查可为诊断提供重要线索。淋巴结肿大、多发性关节炎可见于肠源性脂肪代谢障碍（惠普尔病（Whipple's disease））。口腔溃疡、结节性多形性红斑、虹膜炎等常见炎症性肠病。毛细血管扩张和阵发性皮肤潮红可见于类癌综合征。腹水见于肝硬化、腹腔结核和腹腔转移癌等。腹部包块提示腹腔恶性肿瘤、增殖型腹腔结核、克罗恩病、血吸虫性肉芽肿等。肛周病变和腹部瘘管见于克罗恩病。肛诊检查触及硬而固定的肿块，指套染有血迹，常提示有直肠癌。

六、便秘体格检查

1. 全身情况

长期便秘者往往有精神、食欲不振、营养不良、佝偻病等体征。

2. 腹部查体

注意腹部阳性体征的检查，如腹胀情况，是否对称，有无包块及压痛，肠鸣音是否存在、是否异常等。

3. 肛周及直肠指检

肛周及直肠指检非常有必要。要注意会阴部、肛周是否有皮肤感染、尿布疹，有无肛裂等。必要时进行肛门指检，了解有无肛门狭窄、巨结肠以及粪块梗阻等。

第四节　其他常见内科疾病体格检查

一、中风后遗症体格检查

对中风患者进行体格检查时，整个体格检查的过程由上至下，避免过多变换患者体位，以免患者劳累。通过选取不同的检查体位，进行相应的体格检查。

1. 取平卧位

（1）测量患者呼吸、脉搏等一般生命体征。

（2）听诊呼吸音：听诊时，至少应听诊两个呼吸音，分别在锁骨中线、腋前线、腋中线处听取呼吸音。同时观察胸廓运动。

（3）腹部触诊：由左至右，顺时针按压，四指并拢，检查有无压痛、反跳痛等。进行腹壁反射检查。

（4）肌力测试：肌肉肌力检查方法是嘱被检查者依次作上下肢各关节屈伸运动，同时检查者给予适当阻力，以发现肌力是否正常、减退或瘫痪。

（5）深浅反射：

①跟腱反射　嘱患者仰卧，髋及膝关节稍屈曲，下肢取外旋外展位，检查者用左手托患者足掌，使足呈过伸位，然后以叩诊锤叩击跟腱。正常反应为腓肠肌收缩，足向跖面屈曲。如卧位不能测出时，可嘱患者跪于椅面上，双足自然下垂，然后轻叩跟腱，反应同前。反射中枢在骶1～骶2节。

②角膜反射　膜反射检查时嘱被检查者向内上方注视，检查者用细棉签毛由角膜外缘轻触病人的角膜。正常时可见被检查者眼睑迅速闭合，称为直接角膜反射。反射弧为刺激经三叉神经眼支传至脑桥，再传至面神经核支配眼轮匝肌作出反应。如刺激一侧角膜，对侧也出现眼睑闭合反应，称为间接角膜反射。直接与间接角膜反射皆消失见于患侧三叉神经病变（传入障碍）。直接反射消失，间接反射存在，见于患侧面神经瘫痪（传出障碍）。角膜反射完全消失见于深昏迷患者。

③腹壁反射　嘱被检者平卧、屈膝，用竹签等分别在上腹，中腹，下腹滑动，观察局部腹肌收缩情况。对有颅内病变的患者如偏瘫患者等，由于中枢神经受损，会发生一侧反射减弱或者消失（图5-1）。

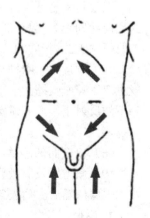

图 5-1　腹壁反射

（6）病理反射：①巴彬斯基征（Babinski 征）；②查多克征（Chaddock 征）；③奥本海姆征（Oppenheim 征）；④戈登征（Gordon 征）；⑤颈项强直；⑥布鲁金斯基征（Brudzinski 征）；⑦直腿抬高试验（Lasegue 征）；⑧加强试验（Braqard 征）。

详见本节糖尿病部分内容。

（7）皮肤情况；压疮及跌倒评分。

2. 坐位

（1）观察：眼裂是否对称，是否有眼睑下垂、斜视；额纹、鼻唇沟、嘴角是否对称；皱眉、鼓腮示齿、吹哨；是否垂肩、斜颈及形体情况。

通过对患者面部进行观察，可以初步判断患者面瘫的类型。周围性面瘫患者，眼裂上下表情肌均瘫痪；中枢性面瘫，眼裂以下表情肌瘫痪。

（2）视觉：视力、视野及眼球运动；辐辏反应；瞳孔大小、直接对光反射、间接对光反射、角膜反射。

（3）嗅觉：需堵住一边鼻孔，将气体扇向被检者，避免选择过分刺激的气体，以生活中常闻过的为最佳。

（4）味觉：分别检查前 2/3 和后 1/3 舌体，检查好一处需漱口后继续检查，二者检查方法相同。

患者伸舌后，用棉签蘸少许食糖/盐/醋/奎宁液轻涂舌前一侧，嘱患者不能讲话、缩舌、吞咽，用手在纸上写出所尝到的味道甜、咸、酸、苦，每试一种溶液后需温水漱口。

面神经受损者，则前 2/3 舌体味觉异常；舌咽神经受损者，后 1/3 舌体味觉异常。

（5）听觉及听力：常用耳语、音叉检查，声音由远到近。测量被检者单耳听到的声音的距离，再与另侧耳或检查者组比较。

（6）观察悬雍垂是否居中，检查咽反射；舌质、舌苔、伸舌有无偏斜、震颤，舌体有无萎缩。

咽反射：用压舌板轻触咽后壁，正常时引起恶心反射（咽肌收缩）。反射中枢在延髓。有神经损害者则反射迟钝或消失。

（7）颞肌及咀嚼肌检查、下颌反射：

①颞肌及咀嚼肌检查 咀嚼肌检查颞肌、咬肌等咀嚼肌群的收缩力，触压其有否疼痛，观察其两侧是否对称、协调。在口内可按咀嚼肌的解剖部位，扣触颞肌前份（下颌升支前缘向上）、翼外肌下头（上颌结节后上方）和翼内肌下部（下颌磨牙舌侧的后下方及下颌支的内侧面），进行左右比较，检查有否压痛等异常。

②下颌反射 嘱被检者半张口，以一指指腹垫于下颌中部，以叩诊锤叩击指腹。如发生双侧咬肌收缩，下颌闭合，称为下颌反射亢进；双侧咬肌不收缩，下颌不闭合，称为下颌反射正常。下颌反射亢进说明支配舌咽神经的双侧皮质脑干束损伤，多见于假性球麻痹。

（8）检查面部感觉，两侧对比检查，由上至下。

（9）斜方肌及胸锁乳突肌检查：观察病人的胸锁乳突肌和斜方肌有无萎缩，有无斜颈和垂肩；然后令病人耸肩、转头以了解其对抗力。

3. 站位

观察被检者步态及共济运动。

（1）步态　偏瘫患者可出现偏瘫步态（又称划圈步态）。因偏瘫侧肢体痉挛性瘫痪，患者行走时患侧上肢（包括指、腕、肘关节）屈曲、内收及旋前；下肢以髋关节为中心，膝部伸直，足跖屈而内翻，为避免脚尖拖地，行走时下肢先外展、后内收，如同画半圆弧线行走，见于偏瘫后遗症（图5-2）。

（2）共济运动

①指鼻试验　嘱被检者前臂伸直、外旋，以食指触碰自己鼻尖，先慢后快，先睁眼、后闭眼重复进行，观察是否准确，双侧分别检查。小脑半球病变出现同侧指鼻不准；如睁眼时指鼻准确，闭眼时出现障碍则为感觉性共济失调。

②轮替试验　被检者伸直手掌并以前臂做快速旋前、旋后动作，或一手用手掌、手背连续交替拍打对侧手掌，共济失调者动作缓慢、不协调。

③跟-膝-胫试验　被检者仰卧，先抬起一侧下肢，然后将足跟放在对侧膝盖上，并沿胫骨前缘徐徐向下推移直达

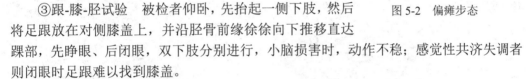

图5-2　偏瘫步态

踝部，先睁眼、后闭眼，双下肢分别进行，小脑损害时，动作不稳；感觉性共济失调者则闭眼时足跟难以找到膝盖。

④闭目难立征（Romberg 征）　被检者双足平行靠拢直立，双上肢向前平伸，先睁眼后闭眼，观察其姿势平衡。感觉性共济失调时，睁眼站立稳，闭目时不稳，称为 Romberg 征阳性，为后索病变；小脑性共济失调时无论睁眼闭眼均站立不稳，闭眼更明显，为小脑病变。

二、甲状腺功能亢进症体格检查

（一）甲状腺的体格检查

甲状腺位于甲状软骨下方和两侧（图5-3），表面光滑柔软，看不见也不易触及，做吞咽动作时可随吞咽动作上下移动，以此可与颈前其他肿块鉴别。若能看见或触到甲状腺，则为甲状腺肿大。

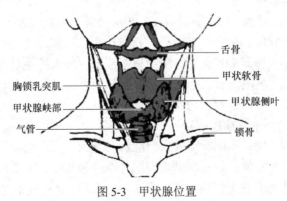

舌骨
甲状软骨
胸锁乳突肌
甲状腺侧叶
甲状腺峡部
气管
锁骨

图5-3　甲状腺位置

1. 甲状腺检查方法

甲状腺的检查方法有视诊、触诊及听诊，其中以触诊最为重要。检查时应注意肿大的程度、硬度，是否对称，表面是否光滑，有无结节、压痛和震颤，与周围组织有无粘连，听诊有无血管杂音。

（1）视诊　观察甲状腺的大小和对称性。正常人甲状腺多不明显，女性在青春发育期可略增大，检查时嘱被检者做吞咽动作，可见甲状腺随吞咽动作上下移动。如不易辨认，可嘱病人两手放于枕后，头后仰，再进行观察即较明显。

（2）触诊　触诊比视诊更能明确甲状腺的轮廓及病变的性质。触诊包括甲状腺峡部和甲状腺侧叶的检查。检查时动作宜轻柔，以防过于重压引起被检者出现疼痛、咳嗽、憋气等感觉。

①甲状腺峡部触诊　检查者站于被检者后面用食指（或站于前面用拇指）从胸骨上切迹往上触摸，嘱被检者做吞咽动作，可感到气管前软组织在手下滑动，注意有无肿块、增厚。

②甲状腺侧叶触诊　被检者取坐位，头稍前屈（图5-4），分为从前面及后面两种触诊方法。

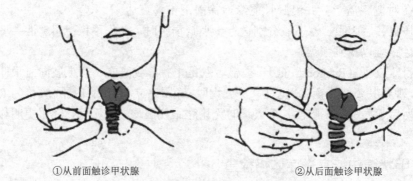

①从前面触诊甲状腺　　　　　②从后面触诊甲状腺

图 5-4　甲状腺触诊

从前面触诊：检查者站于被检者前面，一手拇指施压于一侧甲状软骨，将气管推向对侧；另一手食指、中指放在对侧胸锁乳突肌后缘，向前推挤甲状腺侧叶，拇指在胸锁乳突肌前缘触诊，配合吞咽动作，重复检查。用同样方法检查另一侧。

从后面触诊：类似前面触诊。检查者站于被检者后面，一手食指、中指施压于一侧甲状软骨，将气管推向对侧；另一手拇指在对侧胸锁乳突肌后缘向前推挤甲状腺，食指、中指在其前缘触诊甲状腺。配合吞咽动作，重复检查。用同样方法检查另一侧。

（3）听诊　当触到甲状腺肿大时，用钟型听诊器在肿大的甲状腺上进行听诊，如听到低调连续性的静脉"嗡鸣"音，则为甲状腺腺体增生、血管增多增粗、血流加速的结果，对甲状腺功能亢进的诊断很有意义。

2. 甲状腺肿大的分度及病因

甲状腺肿大分为三度：不能看出肿大但能触及者为Ⅰ度；能看到肿大又能触及，但在胸锁乳突肌以内者为Ⅱ度；超过胸锁乳突肌外缘者为Ⅲ度。主要病因有：

（1）甲状腺功能亢进肿大的腺体质地较柔韧，两侧可对称或不对称，触诊可有震颤，听诊可有"嗡鸣"样血管杂音。

（2）单纯性甲状腺肿腺体显著肿大，多为弥漫性，也可为结节性，质地较软，多无压痛，不伴有甲状腺功能亢进体征。

（3）甲状腺癌触诊时包块为不规则结节，质硬，体积可不大，常与周围组织粘连而固定，甲状腺移动受限。可伴有颈淋巴结肿大。

（4）甲状腺瘤多生长缓慢，单发，呈圆形或椭圆形，无压痛，质地较韧。

（5）慢性淋巴性甲状腺炎（桥本甲状腺炎），腺体呈弥漫性或结节性肿大，表面光滑，质地似橡胶，易与甲状腺癌相混淆。由于肿大的甲状腺体可将颈总动脉推向后方，因此在腺体后缘可以触到颈总动脉搏动，而甲状腺癌则往往将颈总动脉包绕在癌组织内，触诊时触不到颈总动脉搏动，以此可作鉴别。

（二）甲状腺功能亢进

1. 体格检查

对甲亢患者应进行全面而细致的体格检查。尤注意甲状腺检查和眼功能检查。

（1）全身检查　进行呼吸、脉搏等一般生命体征的检查，观察发育情况、体型情况、营养状况、精神状态、语调语态，注意有无甲亢面容及皮肤潮湿状况。

（2）颈部检查　肿大的甲状腺质地柔软，触诊时可有震颤，可能听到"嗡鸣"样血管杂音，是血管增多、增粗、血流增速的结果、颈动脉搏动情况。

（3）眼功能检查　检查时注意眼的外形和运动。

①眼球突出　双侧眼球突出见于甲状腺功能亢进。患者除突眼外还有以下特征性眼征（图5-5）：

a. Stellwag 征　瞬目减少。

b. Greafe 征　双眼向下看时，上眼睑不能随眼球下落。

c. Joffroy 征　双眼向上看时无额纹出现。

d. Mobius 征　集合运动减弱，即目标由远处逐渐移近眼球时，两侧眼球不能适度内聚。

②眼裂略增宽

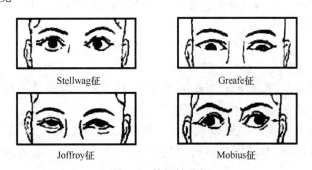

图 5-5　特征性眼征

（4）周围血管征　是由于脉压增大所致的周围血管体征，包括水冲脉、枪击音、杜氏双重杂音和毛细血管搏动征四种。

①水冲脉　水冲脉也叫做陷落脉、速脉或 Corrigan 脉。检查时，将患者手臂抬高过头并紧握其手掌腕面，可感到患者桡动脉搏动骤起骤降，急促有力，称为水冲脉。

②枪击音　听枪击音常选择股动脉，将听诊器体件放在股动脉上，若听到与心跳一致短促如射枪的声音，称为枪击音，是脉压增大时血流冲击血管壁所致。

③杜氏双重杂音　将听诊器体件稍加压力放在股动脉上，如听到收缩期与舒张期双期吹风样杂音，称为杜氏（Duroziez）双重杂音，其产生是由于脉压增大，听诊器加压造成动脉狭窄，血流往返于狭窄处所致。

④毛细血管搏动征　用手指轻压病人指甲末端，或用玻片轻压口唇黏膜，如见到随心动周期出现红白交替的节律性微血管搏动，称为毛细血管搏动征。

凡体检时发现上述体征统称为周围血管征阳性，可见于甲状腺功能亢进，也可见于主动脉瓣关闭不全和严重贫血。

三、糖尿病体格检查

（一）糖尿病并发症临床表现和体征

糖尿病早期或轻症糖尿病往往临床症状少甚至无任何临床症状，也无任何体征，不少患者却因为出现各种糖尿病并发症就诊才确诊。因此认识常见糖尿病并发症和体征对糖尿病诊断同样具有临床意义。糖尿病并发症可分为急性并发症和慢性并发症。特别值得临床医师重视的是有少数重度 1 型糖尿病人因出现昏迷或其他中枢神经系统的功能障碍等糖尿病急性并发症才确诊，对临床上常见的顽固性皮肤感染，如各型真菌感染，难愈的皮肤疖痈；反复发作的泌尿生殖系统感染；胆囊炎，牙周炎，牙龈溢脓及鼻窦炎等均应高度重视糖尿病并存的可能性，及时给予化验检查。

（二）糖尿病四肢及神经系统体格检查

1. 视诊和触诊

（1）视诊　观察双下肢及足部对称性，毛发分布，皮肤、肌肉、关节有无干燥、皮损、水肿、肌肉萎缩、静脉曲张和畸形。

（2）触诊

①足背动脉搏动　足背动脉经过踝关节前方，行走于第 1、2 跖骨之间，跖骨基底部易于扪及其搏动。

②肌力及肌张力检查　请受试者抵抗检查者的阻力做屈肘、伸肘运动，以检查屈、伸肘肌力，请被检查者双手紧握食指、中指和环指，检查者用力回抽，以比较双侧握力。

用手握住小腿下部，嘱被检查者作屈腿动作，用手置于受检者胫骨下方并施加压力；请被检查者对抗阻力作伸膝动作，检查肌力并两侧对比。

肌张力是指静息状态下的肌肉紧张度。肌张力增加时触摸肌肉有坚实感，做被动检查时阻力增加。肌张力减弱触诊时肌肉松软，被动运动时阻力减低，表现为关节过伸。

（三）感觉功能检查

1. 浅感觉

包括皮肤及黏膜的痛觉、温度觉及触觉。

（1）痛觉　在正式测试前，准备尼龙丝。在检查者手掌上试验 2～3 次，尼龙丝不可过于僵硬，测试时尼龙丝应垂直于测试的皮肤，测定下一点前应停止，2～3秒测定时应避免胼胝但应包括容易发生溃疡的部位。

（2）皮肤温度检查　通常用盛有热水（40℃～50℃）及冷水（5℃～10℃）的试管测试，让病人回答冷热感受。

（3）触觉　用棉签轻触患者皮肤或黏膜，让患者回答有无轻痒的感觉。

2. 深感觉

如关节觉和振动觉。

（1）关节觉　包括关节对被动运动感觉和位置觉。检查时患者闭目，医生用食指和拇指轻持病人的手指或足趾两侧做被动伸或屈的动作，让患者闭目回答向上还是向下。另外，让病人闭目，然后将肢体放置在某种位置上，询问病人是否能明确回答肢体的所在位置。

（2）振动觉　128Hz的振动音叉测定振动阈值。

3. 复合感觉

包括皮肤定位感觉、两点辨别觉、实体辨别觉、体表图形觉。这些感觉是大脑综合、分析、判断的结果，也称大脑皮质感觉。

（四）神经反射

1. 浅反射

刺激皮肤及黏膜引起的反应称为浅反射。

（1）角膜反射　被检查者向内上方注视，检查者用细棉签毛由角膜外缘轻触病人的角膜。正常时，被检者眼睑迅速闭合，称为直接角膜反射。同时和刺激无关的另一只眼睛也会同时产生反应，称为间接角膜反射。

（2）腹壁反射　患者取仰卧位，下肢略屈曲，腹壁松弛，检查者用竹签等钝物，分别沿肋缘下（$T_{7～8}$）、平脐（$T_{9～10}$）及腹股沟上（$T_{11～12}$），由外向内轻划两侧腹壁皮肤，分别称为上、中、下腹壁反射。正常反应为上、中或下部局部腹肌收缩。若一侧消失或两侧强度不同，往往提示有病理意义。反射消失分别见于上述不同平面的胸髓损害。一侧上、中、下腹壁反射均消失见于同侧锥体束损害。肥胖者和经产妇因腹壁过于松弛可引不出。

（3）提睾反射（$L_{1～2}$）　自下向上轻划大腿内侧皮肤，反应为同侧提睾肌收缩，睾丸向上提起。其临床意义与腹壁反射相同，但减弱与消失相对出现较晚。

（4）跖反射　检查者用棉花签轻划病人足底外侧缘，自足跟向前划至小趾根部的隆起处转向内侧。正常时，可见各趾皆跖屈。若上述反应减弱或不出现，即为跖反射减弱或消失

2. 深反射

刺激骨膜、肌腱引起的反应，是通过深部感受器完成的。

（1）肱二头肌反射　被检查者屈肘，前臂稍内旋。检查者左手托起被检查者肘部，以左手拇指置于肱二头肌腱上，用叩诊锤叩击检查者拇指。观察肱二头肌收缩引起前臂屈曲动作。（图5-6）

（2）肱三头肌反射　被检查者屈肘，前臂稍内旋。检查者左手托起被检查者肘部，

以左手拇指置于肱二头肌腱上，用叩诊锤叩击检查者拇指。观察肱二头肌收缩引起前臂屈曲动作。（图5-7）

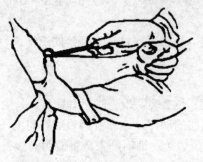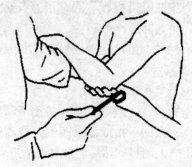

图 5-6　肱二头肌反射　　　　　　　　　图 5-7　肱三头肌反射

（3）桡骨骨膜反射　检查者以左手轻托患者的前臂于半旋前位，并使腕关节自然下垂，然后以叩诊锤轻叩桡骨茎突，便发生前臂屈曲和旋后的运动。有时检查者可以左手握住患者两手各指，两前臂屈曲120°，然后叩击两侧的桡骨茎突。（图5-8）

（4）膝反射　被检查者仰卧，下肢屈曲，大腿稍外展外旋，检查者用左手握住足趾使踝部稍背屈，叩击跟腱。观察腓肠肌收缩引起的足背屈。（图5-9）

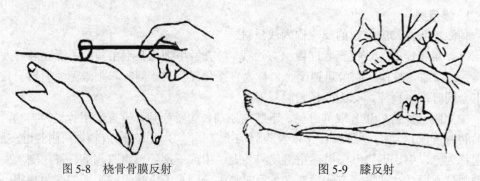

图 5-8　桡骨骨膜反射　　　　　　　　　图 5-9　膝反射

（5）跟腱反射　膝关节自然弯曲，用叩诊锤叩击髌骨和胫骨粗隆之间的股四头肌腱附着点。观察股四头肌收缩引起膝关节背伸。（图5-10）

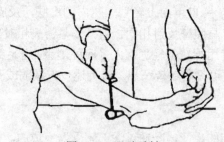

图 5-10　跟腱反射

3. 病理反射

锥体束病损时，失去对脑干和脊髓的抑制而释放出的踝和趾背伸的反射作用。1岁半的婴幼儿由于锥体束尚未发育完善，可出现上述反射现象，成年人如出现上述反射则

为病理反射。（图5-11）

（1）巴彬斯基征（Babinski 征）　竹签沿患者足底外侧缘，由后向前至小趾跟部并转向内侧。阳性反射特征：阳性反应为拇趾背伸，余趾呈扇形展开。

（2）奥本海姆征（Oppenheim 征）　检查者用拇指及食指沿被检者胫骨前缘用力由上向下滑压。阳性反射特征：阳性反应为足拇趾背伸，余趾呈扇形展开。

（3）戈登征（Gordon 征）　检查时用手以一定力量捏压被检者腓肠肌中部。阳性反射特征：阳性反应为足拇趾背伸，余趾呈扇形展开。

（4）查多克征（Chaddock 征）　竹签在外踝下方由后向前划至趾跖关节处为止，阳性反射特征：阳性反应为足拇趾背伸，余趾呈扇形展开。

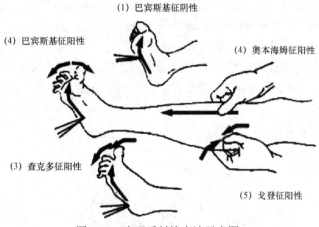

图5-11　病理反射检查法示意图

（5）Schaffer 征　用拇、食指捏压病人跟腱，出现拇趾背屈为阳性。（图5-12）

（6）霍夫曼征（Hoffmann 征）　用左手托住病人一侧的腕部，并使腕关节略背屈，各手指轻度屈曲，医生以右手食、中两指夹住病人中指远侧指间关节，以拇指迅速向下弹刮病人中指甲，正常时无反应，如病人拇指内收，其余各指也呈屈曲动作即为阳性。

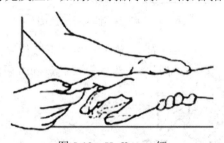

图5-12　Hoffmann 征

（7）阵挛（图5-13）

①踝阵挛　嘱病人仰卧，髋关节与膝关节稍屈，医生一手持病人小腿，一手持病人足掌前端，用力使踝关节过伸，阳性表现为腓肠肌和比目鱼肌发生节律性收缩。

②髌阵挛　嘱患者下肢伸直，医生用拇指和食指捏住髌骨上缘，用力向远端方向快速推动数次，然后保持适度的推力，阳性反应为股四头肌节律性的收缩致髌骨上下运动。

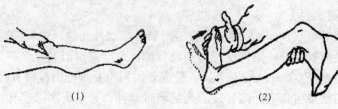

图 5-13　阵挛检查法示意图
（1）髌阵挛；（2）踝阵挛

以上病理征阳性见于锥体束受损。

4. 脑膜刺激征

脑膜病变时脊髓膜受到刺激并影响到脊神经根，当牵拉刺激时引起相应肌群反射性痉挛的一种病理反射。见于脑膜炎，蛛网膜下腔出血和颅内压增高。

（1）颈项强直　患者仰卧，检查者以一手托起患者枕部，另一只手置于胸前作屈颈动作，如这一被动屈颈检查时感觉到抵抗力增强，即为颈部阻力增高活颈强直。

（2）克尼格征（Kerning 征）　患者仰卧，一侧下肢髋、膝关节屈曲成直角，检查者将患者小腿抬高伸膝。正常人膝关节可伸达 135° 以上，如伸膝受阻且伴疼痛与屈肌痉挛，则为阳性。（图 5-14）

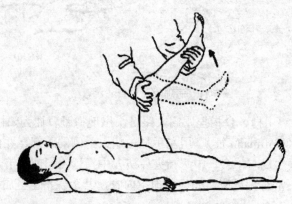

图 5-14　克尼格征检查示意图

（3）布鲁金斯基征（Brudzinski 征）　患者仰卧，下肢伸直，检查者一手托起患者枕部，另一手按于其胸前，当头部前屈时，双髋与膝关节同时屈曲则为阳性。（图 5-15）

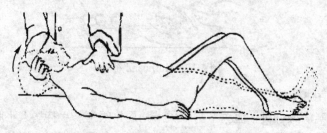

图 5-15　布鲁金斯基征检查法示意图

5. 直腿抬高试验（Lasegue 征）

为神经根受刺激的表现。检查时嘱病人仰卧，两下肢伸直，检查者一手置于膝关节上，使下肢保持伸直，另一手将下肢抬起。正常人可抬高 80°～90°，如抬高不到 70 度，即出现由上而下的放射性疼痛，为直腿抬高试验阳性。见于单纯性坐骨神经痛、腰椎间盘突出或腰骶神经根炎等。此时将伸直的患肢下落 5 度，再将足背屈，如出现放散痛，则称为加强试验（Braqard 征）阳性。

（五）眼底检查法

眼底检查是用检眼镜检查玻璃体、视网膜、脉络膜和视神经的重要方法，除检查眼部疾病外，还可通过眼底所见了解全身其他部位的病变情况，如原发性高血压、肾病、糖尿病、妊娠高血压、中枢神经系统疾病等均有眼底改变，故眼有"机体的橱窗"之称，检查眼底可获得重要诊断资料。糖尿病易并发视网膜的病变，通过眼底检查可以尽早发现，以采取积极的治疗手段，防止进一步的严重病变的发生。

四、慢性前列腺炎体格检查

（一）症状和体征

主要表现为骨盆区域疼痛，可见于会阴、阴茎、肛周部、尿道、耻骨部或腰骶部等部位。排尿异常可表现为尿急、尿频、尿痛和夜尿增多等。由于慢性疼痛久治不愈，患者生活质量下降，并可能有性功能障碍、焦虑、抑郁、失眠、记忆力下降等。

（二）体格检查

1. 局部检查

疼痛主要表现为骨盆区域疼痛，检查患者下腹部、腰骶部、会阴部、阴茎、尿道外口、睾丸、附睾、精索等有无异常，有助于进行鉴别诊断。

2. 前列腺检查

通常采取肛门指诊的方法进行前列腺检查。

（1）体位　触诊检查前列腺时，患者取肘膝位（图 5-16）。

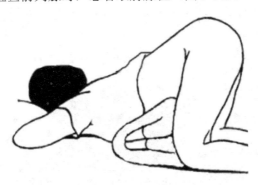

图 5-16　肘膝位

（2）检查方法　患者取肘膝位，医生食指戴指套（或手套），涂适量润滑油，缓慢插入肛门内，大约在一个半指节的深处向腹侧可触到前列腺（图 5-17）。正常前列腺中间有一浅沟称中间沟，左、右两叶前列腺每叶约拇指指腹大小，表面光滑，质韧有弹性。中间沟消失、表面光滑者见于前列腺肥大；前列腺肿大并有明显压痛者见于急性前列腺炎；表面凹凸不平质硬者见于前列腺癌。

如需取前列腺液送检，前列腺触诊的同时可进行前列腺按摩，留取前列腺液作化验检查。

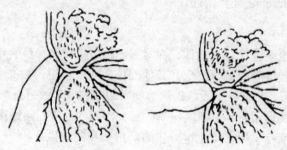

图 5-17　直肠检查

（3）慢性前列腺炎　慢性前列腺患者可通过肛门指诊可了解前列腺之大小、质地、表面情况、中间沟深浅、有无结节及压痛等。

①质地　腺体饱满或软硬不匀，或有结节，或质地较硬。

②压痛　可有局限性压痛。

③大小　可轻度增大或正常。

第六章
常见内科疾病针刀整体松解治疗与康复护理

第一节　慢性支气管炎

【概述】

慢性支气管炎是由于感染或非感染因素引起气管、支气管黏膜及其周围组织的慢性非特异性炎症。其病理特点是支气管腺体增生、黏液分泌增多。临床出现连续 2 年以上，每年持续 3 个月以上的咳嗽、咳痰或气喘等症状。早期多在冬季发作，春暖后缓解；晚期炎症加重，症状长年存在，不分季节。疾病进展又可并发慢性阻塞性肺气肿、肺源性心脏病，严重影响劳动能力和健康。

本病为常见病、多发病，根据我国 1970 年普查的结果，患病率为 3.82%。随着年龄增长，患病率递增，50 岁以上的患病率高达 15%或更多。本病流行与吸烟、地区和环境卫生等有密切关系。

【临床应用解剖】

肺脏的功能活动主要受迷走神经和从脊髓 $T_1 \sim T_5$ 节段发出的交感神经支配（图6-1）。

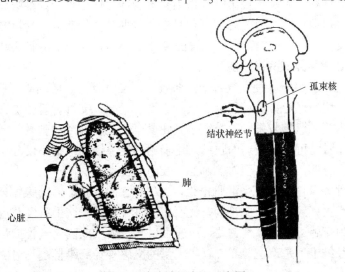

图 6-1　肺脏神经支配示意图

105

支气管的神经丛主要由肺前丛及肺后丛发出的纤维组成，向上与气管的神经丛相连续。自肺丛入肺的纤维可分布于支气管、肺血管及胸膜脏层。沿大及中等支气管的神经丛也可分为两层，在支气管外膜内有一外膜丛；另有一次级丛为黏膜下丛，位于软骨与平滑肌层之间的黏膜下结缔组织内，两丛间有细密的纤维联系。在支气管丛内存在着神经节，这种神经节大多位于外膜丛内，黏膜下丛内较少。神经节细胞为多角形，有卫星细胞形成的被囊。神经节一般位于支气管分叉处，或在丛内较大神经纤维束的会合点处。在较小的支气管壁内，两丛合成一个，并可延伸至呼吸细支气管，但有的单支可呈一小束的神经纤维伸展至肺泡的壁内。

支气管丛内含有髓纤维及无髓纤维。许多大的有髓纤维可追踪到上皮或上皮下组织内的感觉神经末梢装置，这种神经分布沿支气管可远达细支气管及肺泡。许多有髓纤维属于内脏传入神经，主要来自迷走神经。另一种终止在丛内神经节细胞有髓纤维，可能是迷走神经副交感节前纤维。丛内细小的有髓纤维及无髓纤维，可能是交感神经的节后纤维及壁内神经节的节后纤维。这种纤维分布到平滑肌、血管及腺体。支配腺体的纤维主要来自黏膜下丛。

各级支气管的起始部及肺泡壁内，发现有感觉神经的末梢感受器。在初级支气管，这种感觉神经末梢的形态是较复杂，在小支气管的感觉神经末梢形态较简单和细小。自支气管丛来的有髓纤维，以单支或二、三支成一束进入支气管的上皮层。在上皮细胞间神经末梢分成许多细小的分支，显示曲张和膨大，终端可呈小球状。在呼吸性细支气管和肺泡管所见的神经末梢不仅细小，而且终末支弯曲和盘缩在一起，与大支气管所见的伸展和放射现象相反。这种神经末梢被认为是化学感受器，当肺内 CO_2 的张力超过一定程度后，便能感受刺激。此外，在人类支气管各部分的平滑肌内也发现过肌梭。

气管和支气管的平滑肌有丰富的自主神经传出纤维支配，为无髓或薄髓神经纤维。其中许多是壁内神经节细胞发出的副交感节后纤维，也可能有交感神经节后纤维存在。在较大的支气管内，神经纤维束一般与平滑肌束平行，常常见到神经纤维成一单支或一束，并分出许多小支，穿入肌束内，在肌纤维间走行，尚不时发出短小分支，其末梢支与肌细胞紧贴。这种自主神经传出纤维束沿支气管向远侧延伸，纤维数逐渐减少，可远达细支气管的平滑肌及肺泡管在肺泡开口处的括约肌状的肌束。支气管的腺体也由自主神经传出纤维支配。分布于气管和支气管的神经至少具有改变平滑肌活动以调节呼吸道的管径和支配黏液腺分泌两种功能。

迷走神经的副交感纤维使支气管平滑肌收缩，支气管的管腔缩小，刺激腺体分泌。生理实验表明，切断迷走神经可引起支气管平滑肌松弛，支气管管腔扩大。如刺激切断的迷走神经周围端则肌肉收缩，管腔缩小。任意一侧迷走神经被刺激，同侧的支气管管腔明显缩小，而对侧可出现较弱的收缩。这表明迷走神经的纤维不仅分布于同侧，而且在正常情况下，一侧的纤维可至对侧肺丛及支气管丛内。

刺激交感神经可使支气管平滑肌松弛，支气管管腔扩张，抑制腺体分泌。这种交感神经的节前纤维主要经上 3 个胸神经，继而在颈下神经节及胸上神经节内换元，发出节后纤维。切断颈交感干，刺激其胸端，一般可引起一侧或双侧支气管扩张。这种支气管扩张的交感神经纤维也是双侧分布，有一定量的交感神经纤维横越到对侧，进入肺丛及支气管丛。

肺血管的神经支配：支气管动脉及肺动脉都有较丰富的神经分布。在兔的肺门处，可见有相当大的神经干缠绕着较大的肺动脉分支。它们随着血管延伸，常不规则地发出分支，这种分支与动脉平行一段距离，再分成数支，有的支常伸向远侧，有的则向相反方向延伸，各支再分出较小的曲张小支，亦可进一步分支，最后到达血管中层的平滑肌细胞。在兔肺动脉外膜内也观察到感觉神经末梢装置，与有髓纤维联系。较小的肺动脉分支有较小的神经束伴行。毛细血管上也有小的神经纤维与之并行，并发小支终止于毛细血管壁，这些情况可在肺泡管及肺泡囊上的血管见到。肺静脉的神经分布较贫乏，神经纤维也分布到管壁中层内的平滑肌。肺血管是由交感神经与副交感神经双重支配，而主要是交感神经，交感纤维使肺血管收缩，但也有少数血管扩张纤维来自交感神经。此外，副交感内含有血管扩张纤维。一般来说肺血管的收缩作用较扩张作用明显。

胸膜脏层的神经支配，直接来自肺门的神经及伴随支气管动脉的神经。现已发现在胸膜脏层内有游离型神经末梢、复杂无被囊型神经末梢及细小有髓纤维末梢吻合而成的终网。

【病因病理】

以往一直认为慢性支气管炎是支气管发生的感染性和非感染性炎症。从上述关于肺脏与自主神经关系的叙述，可知肺脏的功能活动是受自主神经控制的，这些自主神经来自迷走神经和 $T_1 \sim T_5$ 节段。针刀医学通过对慢性支气管炎病因、病理的深入研究，并通过大量的临床实践，发现其最根本的原因不在肺脏的本身，而在于控制它的自主神经的功能紊乱，如慢性支气管炎反复发作后，支气管黏膜的迷走神经感受器反应性增高，副交感神经功能亢进，可出现过敏现象而发生喘息。而引起这一自主神经功能紊乱的进一步原因是 $T_1 \sim T_5$ 部位的慢性软组织损伤和骨关节损伤及迷走神经在颈部走行部位的慢性软组织损伤。另外，一部分疾病则由和肺脏相关联的电生理线路发生故障所致，如电流量增加、电流量减弱，或出现短路等。

【临床表现】

1. 症状

部分患者在起病前有急性呼吸道感染史。常在寒冷季节发病，出现咳嗽、咯痰，尤以晨起为著，痰呈白色黏液泡沫状，黏稠不易咳出。在急性呼吸道感染时，症状加剧，痰量增多，黏稠度增加或为黄色脓性，偶有痰中带血。随着病情发展，终年咳嗽，咳痰不停，秋冬加剧。喘息型支气管炎患者在症状加剧成继发感染时，常有哮喘样发作，气急不能平卧。呼吸困难一般不明显，但并发肺气肿后，随着肺气肿程度增加，则呼吸困难的程度逐渐加剧。

2. 体征

本病早期多无体征。有时在肺底部可听到湿性和干性啰音。喘息型支气管炎在咳嗽或深吸气后可听到哮鸣音，发作时有广泛哮鸣音，长期发作的病例可有肺气肿的体征。

用拇指触压 T_3 上、下、左、右可见压痛，软组织可见结节和条索。

根据临床表现，将慢性支气管炎分为单纯型与喘息型两型，前者主要表现为反复咳嗽、咳痰，后者除咳嗽、咳痰外尚有喘息症状，并伴有哮鸣音。

3. 并发症

（1）阻塞性肺气肿　为慢性支气管炎最常见的并发症。早期体征不明显，肺气肿加重时呼吸活动减弱，出现桶状胸。触诊语颤减弱或消失。叩诊呈过清音，心浊音界缩小或不易叩出，肺下界和肝浊音界下降。听诊心音遥远，呼吸音普遍减弱，呼气延长，并发感染时肺部可有湿啰音。X 线示肋间隙增宽，活动减弱，两肺野的透亮度增加。肺血管纹理外带纤细、稀疏和变直，而内带可增粗和紊乱。心脏常呈垂直位，心影狭长。

（2）支气管肺炎　慢性支气管炎蔓延至支气管周围肺组织，患者有寒战、发热、咳嗽增剧，痰量增加且呈脓性。白细胞总数及中性粒细胞增多。X 线检查两下肺野有斑点状或小片阴影。

（3）支气管扩张　慢性支气管炎反复发作，支气管黏膜充血、水肿、形成溃疡，管壁纤维增生，管腔或多或少变形，扩张或狭窄，扩张部分多呈柱状变化。

【诊断要点】

主要依靠病史和症状。在排除其他心、肺疾患（如肺结核、尘肺、支气管哮喘、支气管扩张、肺癌、心脏病、心功能不全等）后，临床上凡有慢性或反复的咳嗽、咳痰或伴喘息，每年发病至少持续 3 个月，并连续 2 年或以上者，诊断即可成立。如每年发病持续不足 3 个月，而有明确的客观检查依据（如 X 线、肺功能等）亦可诊断。

（1）血液检查　慢性支气管炎急性发作期或并发肺部感染时，可见白细胞计数及中性粒细胞增多。喘息型者嗜酸粒细胞可增多。缓解期多无变化。

（2）痰液检查　痰液培养可见肺炎球菌、流感嗜血杆菌、甲型链球菌及奈瑟球菌等。涂片中可见大量中性粒细胞、已破坏的杯状细胞，喘息型者常见较多的嗜酸粒细胞。

（3）呼吸功能检查　早期常无异常。有小气道阻塞时，最大呼气流速—容积曲线在 75% 和 50% 肺容量时，流量明显降低，闭合容积可增加。发展到气道狭窄或有阻塞时，第 1 秒用力呼气量占用总肺活量的比值减少（<70%），最大通气量减少（<预计值的 80%）。

（4）X 线检查　单纯型慢性支气管炎，X 线检查正常，或仅见两肺下部纹理增粗，或呈条索状，这是支气管壁纤维组织增生变厚的征象。若合并支气管周围炎，可有斑点阴影重叠其上。

此外，必须摄以 T_3 为中心的胸椎正侧位片，根据针刀诊断学有关读片方法，仔细阅读 X 线片，检查 T_3 有无旋转移位和前后移位，有无以 T_3 为中心的轻度侧弯。

【针刀治疗】

（一）治疗原则

依据针刀医学关于慢性软组织损伤病因病理学的理论、关于脊柱区带病因学的理论认为该病的根本病因不在肺脏的本身，而是由于背部相关部位的软组织损伤及脊柱的骨关节损伤，影响了支配肺的自主神经的正常功能所致。根据软组织损伤病理构架的网眼理论，通过针刀对脊背部的软组织损伤进行整体松解，配合手法及适当的药物，来纠正自主神经受牵拉卡压的问题，使慢性支气管炎得到治疗。

（二）操作方法

1. 第 1 次针刀松解 T_2~T_3、T_3~T_4 周围的粘连瘢痕

（1）体位　俯卧位，肩关节及髂嵴部置棉垫，以防止呼吸受限。

（2）体表定位　T_2~T_3、T_3~T_4 棘突及周围。

（3）消毒　在施术部位，用碘伏消毒 2 遍，然后铺无菌洞巾，使治疗点正对洞巾中间。

（4）麻醉　用 1% 利多卡因局部浸润麻醉，每个治疗点注药 1ml。

（5）刀具　使用Ⅰ型针刀。

（6）针刀操作（图 6-2）

①第 1 支针刀松解 T_2～T_3 棘上韧带、棘间韧带及多裂肌止点的粘连瘢痕　在 T_3 棘突顶点定位，刀口线与人体纵轴一致，刀体先向头侧倾斜 45°，与胸椎棘突呈 60° 角，按针刀四步进针规程进针刀，针刀经皮肤、皮下组织，直达棘突骨面，纵疏横剥 2～3 刀，范围不超过 0.5cm，然后将针刀体逐渐向脚侧倾斜与胸椎棘突走行方向一致，先沿棘突骨面分别从棘突左、右侧向椎板方向铲剥 2～3 刀，深度达棘突根部，以松解多裂肌止点的粘连瘢痕。再退针刀到棘突表面，调转刀口线 90°，从 T_3 棘突上缘骨面向上沿 T_2 和 T_3 棘间方向用提插刀法切割棘间韧带 2～3 刀，范围不超过 0.5cm。

②第 2 支针刀松解左侧 T_4 肋横突关节囊韧带　在 T_3～T_4 棘间中点旁开 2～3cm 定位，刀口线与人体纵轴一致，针刀体与皮肤呈 90° 角，按针刀四步进针规程进针刀，针刀经皮肤、皮下组织、胸腰筋膜浅层、骶棘肌达横突骨面，沿横突骨面向外到横突尖部，纵疏横剥 2～3 刀，范围不超过 2mm。

③第 3 支针刀松解 T_4 右侧肋横突关节囊韧带　针刀松解方法参照第 2 支针刀松解方法。

④T_2～T_3、T_3～T_4 其余部位的粘连瘢痕的针刀松解　参照上述针刀松解方法进行。

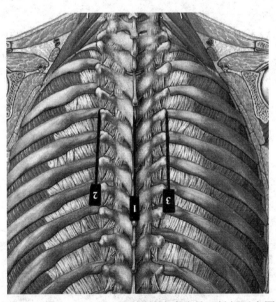

图 6-2　T_2～T_3、T_3～T_4 周围粘连瘢痕针刀松解示意图

（7）注意事项

①做胸椎针刀松解术，为了避免针刀进入椎管而损伤脊髓，在后正中线上松解棘上韧带和棘间韧带时，应按以下步骤进行操作。进针时，刀体向头侧倾斜 45°，与胸椎棘

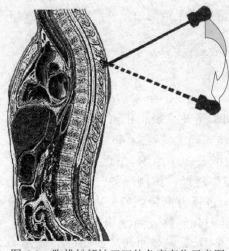

图 6-3　胸椎松解针刀刀体角度变化示意图

突呈 60°角，针刀直达胸椎棘突顶点骨面；对棘突顶点的病变进行松解，要进入棘间松解棘间韧带，必须退针刀于棘突顶点的上缘，将针刀体逐渐向脚侧倾斜与胸椎棘突走行方向一致，才能进入棘突间，切棘间韧带的范围限制在 0.5cm 以内，以免切入椎管，否则针刀的危险性明显加大（图 6-3）。

②凡高热、喘急、声高者针刀均快速横行；凡无热、喘息无力、声音低微者，针刀均慢速纵行。

③如果定位困难，需要在 X 线透视下进行定位后再进行针刀手术，不能盲目定点作针刀松解，否则可能引起胸腔内脏器官损伤，造成严重的并发症和后遗症。

2. 第 2 次针刀松解 $C_7 \sim T_1$、$T_1 \sim T_2$ 周围的粘连瘢痕

（1）体位　俯卧位，肩关节及髂嵴部置棉垫，以防止呼吸受限。

（2）体表定位　$C_7 \sim T_1$、$T_1 \sim T_2$ 棘突及周围。

（3）消毒　在施术部位，用碘伏消毒 2 遍，然后铺无菌洞巾，使治疗点正对洞巾中间。

（4）麻醉　用 1%利多卡因局部浸润麻醉，每个治疗点注药 1ml。

（5）刀具　使用 I 型针刀。

（6）针刀操作（图 6-4）

①第 1 支针刀松解 $C_7 \sim T_1$ 棘上韧带、棘间韧带及多裂肌止点的粘连瘢痕　在 T_1 棘突顶点定位，刀口线与人体纵轴一致，刀体先向头侧倾斜 45°，与胸椎棘突呈 60°角，按针刀四步进针规程进针刀，针刀经皮肤、皮下组织，直达棘突骨面，纵疏横剥 2～3

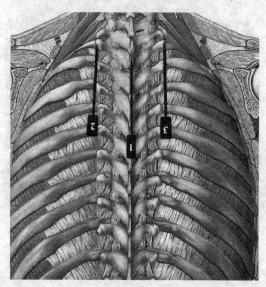

图 6-4　$C_7 \sim T_1$、$T_1 \sim T_2$ 周围粘连瘢痕针刀松解示意图

刀，范围不超过 0.5cm，然后将针刀体逐渐向脚侧倾斜与胸椎棘突走行方向一致，先沿棘突骨面分别从棘突左、右侧向椎板方向铲剥 2～3 刀，深度达棘突根部，以松解多裂肌止点的粘连瘢痕。再退针刀到棘突表面，调转刀口线 90°，从 T_1 棘突上缘骨面向上沿 C_7 和 T_1 棘间方向用提插刀法切割棘间韧带 2～3 刀，范围不超过 0.5cm。

②第 2 支针刀松解左侧 T_1 肋横突关节囊韧带　在 C_7～T_1 棘间上缘旁开 2～3cm 定位，刀口线与人体纵轴一致，针刀体与皮肤呈 90° 角，按针刀四步进针规程进针刀，针刀经皮肤、皮下组织、胸腰筋膜浅层、骶棘肌达横突骨面，沿横突骨面向外到横突尖部，纵疏横剥 2～3 刀，范围不超过 2mm。

③第 3 支针刀松解右侧 T_1 肋横突关节囊韧带　针刀松解方法参照第 2 支针刀松解方法。

④T_1～T_2 周围的粘连瘢痕的针刀松解　参照第 1 次 T_2～T_3 针刀松解方法进行。

（7）注意事项与第 1 次针刀松解的注意事项相同。

3. 第 3 次针刀松解 T_4～T_5、T_5～T_6 周围的粘连瘢痕

（1）体位　俯卧位，肩关节及髂嵴部置棉垫，以防止呼吸受限。

（2）体表定位　T_4～T_5、T_5～T_6 棘突及周围。

（3）消毒　在施术部位，用碘伏消毒 2 遍，然后铺无菌洞巾，使治疗点正对洞巾中间。

（4）麻醉　用 1% 利多卡因局部浸润麻醉，每个治疗点注药 1ml。

（5）刀具　使用Ⅰ型针刀。

（6）针刀操作（图 6-5）

①第 1 支针刀松解 T_4～T_5 棘上韧带、棘间韧带及多裂肌止点的粘连瘢痕　在 T_5 棘突顶点定位，刀口线与人体纵轴一致，刀体先向头侧倾斜 45°，与胸椎棘突呈 60° 角，按针刀四步进针规程进针刀，针刀经皮肤、皮下组织，直达棘突骨面，纵疏横剥 2～3 刀，范围不超过 0.5cm，然后将针刀体逐渐向脚侧倾斜与胸椎棘突走行方向一致，先沿棘突骨面分别从棘突左、右侧向椎板方向铲剥 2～3 刀，深度达棘突根部，以松解多裂肌和回旋肌止点的粘连瘢痕。再退针刀到棘突表面，调转刀口线 90°，从 T_5 棘突上缘骨面向上沿 T_4 和 T_5 棘间方向用提插刀法切割棘间韧带 2～3 刀，范围不超过 0.5cm。

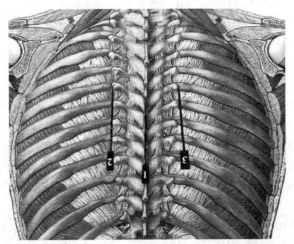

图 6-5　T_4～T_5、T_5～T_6 周围粘连瘢痕针刀松解示意图

②第 2 支针刀松解左侧 T_5 肋横突关节囊韧带　在 $T_4 \sim T_5$ 棘间上缘旁开 2～3cm 定位，刀口线与人体纵轴一致，针刀体与皮肤呈 90° 角，按针刀四步进针规程进针刀，针刀经皮肤、皮下组织、胸腰筋膜浅层、骶棘肌达横突骨面，沿横突骨面向外到横突尖部，纵疏横剥 2～3 刀，范围不超过 2mm。

③第 3 支针刀松解右侧 T_5 肋横突关节囊韧带　针刀松解方法参照第 2 支针刀松解方法。

④$T_5 \sim T_6$ 周围的粘连瘢痕的针刀松解　参照 $T_4 \sim T_5$ 针刀松解方法进行。

（7）注意事项　与第 1 次针刀松解的注意事项相同。

【针刀术后手法治疗】

1. T_3 关节位置变化者，用俯卧推压整复手法进行整复。

2. T_3 上、下、左、右有压痛、结节、条索者，在局部用指揉法按揉 1 分钟即可。

不管属于哪种原因引起的慢性支气管炎，用针刀和手法治疗以后，均用抗生素常规预防感染 3 天。

【针刀术后康复治疗】

（一）目的

针刀整体松解术后康复治疗的目的是进一步调节胸背部的弓弦力学系统的力平衡，促进局部血液循环，加速局部的新陈代谢，有利于损伤组织的早期修复。

（二）原则

慢性支气管炎针刀术后 48～72 小时后可选用下列疗法进行康复治疗。

（三）方法

1. 毫针法

处方一：璇玑、膻中、肺俞、心俞。

操作：背部穴位与腹部穴位可交替针刺，背俞穴均直刺 0.5 寸，胸部穴位均向下平刺 0.2 寸，均施捻转平补平泻手法，每日 1 次，10 次为 1 疗程。

处方二：肺俞、肾俞、太溪、尺泽、膏肓俞。

操作：将以上穴分成 2 组，每日选取 1 组，交替轮用。穴位常规消毒，进行针刺，用补法，每日 1 次，10 次为 1 疗程。

处方三：肺俞、脾俞、足三里、丰隆。

操作：穴位进行常规消毒后，进行针刺，肺俞、脾俞、足三里施用补法，丰隆施用泻法，每日 1 次，10 次为 1 疗程。

2. 耳针法

处方一：肝、肺、气管、神门、支气管、内分泌。

操作：严格消毒耳廓，先用 2% 的碘酊擦拭，再用 75% 的酒精脱碘，然后用耳毫针刺入穴位，用中等刺激，留针 10～20 分钟，隔日 1 次，10 次为 1 疗程。

处方二：平喘、咽喉、气管、肺、大肠、肾。

操作：先将耳廓皮肤消毒，再用耳穴探测仪或探棒于耳郭寻找阳性反应点，然后将预备好的 0.6cm×0.6cm 胶布中心放置一枚王不留行籽，准确地贴于阳性反应点处，轻轻用手指指压，使患者感到耳廓发热、胀痛等反应为宜。并嘱患者每日轻轻按压 3～5 次，每次 5 分钟，每周 1 次，5 次 1 疗程。

4. 穴位注射法

处方一：尺泽、足三里。

操作：局部常规消毒后，用 5ml 注射器抽取当归注射液 1ml，快速进针，回抽无血后，将药液注入同侧足三里、尺泽，两侧交替使用。8 周为 1 疗程，分为 3 个阶段，第 1 阶段每 2 日 1 次，共 2 周；第 2 阶段每 3 日 1 次，共 2 周；第三阶段每周 1 次，共 4 周。

处方二：急性期选取大椎、风门、肺俞；慢性期选取肺俞、肾俞。

操作：急性发作期用一次性注射器 5 号针头抽取鱼腥草注射液 2ml，维生素 B_{12} 1ml。每穴得气后各注入 0.5～1ml。急性发作期每日 1 次，5 次为 1 个疗程。慢性迁延期隔日 1 次，14 次为 1 个疗程。

5. 穴位埋线法

处方一：丰隆、定喘、足三里。

操作：将备好的羊肠线装入穿刺针内，在局麻下将针刺入穴位下肌层，待病人有酸、麻、胀感，将针管内的肠线送入穴位，边推针芯边抽针管，不使肠线外露，外敷无菌敷料，胶布固定，30 日埋 1 次为 1 疗程。

处方二：肺俞、脾俞、膻中、肾俞。

操作：穴位常规消毒后，铺洞巾，局部浸润麻醉，取 "0" 号羊肠线用三角缝针穿埋于穴位下肌肉层，每月 2 次，3 个月为 1 疗程，可连续 2 个疗程。

6. 穴位敷贴法

处方一：心俞、膈俞、定喘、天突、肺俞。

操作：用对皮肤有一定刺激作用的药物如皂角、乌头、南星、降香、肉桂、川椒、白芥子等制成膏药，贴于穴位，3 日换膏药 1 次，10 次为 1 疗程。

处方二：膻中、风门、肺俞、脾俞、大椎。

操作：由百部、生半夏、白芥子、生南星、桑白皮、甘遂、冬虫夏草各 40g，麻黄、杏仁各 30g，地龙 60g，肉桂 20g，沉香 9g，冰片 10g 等组成。按照黑膏药传统的熬制方法，制成每贴重 8g，内含生药 5g。贴前用小火将膏药熏烤至软绵程度，然后敷贴于穴位。5 天换 1 次，3 次为 1 个疗程。

7. 艾灸法

处方：大椎、肺俞、肾俞、膏肓俞。

操作：患者俯卧位，穴位消毒后，将麦粒大的艾炷放在穴位上，点燃艾炷的上端，燃尽为止，或隔药灸（如生姜、白芥子等），每次每穴灸 3～5 壮，隔日 1 次，10 次为 1 疗程。

8. 内服中药法

处方一：山萸肉 10g，熟地 10g，淮山药 10g，泽泻 10g，丹皮 10g，茯苓 10g，紫菀 10g，五味子 5g，枸杞子 10g，杏仁 10g。如有明显畏寒、语音低微、且痰清稀者，可加干姜 10g、党参 10g、细辛 3g；如痰稠、色黄且呼吸音粗而响亮者，可加全瓜蒌 10g、半夏 10g。

服法：每日 1 剂，每剂煎 2 次，14 天为 1 个疗程。

处方二：生脉饮（市售）。

服法：每次 10ml，每天 2 次×7 天。

9. 康复锻炼法

（1）引体向上　6 个×2 组，每天 2 次×60 天。

（2）鼓胸式　10 分钟×2 组，每天 2 次×60 天。

（3）挺胸式　10 分钟×2 组，每天 2 次×60 天。

（4）搓腰式　10 分钟×2 组，每天 2 次×60 天。

（5）搓脚心　10 分钟×2 组，每天 2 次×60 天。

【针刀术后康复护理】

1. 生活起居护理

久病体虚，肺气不足，卫表不固，易外感六淫。秋冬季节，天气寒冷，气温骤降，寒邪易于入侵，是慢支患者最易发病的季节，故应避风寒，防外邪。指导患者注意保暖，适时更换衣服，以适应气候变化，预防感冒。居住环境应清洁安静，居室阳光要充足，空气要新鲜流通。患者的生活习惯、清洁卫生与疾病有直接关系，故患者应戒烟酒，避免烟、尘的吸入，讲究卫生，保持口腔清洁，按时休息，起居有常。

2. 饮食护理

慢支患者的饮食宜清淡、营养丰富，禁食辛辣发物及生冷油腻之品，以防助湿生痰而诱发喘作。进食高蛋白食物，并补充维生素 A，如绿色新鲜蔬菜、水果、瘦肉、牛奶、鸡蛋等，少食多餐，勿食过饱。对二氧化碳增多的患者，糖的摄入应适当限制，否则可导致二氧化碳潴留，加重病情。平时可根据脾、肺、肾三脏虚的不同程度，调节饮食以补之，如多食红枣、鸡汤、糯米粥以补肺气；常食山药、扁豆、莲子汤以补脾气；羊肉、狗肉、核桃可壮阳，常食以补肾纳气等。秋季气候干燥，适当辅加些补阴润肺的食物，如莲子银耳羹、冰糖雪梨羹等，来补肺养气，生津润燥。

3. 情志护理

慢支患者由于疾病迁延不愈，常常情绪不好，易致病情加重，对健康的恢复极为不利，故应建立良好的护患关系，关心体贴患者。告知患者或家属针刀术前、术中、术后可能出现的情况，征得患者或家属同意后方可进行针刀手术。要嘱患者保持精神乐观，心胸开阔，避免情志失度，并嘱其家属应关心体贴患者，消除不良因素的刺激。

4. 对症处理和护理

痰多咯出不爽患者，可采用体位排痰法助其排痰，亦可用雾化吸入的方法。针刀术时，应注意针刀进入的深度和方向，同时密切注意患者的呼吸情况，并不断询问患者有无胸闷、心慌、头晕等情况，若患者出现心慌、胸闷和呼吸困难等不适时，要考虑血气胸的可能性，应立即拔出针刀，用干棉球压迫进针部位，必要时可拍胸片以明确诊断，并及时对症处理。此外对于属于胸椎关节位置变化者，针刀和手法治疗后，让患者仰卧位，在第 3 胸椎处垫一条毛巾，卧床休息 1～2 周。

5. 健康教育

指导患者掌握慢支的有关知识和发病规律，坚持治疗，防止病情反复。可经常在背部第 3 胸椎处进行热疗，平时应注意保暖。指导患者及时合理的应用各种药物，特别是抗生素不可滥用，对于服中药者，应嘱其饭后服，以避免对胃的刺激，又可延缓中药停留时间，增大疗效，服药后勿立即饮浓茶、牛奶，以免影响疗效。指导患者进行呼吸锻炼和身体锻炼，提高机体的免疫力。

第二节　支气管哮喘

【概述】

中华医学会呼吸病学会在 1997 年 4 月在青岛召开的第二届全国哮喘会议规定哮喘病的定义是：支气管哮喘是由嗜酸性粒细胞、肥大细胞、T 淋巴细胞等多种炎性细胞参与的气道慢性炎症。这种炎症使易感者对各种激发因子具有气道高反应性，并可引起气道缩窄，表现为反复发作的喘息、呼吸困难、胸闷或咳嗽等症状，常在夜间和（或）清晨发作、加剧，常常出现广泛多变的可逆性气流受限，多数患者可自行缓解或经治疗缓解。

支气管哮喘是世界范围内最为常见的慢性呼吸道疾病，据保守估计全世界至少有 1 亿人以上患有哮喘病。我国不完全统计也有近 2500 万哮喘患者。近年来，因其患病率（尤其是儿童）及死亡率均呈上升趋势，哮喘已成为严重的公共卫生问题。

【临床应用解剖】

参见第一章第一节颈部和第二节背部针刀应用解剖的相关内容。

【病因病理】

1. 病因

哮喘的病因还不十分清楚，大多认为是多基因遗传有关的变态反应性疾病，环境因素对发病也起重要的作用。

（1）遗传因素　许多调查资料表明，哮喘患者亲属患病率高于群体患病率，并且亲缘关系越近，患病率越高；患者病情越严重，其亲属患病率也越高。目前，对哮喘的相关基因尚未完全明确，但有研究表明，有多位点的基因与变态反应性疾病相关。这些基因在哮喘的发病中起着重要作用。

（2）促发因素　环境因素在哮喘发病中也起到重要的促发作用。相关的诱发因素较多，包括吸入性抗原（如：尘螨、花粉、真菌、动物毛屑等）和各种非特异性吸入物（如：二氧化硫、油漆、氨气等）；感染（如病毒、细菌、支原体或衣原体等引起的呼吸系统感染）；食物性抗原（如鱼、虾蟹、蛋类、牛奶等）；药物（如心得安、阿司匹林等）；气候变化、运动、妊娠等都可能是哮喘的诱发因素。

2. 发病机制

哮喘的发病机制不完全清楚。多数人认为，变态反应、气道慢性炎症、气道反应性增高及植物神经功能障碍等因素相互作用，共同参与哮喘的发病过程。

（1）变态反应　当变应原进入具有过敏体质的机体后，通过巨噬细胞和 T 淋巴细胞的传递，可刺激机体的 B 淋巴细胞合成特异性 IgE，并结合于肥大细胞和嗜碱性粒细胞表面的高亲和性的 IgE 受体。若过敏原再次进入体内，可与肥大细胞和嗜碱性粒细胞表面的 IgE 交联，从而促发细胞内一系列的反应，使该细胞合成并释放多种活性介质导致平滑肌收缩、黏液分泌增加、血管通透性增高和炎症细胞浸润等。炎症细胞在介质的作用下又可分泌多种介质，使气道病变加重，炎症浸润增加，产生哮喘的临床症状。

根据过敏原吸入后哮喘发生的时间，可分为速发型哮喘反应（immediate asthmatic reaction，IAR）、迟发型哮喘反应（late asthmatic reaction，LAR）和双相型哮喘反应（diphase asthmatic reaction，DAR）。IAR几乎在吸入过敏原的同时立即发生反应，15～30分钟达高峰，2小时后逐渐恢复正常。LAR约6小时左右发病，持续时间长，可达数天。而且临床症状重，常呈持续性哮喘表现，肺功能损害严重而持久。LAR的发病机制较复杂，不仅与IgE介导的肥大细胞脱颗粒有关，主要是气道炎症反应所致。现在认为哮喘是一种涉及多种炎症细胞相互作用、许多介质和细胞因子参与的一种慢性气道炎症疾病。LAR主要与气道炎症反应有关。

（2）气道炎症　气道慢性炎症被认为是哮喘的基本的病理改变和反复发作的主要病理生理机制。不管哪一种类型的哮喘，哪一期的哮喘，都表现为以肥大细胞，嗜酸性粒细胞和T淋巴细胞为主的多种炎症细胞在气道的浸润和聚集。这些细胞相互作用可以分泌出数十种炎症介质和细胞因子。这些介质、细胞因子与炎症细胞互相作用构成复杂的网络，相互作用和影响，使气道炎症持续存在。当机体遇到诱发因素时，这些炎症细胞能够释放多种炎症介质和细胞因子，引起气道平滑肌收缩，黏液分泌增加，血浆渗出和黏膜水肿。已知多种细胞，包括肥大细胞、嗜酸性粒细胞、嗜中性粒细胞、上皮细胞、巨噬细胞和内皮细胞都可产生炎症介质。主要的介质有：组胺、前列腺素、白三烯、血小板活化因子、嗜酸性粒细胞趋化因子、嗜中性粒细胞趋化因子、主要碱基蛋白、嗜酸性粒细胞阳离子蛋白、内皮素-1、粘附因子等。总之，哮喘的气道慢性炎症是由多种炎症细胞、炎症介质和细胞因子参与的，相互作用形成恶性循环，使气道炎症持续存在。其相互关系十分复杂，有待进一步研究。

（3）气道高反应性（air hyper reactivity，AHR）　表现为气道对各种刺激因子出现过强或过早的收缩反应，是哮喘患者发生发展的另一个重要因素。目前普遍认为气道炎症是导致气道高反应性的重要机制之一。气道上皮损伤和上皮内神经的调控等因素亦参与了AHR的发病过程。当气道受到变应原或其他刺激后，由于多种炎症细胞释放炎症介质和细胞因子，神经轴索反射使副交感神经兴奋性增加，神经肽的释放等，均与AHR的发病过程有关。AHR为支气管道哮喘患者的共同病理生理特征，然而出现AHR者并非都是支气管哮喘，如长期吸烟、接触臭氧、病毒性上呼吸道感染、慢性阻塞性肺疾病等也可出现AHR。

（4）神经机制　神经因素也认为是哮喘发病的重要环节。支气管受复杂的植物神经支配。除胆碱能神经、肾上腺素能神经外，还有非肾上腺素能非胆碱能（non-adrenergic non-cholinergic，NANC）神经系统。支气管哮喘与β-肾上腺素能受体功能低下和迷走神经张力亢进有关，并可能存在有α-肾上腺素能神经的反应性增加。NANC能释放舒张支气管平滑肌的神经介质，如血管肠激肽、一氧化氮，以及收缩支气管平滑肌的介质，如P物质、神经激肽等。两者平衡失调，则可引起支气管平滑肌收缩。

【临床表现】

1. 症状

与哮喘相关的症状有咳嗽、喘息、呼吸困难、胸闷、咳痰等。典型的表现是发作性伴有哮鸣音的呼气性呼吸困难。严重者可被迫采取坐位或呈端坐呼吸，干咳或咯大量白色泡沫痰，甚至出现紫绀等。哮喘症状可在数分钟内发作，经数小时至数天，用支气管扩张药或自行缓解。早期或轻症的患者多数以发作性咳嗽和胸闷为主要表现。这些表现缺乏特征性。哮喘的发病特征是：①发作性：当遇到诱发因素时呈发作性加重。②时间节律性：常在夜间及凌晨发作或加重。③季节性：常在秋冬季节发作或加重。④可逆性：平喘药通常能够缓解症状，可有明显的缓解期。认识这些特征，有利于哮喘的诊断与鉴别。

2. 体征

缓解期可无异常体征。发作期胸廓膨隆，叩诊呈过清音，多数有广泛的呼气相为主的哮鸣音，呼气延长。严重哮喘发作时常有呼吸费力、大汗淋漓、紫绀、胸腹反常运动、心率增快、奇脉等体征。

3. 实验室和其他检查

（1）血液常规检查　发作时可有嗜酸性粒细胞增高，但多数不明显，如并发感染可有白细胞数增高，分类嗜中性粒细胞比例增高。

（2）痰液检查　涂片在显微镜下可见较多嗜酸性粒细胞，可见嗜酸性粒细胞退化形成的尖棱结晶、黏液栓和透明的哮喘珠。如合并呼吸道细菌感染，痰涂片革兰染色、细胞培养及药物敏感试验有助于病原菌诊断及指导治疗。

（3）肺功能检查　缓解期肺通气功能多数在正常范围。在哮喘发作时，由于呼气流速受限，表现为第一秒用力呼气量（froced expiratory vdumein one second，FEV1），一秒率（FEV1/FVC%）、最大呼气中期流速（maximal mid-expiratory flow rate，MMER）、呼出 50%与 75%肺活量时的最大呼气流量（MEF50%与 MEF75%）以及呼气峰值流量（peak expiratory flow rate，PEFR）均减少。可有用力肺活量减少、残气量增加、功能残气量和肺总量增加，残气占肺总量百分比增高。经过治疗后可逐渐恢复。

（4）血气分析　哮喘严重发作时可有缺氧，PaO_2 和 SaO_2 降低，由于过度通气可使 $PaCO_2$ 下降，pH 值上升，表现为呼吸性碱中毒。如重症哮喘，病情进一步发展，气道阻塞严重，可有缺氧及 CO_2 潴留，$PaCO_2$ 上升，表现为呼吸性酸中毒。如缺氧明显，可合并代谢性酸中毒。

（5）胸部 X 线检查　早期在哮喘发作时可见两肺透亮度增加，呈过度充气状态；在缓解期多无明显异常。如并发呼吸道感染，可见肺纹理增加及炎症性浸润阴影。同时要注意肺不张、气胸或纵隔气肿等并发症的存在。

（6）特异性过敏原的检测　可用放射性过敏原吸附试验（RAST）测定特异性 IgE，过敏性哮喘患者血清 IgE 可较正常人高 2～6 倍。在缓解期可作皮肤过敏试验判断相关的过敏原，但应防止发生过敏反应。

【诊断要点】

1. 临床诊断依据

（1）反复发作的喘息、呼吸困难、胸闷或咳嗽，多与接触变应原、冷空气、物理、化学性刺激、病毒性上呼吸道感染、运动等有关。

（2）发作时在双肺可闻及散在弥漫性，以呼气相为主的哮鸣音，呼气相延长。

（3）用平喘药能明显缓解症状，或上述症状可自行缓解。

（4）排除其他疾病所引起的喘息、气急、胸闷和咳嗽。

（5）临床表现不典型者（如无明显喘息或体征）至少应有下列三项中的一项：①支气管激发试验或运动试验阳性；②支气管舒张试验阳性；③昼夜 PEF 变异率大于等于 20%。

符合 1～4 条或 4～5 条者可以诊断支气管哮喘。通过随诊治疗后的反应符合哮喘的规律，可以确定诊断。

2. 协助哮喘确诊的检查

症状不典型者（如无明显喘息和体征），应按具体情况选择下列检查，至少应有下列三项中的一项阳性，结合平喘治疗能明显缓解症状和改善肺功能，可以确定诊断。

（1）支气管激发试验或运动试验阳性。支气管激发试验常采用组织胺或乙酰甲胆碱吸入法。吸入组织胺累积剂量 $\geq$ 7.8mol 或乙酰甲胆碱浓度 8mg/ml 以内，肺通气功能（FEV1）下降 20% 者为气道高反应性，是支持支气管哮喘的有力证据，一般适用于通气功能在正常预计值的 70% 或以上的患者。

（2）支气管舒张试验阳性。吸入激动剂后 15 分钟，或强化平喘治疗（包括激素的使用，故亦称激素试验）1～2 周后，FEV1 增加 15% 以上，且绝对值增加 $\geq$ 200ml 为阳性，适用于发作期，FEV1<60% 的正常预计值者。

（3）PEFR 日内变异率或昼夜波动率 $\geq$ 20%。由于哮喘的临床表现并非哮喘特有，所以在建立诊断的同时，需要排除其他疾病所引起的喘息、胸闷和咳嗽。

【针刀治疗】

（一）治疗原则

依据针刀医学关于慢性软组织损伤病因病理学的理论、关于脊柱区带病因学的理论以及与肺脏有关的解剖学的定位，认为该病的根本病因不在肺脏的本身，而在 C_7～T_3 周围的软组织损伤，导致相应节段脊柱发生错位，影响支配肺的自主神经的正常功能所致。根据软组织损伤病理构架的网眼理论，通过针刀对脊背部的软组织损伤进行整体松解，配合手法及适当的药物，来纠正自主神经受牵拉卡压的问题，使收缩的支气管得以扩张。

（二）操作方法

1. 第 1 次针刀松解下列穴位

（1）松解大椎穴

①体位　俯卧位，肩关节及髂嵴部置棉垫，以防止呼吸受限。

②体表定位　C_7～T_1 棘突间。

③消毒　在施术部位，用碘伏消毒 2 遍，然后铺无菌洞巾，使治疗点正对洞巾中间。

④麻醉　用 1% 利多卡因局部浸润麻醉，每个治疗点注药 1ml。

⑤刀具　使用 Ⅰ 型针刀。

⑥针刀操作（图 6-6）　在 C_7～T_1 棘突间定位，刀口线与脊柱纵轴平行，按针刀四步进针规程进针刀，针刀经皮肤、皮下组织，深度 3～5mm，纵行疏通 2～3 刀。

（2）松解肺俞穴

①体位　俯卧位，肩关节及髂嵴部置棉垫，以防止呼吸受限。

②体表定位　T_3～T_4棘突间旁开 1.5 寸。

③消毒　在施术部位，用碘伏消毒 2 遍，然后铺无菌洞巾，使治疗点正对洞巾中间。

④麻醉　用 1%利多卡因局部浸润麻醉，每个治疗点注药 1ml。

⑤刀具　使用Ⅰ型针刀。

⑥针刀操作（图 6-7）　在双侧 T_3～T_4棘突间旁开 1.5 寸定位，刀口线与脊柱纵轴平行，按针刀四步进针规程进针刀，针刀经皮肤、皮下组织，深度达肋骨骨面，纵行疏通 2～3 刀。

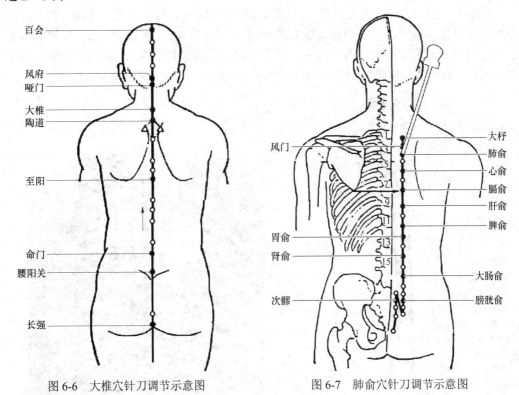

图 6-6　大椎穴针刀调节示意图　　　　图 6-7　肺俞穴针刀调节示意图

（3）松解膏肓穴

①体位　俯卧位，肩关节及髂嵴部置棉垫，以防止呼吸受限。

②体表定位　T_4～T_5棘突间旁开 3 寸。

③消毒　在施术部位，用碘伏消毒 2 遍，然后铺无菌洞巾，使治疗点正对洞巾中间。

④麻醉　用 1%利多卡因局部浸润麻醉，每个治疗点注药 1ml。

⑤刀具　使用Ⅰ型针刀。

⑥针刀操作（图 6-8）　在双侧 T_4～T_5棘突间旁开 3 寸定位，刀口线与脊柱纵轴平行，按针刀四步进针规程进针刀，针刀经皮肤、皮下组织，深度达肋骨骨面，纵行疏通 2～3 刀。

2. 第 2 次针刀松解 C_7～T_1、T_1～T_2周围的粘连瘢痕

（1）体位　俯卧位，肩关节及髂嵴部置棉垫，以防止呼吸受限。

（2）体表定位　C_7～T_1、T_1～T_2棘突及周围。

（3）消毒　在施术部位，用碘伏消毒 2 遍，然后铺无菌洞巾，使治疗点正对洞巾中间。

（4）麻醉　用 1% 利多卡因局部浸润麻醉，每个治疗点注药 1ml。

（5）刀具　使用Ⅰ型针刀。

（6）针刀操作（图 6-9）

①第 1 支针刀松解 $C_7 \sim T_1$ 棘上韧带、棘间韧带及多裂肌止点的粘连瘢痕　在 T_1 棘突顶点定位，刀口线与人体纵轴一致，刀体先向头侧倾斜 45°，与胸椎棘突呈 60° 角，按针刀四步进针规程进针刀，针刀经皮肤、皮下组织，直达棘突骨面，纵疏横剥 2～3刀，范围不超过 0.5cm，然后将针刀体逐渐向脚侧倾斜与胸椎棘突走行方向一致，先沿棘突骨面分别从棘突左、右侧向椎板方向铲剥 2～3 刀，深度达棘突根部，以松解多裂肌止点的粘连瘢痕。再退针刀到棘突表面，调转刀口线 90°，从 T_1 棘突上缘骨面向上沿 C_7 和 T_1 棘间方向用提插刀法切割棘间韧带 2～3 刀，范围不超过 0.5cm。

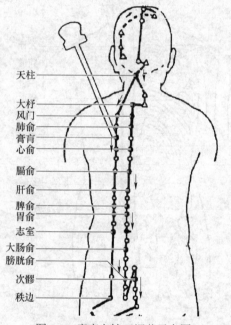

图 6-8　膏肓穴针刀调节示意图

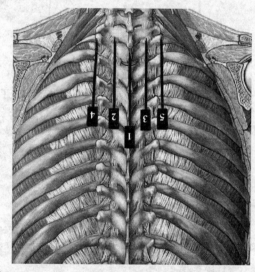

图 6-9　$C_7 \sim T_1$ 与 $T_1 \sim T_2$ 周围粘连瘢痕针刀松解示意图

②第 2 支针刀松解 $C_7 \sim T_1$ 左侧关节突关节韧带的粘连瘢痕　在 $C_7 \sim T_1$ 棘间旁开1.5～1.8cm 定位，刀口线与人体纵轴一致，针刀体与皮肤呈 90° 角，按针刀四步进针规程进针刀，针刀经皮肤、皮下组织，到第 1 胸椎椎板，沿椎板上缘缓慢进针刀，当针刀有韧性感时，即到达 $C_7 \sim T_1$ 左侧关节突关节韧带的粘连瘢痕，提插切割 2～3 刀，范围不超过 2mm。

③第 3 支针刀松解 $C_7 \sim T_1$ 右侧关节突关节韧带的粘连瘢痕　针刀松解方法与第 2支针刀相同。

④第 4 支针刀松解左侧 T_1 肋横突关节囊韧带　在 $C_7 \sim T_1$ 棘间旁开 2～3cm 进针刀，刀口线与人体纵轴一致，针刀体与皮肤呈 90° 角，按针刀四步进针规程进针刀，针刀经皮肤、皮下组织、胸腰筋膜浅层、骶棘肌达横突骨面，沿横突骨面向外到横突尖部，纵疏横剥 2～3 刀，范围不超过 2mm。

⑤第 5 支针刀松解右侧 T_1 肋横突关节囊韧带　针刀松解方法参照第 4 支针刀松解方法。

⑥$T_1 \sim T_2$ 周围的粘连瘢痕的针刀松解　参照 $C_7 \sim T_1$ 针刀松解方法进行。

（7）注意事项

①做胸椎针刀松解术，为了避免针刀进入椎管而损伤脊髓，在后正中线上松解棘上韧带和棘间韧带时，应按以下步骤进行操作。进针时，刀体向头侧倾斜45°，与胸椎棘突呈60°角，针刀直达胸椎棘突顶点骨面；对棘突顶点的病变进行松解，要进入棘间，松解棘间韧带，必须退针刀于棘突顶点的上缘，将针刀体逐渐向脚侧倾斜与胸椎棘突走行方向一致，才能进入棘突间，切棘间韧带的范围限制在 0.5cm 以内，以免切入椎管，否则针刀的危险性明显加大。

②凡高热、喘急、声高者针刀均快速横行；凡无热、喘息无力、声音低微者，针刀均慢速纵行。

③如果定位困难，需要在 X 透视下进行定位后再进行针刀手术，不能盲目定点作针刀松解，否则可能引起胸腔内脏器官受损，造成严重的并发症和后遗症。

【针刀术后手法治疗】

（1）C_7、T_1 有错位的患者，针刀术后即用俯卧推压手法进行整复。

（2）电生理线路功能紊乱者，无需手法治疗。

抗生素常规预防感染 3 天，对伴有肺部感染的患者须请内科会诊，哮喘发作期，按西医支气管解痉方案用药。

【针刀术后康复治疗】

（一）目的

针刀整体松解术后康复治疗的目的是进一步调节胸背部的弓弦力学系统的力平衡，促进局部血液循环，加速局部的新陈代谢有利于损伤组织的早期修复。

（二）原则

支气管哮喘针刀术后48～72 小时后可选用下列疗法进行康复治疗。

（三）方法

1. 毫针法

处方一：肺俞、大椎、风门、定喘。

操作：穴位常规消毒。肺俞、定喘、风门直刺 0.5～0.8 寸；大椎直刺 1～1.3 寸。留针 20 分钟左右，用提插捻转平补平泻法行针 2～3 次。发作期每日治疗 1 次，喘平后隔日 1 次，10 次为 1 疗程。休息 1 周继续治疗 1～2 疗程。

处方二：大椎、风门、肺俞、膻中。

操作：穴位常规消毒。肺俞、风门直刺 0.5～0.8 寸，膻中用平刺 1～1.5 寸，大椎直刺 1～1.3 寸。留针 20 分钟左右，行针 2～3 次，施以平补平泻手法，每日针刺 1 次，喘平后，听诊哮鸣音消失，可改为隔日 1 次，10 次为 1 疗程。

处方三：天突、肺俞、定喘、尺泽、列缺、丰隆。

操作：天突穴先进针 0.2 寸，然后沿胸骨壁向下刺 1 寸，得气出针，不留针。定喘、肺俞直刺 0.5 寸，尺泽、丰隆直刺进针 1 寸，均施提插捻转平补平泻法。每日 1 次。

2. 电针法

处方：孔最、鱼际、定喘、肺俞。

操作：每次选 2～4 穴，各穴交替使用。针刺得气后接 G6805 电针仪，刺激量由中等刺激逐渐增加到强刺激，每次 15～60 分钟。

3. 三棱针法

处方：肘窝（曲池）、腘窝（委中）、背部俞穴、耳后静脉、少商、鱼际、太阳。

操作：肘窝及腘窝缓刺静脉放血；少商、鱼际、耳后静脉点刺出血。背俞及太阳刺后拔罐 2～3 分钟。每日 1～2 次或隔日 1 次。每 5～10 次为 1 疗程。

4. 穴位埋线法

处方：定喘、膻中、身柱、足三里、丰隆。

操作：取 5mm 长羊肠线穿入 6 号注射针尖端，将 28 号针灸针磨平针尖代作针芯，穿入 6 号注射针内备用。穴位常规消毒，用注射针迅速穿透皮肤刺入肌层，得气后，边退针头，边推针芯，将羊肠线埋入皮下，出针后，用消毒纱布覆盖，胶布固定保留 2 日。每次埋线 1 穴，隔 2 个月埋线 1 次。

5. 穴位敷贴法

处方一：定喘、风门、肺俞、心俞、膈俞、厥阴俞。

操作：取白芥子、甘遂各 18g，玄胡、细辛各 10g，半夏 8g，共研细末，用生姜汁调成糊状（以上为 1 人 3 次量）。治疗时将药膏分摊在 6 块边长为 6cm 的方玻璃纸上（药膏直径为 3cm），第 1 次贴于双侧肺俞、心俞、定喘穴上，胶布固定，第 2 次贴于双侧厥阴俞、风门、膈俞穴上，两组穴位交替使用。于三伏天贴药，选每伏第 1 天，共贴 3 次，每次间隔 10 日，连贴 3 年为 1 疗程。

处方二：肺俞、膈俞、肾俞、膻中、足三里、丰隆。

操作：药物由生半夏、炙白芥子、甘遂、细辛、麝香、生姜汁等组成，研成粉末，用生姜汁调成膏状，制成咳喘膏，敷贴于穴位上。一般每次贴 3～4h，贴治时间分别于每年夏季初伏、中伏、末伏的第 1 日，亦可在伏期内随到随贴，每伏 1 次。连贴 3 年为 1 疗程。

6. 艾灸法

处方一：大椎、风门、膻中、天突。

操作：用艾条灸，温和灸法，每穴灸 5～10 分钟，以皮肤微红，发热为度。每日灸治 1 次，10 次为 1 疗程。

处方二：膏肓俞、肺俞、定喘、足三里。

操作：用细艾绒制成麦粒大艾炷，直接置于穴位上灸治，燃尽自灭，每穴灸 5～9 壮，灸后敷以膏药，保持疮口清洁，有 20～30 日的化脓期。间日灸治 1 次，2 月为 1 个疗程。

7. 康复锻炼法

（1）引体向上 6 个 ×2 组，每天 2 次 ×60 天。

（2）鼓胸式 10 分钟 ×2 组，每天 2 次 ×60 天。

（3）挺胸式 10 分钟 ×2 组，每天 2 次 ×60 天。

（4）搓腰式　10 分钟 ×2 组，每天 2 次 ×60 天。

（5）搓脚心　10 分钟 ×2 组，每天 2 次 ×60 天。

【针刀术后护理】

1. 生活起居护理

久病体虚，肺气不足，卫表不固，易外感六淫。秋冬季节，天气寒冷，气温骤降，寒邪易于入侵，是支气管哮喘患者最易发病的季节，故应避风寒，防外邪。指导患者注意保暖，适时更换衣服，以适应气候变化，避免受凉及上呼吸道感染。宜半卧位，居住环境应清洁安静，居室阳光要充足，空气要新鲜流通，居室内禁放花、草、地毯等，以减少对患者的不良刺激。患者的生活习惯、清洁卫生与疾病有直接关系，故患者应戒烟酒，避免烟、尘的吸入，讲究卫生，保持口腔清洁，按时休息，起居有常。

2. 饮食护理

支气管哮喘患者的饮食宜营养丰富清淡饮食，多饮水，多吃水果和蔬菜，禁食辛辣发物及生冷油腻之品，忌食诱发患者哮喘的食物，如鱼、虾等，以防助湿生痰而诱发喘作。多吃如绿色新鲜蔬菜、水果、瘦肉、牛奶、鸡蛋等，以适当补充高蛋白与维生素，少食多餐，勿食过饱。平时可根据脾肺肾三脏虚的不同程度，调节饮食以补之，如多食红枣、鸡汤、糯米粥以补肺气；常食山药、扁豆、莲子汤以补脾气；羊肉、狗肉、核桃可壮阳，常食以补肾纳气等。

3. 情志护理

支气管哮喘患者由于疾病迁延不愈，常常情绪不好，易致病情加重，对健康的恢复极为不利，故应建立良好的护患关系，关心体贴患者。告知患者或家属针刀术前、术中、术后可能出现的情况，征得患者或家属同意后方可进行针刀手术。要嘱患者保持精神乐观，心胸开阔，避免情志失度，并嘱其家属应关心体贴患者，消除不良因素的刺激。

4. 对症处理和护理

痰多咯出不爽患者，可采用体位排痰法助其排痰，亦可用雾化吸入的方法。针刀术时，应注意针刀进入的深度和方向，同时密切注意患者的呼吸情况，并不断询问患者有无胸闷、心慌、头晕等情况，若患者出现心慌、胸闷和呼吸困难等不适时，要考虑血气胸的可能性，应立即拔出针刀，用干棉球压迫进针部位，必要时可拍胸片以明确诊断，并及时对症处理。

5. 健康教育

指导患者认识、了解支气管哮喘的有关知识和发病规律，树立战胜疾病的信心，自觉与医生配合，防止病情反复。可经常在背部第 3 胸椎处进行热疗，平时应注意保暖。指导患者进行呼吸锻炼和身体锻炼，提高机体的免疫力。患者还应注意饮食调节，寻找过敏原，避免接触过敏原。生活起居要有规律，同时注意个人卫生习惯。

第三节　慢性胃炎

【概述】

慢性胃炎系指不同病因引起的胃黏膜的慢性炎症或萎缩性病变，其实质是胃黏膜上皮遭受反复损害后，由于黏膜特异的再生能力，以致黏膜发生改建，且最终导致不可逆的固有胃腺体的萎缩，甚至消失。本病十分常见，约占接受胃镜检查患者的 80%～90%，男性多于女性，随年龄增长发病率逐渐增高。

早在 1728 年 Stahl 首先提出慢性胃炎的概念。20 世纪中期 Schindler 按胃镜形态学观察将慢性胃炎分为浅表性、萎缩性、肥厚性胃炎和伴随其他疾病的胃炎。所谓肥厚性胃炎，过去由胃镜诊断者多未能由活检病理证实，因而目前该名词已废弃不用。Wood 又将慢性胃炎分为浅表性、萎缩性及胃萎缩。纤维胃镜问世以来对胃炎的研究更加深入。1973 年 Whitehead 从病理角度，按部位、程度、活动性及有无肠腺化生进行分类。1973 年 Strckland 等主张以病变部位结合血清壁细胞抗体的检测结果作为依据，将慢性萎缩性胃炎分为 A 型（胃体炎、壁细胞抗体阳性）和 B 型（胃窦炎，壁细胞抗体阴性）。1982 年我国慢性胃炎学术会议将其分为慢性浅表性胃炎与慢性萎缩性胃炎、1990 年 Misiewicz 等根据内镜所见与活检病理结合又提出了悉尼系统分类法，由此可见慢性胃炎的分类方法繁多至今仍未统一。

【临床应用解剖】

一、胃的形态及分部

（一）形态

胃是一个囊状器官，与食管相连的近侧端较膨大，向远端逐渐缩窄，移行于十二指肠。故胃有入、出两个口、外观借助大、小弯被分为前、后二壁（图 6-10）。食管入胃的开口称为贲门。胃出口与十二指肠相移行，称为幽门。前、后二壁，系指朝向前上方

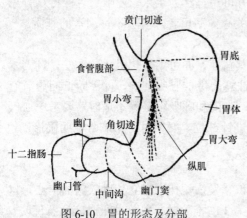

图 6-10　胃的形态及分部

者为胃前壁，朝向后下方者为胃后壁；前、后壁向上、下分别以弓状缘相接，上方者构成弓状凹缘，朝向右上方，称胃小弯；小弯近幽门处常出现一角形弯曲，称角切迹。下方的弓状缘为凸缘，弓向左下方，称胃大弯，胃大弯长度约为小弯的 4 倍。胃大弯是食管腹部左缘的延续，自贲门开始就以锐角向左后上方，作弓状弯曲，逐渐向右续于幽门，食管与大弯起始之间的夹角，称贲门切迹。此处的内面，有与切迹一致的黏膜皱襞，称贲门皱襞，该皱襞具有掩盖贲门的作用。

（二）胃的分布

通常被分为四部分。贲门附近的区域，称贲门部，该部与胃其他部分之间无明显界限。自贲门向胃大弯所作水平线以上的区域，胃壁向上膨隆，其高度约 2.08cm，构成胃穹窿，又称胃底，水平线以下至幽门部之间的区域，称胃体，在与角切迹相对应的胃大弯侧，有一膨隆，由角切迹向该膨隆作一连线，连线的远侧至幽门之间的区域，称幽门部。

二、胃壁的结构

（一）黏膜

胃黏膜比消化管其他部位厚，为 0.3～1.5mm，其中幽门附近最厚，贲门附近相对较薄。通常胃黏膜柔软，表面平滑，生活状态下呈玫瑰色或浅灰红色，但幽门及贲门附近则色苍白，青年人较鲜艳。沿胃小弯常有 4～5 条呈纵行排列的胃襞，其间的纵沟，称为胃道（图 6-11）。

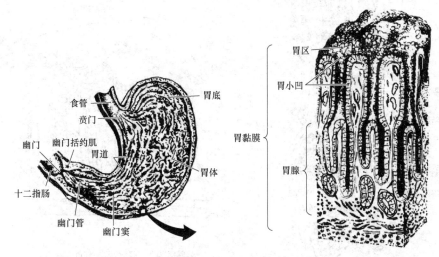

图 6-11　胃黏膜形态及结果

胃与十二指肠交界处，由于幽门括约肌的影响，致使该部黏膜形成环形皱襞，构成幽门窦。当括约肌收缩时，可封闭幽门，阻止胃内容物进入十二指肠。全部胃黏膜表面，均有很多浅沟，并交织成网状，将胃黏膜表面分隔成直径 1～6mm 的小丘，称为胃区（图 6-11）。区表面还可见许多下陷的小窝，称胃小凹。胃黏膜表面被覆以单层柱状上皮。食管黏膜的复层扁平上皮在贲门处突然变为单层柱状上皮，其境界非常分明，但二者的黏膜肌层仍相连续。胃的上皮甚薄，生活时胃黏膜呈淡玫瑰色。上皮细胞顶端有丰富的粘原颗粒，分泌后可在胃黏膜表面形成一层黏滑的保护层。胃上皮向固有膜内凹陷构成大量的胃腺，即胃底腺、贲门腺和幽门腺。各种胃腺的分泌物经胃小凹底部到达胃内，混合后形成胃液。现分述 3 种胃腺于下。

（1）贲门腺　分布于胃贲门附近 5～30mm 区域的固有膜内。为单管状腺或分支管状腺。胃贲门腺类似食管贲门腺，腺细胞呈柱状，属于黏液腺细胞，细胞核位于细胞基底部。腺细胞间夹有少量壁细胞和胃内分泌细胞。

（2）幽门腺　为分支管状腺，其分支较多，而且卷曲。管腔较大，腺细胞呈柱状，胞浆染色浅，细胞的分泌颗粒不显著，属于黏液腺细胞，分泌物呈弱碱性。细胞核呈扁圆形，位于细胞基底部。腺细胞间有时夹杂壁细胞和胃内分泌细胞。

（3）胃底腺　为单管状腺或有少数分支的管状腺。腺管长度和胃黏膜厚度近似，是产生胃液的主要腺体。胃底腺位于胃底和胃体的固有膜内。胃底腺由多种腺细胞组成，如主细胞、壁细胞、颈黏液细胞和胃内分泌细胞等（图6-12）。腺管开口于胃小凹底部，开口处较为狭窄，称为颈部，中间段称为体部，腺管底部膨大，接近黏膜肌层。固有膜为致密结缔组织。夹在胃腺之间，在结缔组织内含有血管、散在的平滑肌纤维，嗜酸性粒细胞、肥大细胞、浆细胞和淋巴细胞。偶见淋巴小结。黏膜肌层由内环行外纵行两层平滑肌组成。肌纤维可伸入固有膜腺体间，有收缩黏膜、促使分泌物排空的作用。

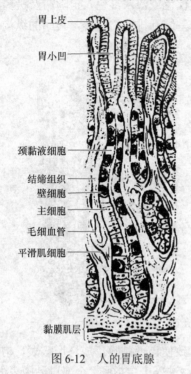

图6-12　人的胃底腺

胃上皮
胃小凹
颈黏液细胞
结缔组织
壁细胞
主细胞
毛细血管
平滑肌细胞
黏膜肌层

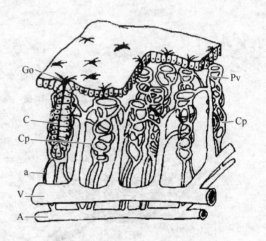

胃腺窝（C）；腺管周围毛细血管网（Cp）；
黏膜下动脉（A）；黏膜下静脉（V）；微动脉（a）；
毛细血管后微动脉（Pv）；腺口（Go）

图6-13　胃壁微血管构筑图

（二）黏膜下层

黏膜下层由疏松结缔组织构成，含有较大的血管、神经和淋巴管。

（三）肌层

胃壁的肌层甚厚，由外纵行、中环行和内斜行三层平滑肌构成。

外纵层是食管纵肌层的延续，肌纤维呈放射状排列，肌纤维束在胃大弯和胃小弯处增厚，在胃体前、后壁较稀疏。在幽门部纵层肌纤维分布较均匀，一部分肌纤维束与十二指肠环层肌纤维混合，与幽门的开启有关。中环层较纵肌层发达，该肌层在幽门处较厚，形成幽门括约肌。内斜层又称斜纤维层，为最内层的平滑肌纤维层。斜行肌纤维对胃具有较大的支持功能，当斜行肌收缩时，使胃小弯成空管状，以促进液体经过。

（四）浆膜

胃浆膜是腹膜的连续部分。表面被以间皮，其下为薄层疏松结缔组织，其中有血管和神经通过。在胃大、小弯的网膜附着处缺少浆膜。另外，在贲门附近的背侧面也缺少浆膜，因为胃壁在该部位与横膈的腹侧面直接相接。

三、胃的血管、淋巴管及神经

（一）胃的血液供应

胃的动脉供应主要来自腹腔干的胃左动脉、肝总动脉和脾动脉，其中沿胃小弯分布的有胃左动脉（直接来自腹腔干）和胃右动脉（来自肝总动脉）；沿胃大弯分布的有胃网膜左动脉（来自脾动脉）和胃网膜右动脉（来自肝总动脉）；分布至胃底的为胃短动脉（来自脾动脉）。以上诸动脉，在浆膜下除向浆膜发出各级分支，构成浆膜下毛细血管网外，浆膜下小动脉还发分支穿过肌层，在黏膜下层内广泛的分支，进行吻合，构成黏膜下微动脉丛。黏膜下动脉丛向肌层及黏膜分别供血（图6-13）。

肌层血液由黏膜下微动脉丛和浆膜下动脉同时供血，其血管构型主要形成肌层毛细血管网，胃壁各部的浆膜下静脉，依据动脉的供血范围，相应地沿胃小弯汇集成胃左静脉和胃右静脉；沿胃大弯汇集成胃网膜左、右静脉；沿胃底汇集成胃短静脉，最终均直接或间接注入门静脉。

（二）胃的淋巴管及其引流

伴随黏膜内腺管周围毛细血管，有丰富的毛细淋巴管网。该网与固有膜深层的毛细淋巴管汇集，并吻合成网，进入黏膜下层，在血管丛之间，再次吻合成淋巴管网，此时，管内出现新膜；黏膜下淋巴管网汇集成淋巴管，穿过肌层，接受肌层小淋巴管，最后达浆膜下汇集成浆膜下淋巴管网，离开胃壁组成淋巴集合管，伴随胃大小弯相关的动脉而行，其形态和结构均与小静脉类似。

（三）胃的神经

胃的神经按纤维性质主要包括内脏运动（传出）纤维和内脏感觉（传入）纤维两种。其中前者主要来自交感神经和迷走神经的副交感性纤维，后者则是随着这两种神经向中枢传入的内脏感觉纤维。通常胃的痛觉传入纤维，随交感神经传入，而饥饿、恶心和内脏反射的感受，则通过迷走神经传入纤维传导。交感神经和副交感神经进入胃壁后，在壁内形成两组神经丛，如在纵、环肌层之间形成细密的肌间神经丛，相当于肠壁内的duerbach 神经丛，主要支配胃壁的平滑肌活动；在黏膜下层内形成黏膜下神经丛（称meissner 神经丛），主要分布于腺体，支配腺体活动。它们由近及远端分别移行于食管和肠管的相应神经丛。在该丛内分布有许多神经节细胞。

1. 交感神经

交感神经节前纤维起自脊髓 $T_6 \sim T_8$ 节段的中间外侧核，随着相应的脊神经的前根，穿过交感干，参与组成内脏大神经、达腹腔神经处；其节后纤维与右迷走神经腹腔支纤维共同组成若干次级神经丛，伴随腹腔干的分支形成肝丛、脾丛、胃上丛和胃下丛分布至胃的各部。如肝丛，袢附肝总动脉及其分支胃十二指肠动脉和胃网膜右动脉，组成胃下丛（胃网膜右丛）分布至胃大弯；脾丛袢附脾动脉，随其分支胃短动脉和胃网膜左动脉分布至胃大弯及胃底部；胃上丛或称胃左丛，袢附胃左动脉分布至胃小弯。

2. 副交感神经

来自迷走神经，其节前纤维始于延髓迷走神经背核。出颅后，经颈及胸部，伴随食管组成迷走神经前干和后干，经食管裂孔入腹腔，在贲门附近，前干发出肝支和胃支（包括贲门支、前胃大神经和幽门支），后干发出腹腔支和胃支（包括贲门支、后胃大神经和幽门支）。上述诸支均为迷走神经节前纤维，进入胃壁后，与壁内神经节广泛形成突触，再发出节后纤维分布至胃壁平滑肌和腺体。

【病因病理】

慢性胃炎的发生一般认为与周围环境的有害因素及易感体质有关。物理的、化学的、生物性的有害因素长期反复作用于易感人体即可引起本病。病因持续存在或反复发生即可形成慢性病变。

（1）物理因素　长期饮浓茶、烈酒、咖啡，过热、过冷、过于粗糙的食物，可导致胃黏膜的损伤。

（2）化学因素　长期大量服用非甾体类消炎药如阿司匹林、吲哚美辛等可抑制胃黏膜前列腺素的合成，破坏黏膜屏障；吸烟，烟草中的尼古丁不仅可影响胃黏膜的血液循环，还可导致幽门括约肌功能紊乱，造成胆汁反流；各种原因的胆汁反流均可破坏黏膜屏障。

（3）生物因素　细菌尤其是 Hp 感染，与慢性胃炎密切相关，其机理是 Hp 呈螺旋形，具鞭毛结构，可在黏液层中自由活动，并与黏膜细胞紧密接触，直接侵袭胃黏膜；并可产生多种酶及代谢产物如尿素酶及其代谢产物氨、过氧化物歧化酶、蛋白溶解酶、磷脂酶 A 等破坏胃黏膜；此外，Hp 抗体可造成自身免疫损伤。

（4）免疫因素　慢性萎缩性胃炎患者的血清中能检出壁细胞抗体（PCA），伴有恶性贫血者还能检出内因子抗体（IFA）。壁细胞抗原和 PCA 形成的免疫复合体，在补体参与下破坏壁细胞。IFA 与内因子结合后阻滞维生素 B_{12} 与内因子结合，导致恶性贫血。

（5）其他　心力衰竭、肝硬化合并门脉高压、营养不良都可引起慢性胃炎。糖尿病、甲状腺病、慢性肾上腺皮质功能减退和干燥综合征患者同时伴有萎缩性胃炎较多见。胃部其他疾病如胃液、胃息肉、胃溃疡等也常合并慢性萎缩性胃炎。遗传因素也已受到重视。

针刀医学研究认为，慢性胃炎的根本病因不在胃的本身，而是由于软组织损伤和相应胸椎的位移，使控制胃的交感神经和迷走神经受到牵拉和卡压，使胃的生理活动功能下降所引起的，或者是由于胃的本身劳损造成胃的微循环障碍和有关组织的挛缩所引起的。

以上方面的问题都可以使胃本身的新陈代谢减慢，因而得不到足够的营养补充。这是它的根本的病理变化，至于它所表现出来的慢性的炎性反应，只是胃的应激反应而已。

【临床表现】

慢性胃炎缺乏特异性症状，症状的轻重与胃黏膜的病变程度并非一致。大多数患者常无症状或有程度不同的消化不良症状如上腹隐痛、食欲减退、餐后饱胀、反酸等。萎缩性胃炎患者可有贫血、消瘦、舌炎、腹泻等，个别患者伴黏膜糜烂者上腹痛较明显，并可有出血。

【诊断要点】

（1）本病的诊断主要依赖于胃镜检查和直视下胃黏膜活组织检查。

①浅表性胃炎　黏膜充血、水肿，呈花斑状红白相间的改变，且以红为主，或呈麻

疹样表现，有灰白或黄白色分泌物附着，可有局限性糜烂和出血点。

②萎缩性胃炎 黏膜失去正常的橘红色，可呈淡红色、灰色、灰黄色或灰绿色，重度萎缩呈灰白色，色泽深浅不一，皱襞变细、平坦，黏膜下血管透视如树枝状或网状。有时在萎缩黏膜上见到上皮细胞增生而成的颗粒。萎缩的黏膜脆性增加，易出血，可有糜烂灶。

③慢性糜烂性胃炎 又称疣状胃炎或痘疹状胃炎，它常和消化性溃疡、浅表性或萎缩性胃炎等伴发，亦可单独发生。主要表现为胃黏膜出现多个疣状、膨大皱襞状或丘疹样隆起，直径 5～10mm，顶端可见黏膜缺损或脐样凹陷，中心有糜烂，隆起周围多无红晕，但常伴有大小相仿的红斑，以胃窦部多见，可分为持续型及消失型。在慢性胃炎悉尼系统分类中它属于特殊类型胃炎，内镜分型为隆起糜烂型胃炎和扁平糜烂型胃炎。

（2）实验室检查：

①胃酸测定 浅表性胃炎胃酸正常或偏低，萎缩性胃炎则明显降低，甚至缺乏。

②血液胃泌素含量测定 B 型胃炎含量一般正常，A 型胃炎常升高，尤其恶性贫血者上升更加明显。

③幽门螺杆菌检查 可通过培养、涂片、尿素酶测定等方法检查。

④其他检查 萎缩性胃炎血清中可出现壁细胞抗体、内因子抗体或胃泌素抗体。X线钡餐检查对慢性胃炎诊断帮助不大，但有助于鉴别诊断。

（3）针刀医学对慢性胃炎的诊断，除了依据西医学检查所提供的胃本身的病理变化情况以外，主要在进一步寻求慢性胃炎的根本病因。

①要拍摄上胸段的 X 线正侧位片，看相应节段的胸椎有无位置移动的变化。

②触压相应胸椎上、下、左、右的软组织有无压痛和结节，其范围在相应棘突的两侧各旁开 3 寸之内。

【针刀治疗】

（一）治疗原则

一是根据针刀医学关于脊椎区带病因学的理论，二是根据内脏的慢性软组织损伤的理论来进行治疗。

（二）操作方法

1. 第 1 次针刀松解相应脊柱有微小错位处

（1）体位 俯卧位。

（2）体表定位 T_5、T_6、T_7 微小移位处。

（3）消毒 在施术部位，用碘伏消毒 2 遍，然后铺无菌洞巾，使治疗点正对洞巾中间。

（4）麻醉 用 1%利多卡因局部浸润麻醉，每个治疗点注药 1ml。

（5）刀具 使用Ⅰ型针刀。

（6）针刀操作 根据 X 线胸椎的正侧位片，如在 T_5、T_6、T_7 有任何一个方向的微小移位（根据针刀影像学诊断原理读片），即在此椎体棘突与其上下相邻棘突的中点定两点，以此两点作 2 条与脊柱中线垂直的线，并在此 2 条线上以上述相邻棘突的中点为起点，向两侧各旁开 1～1.5cm 各定两点。共定 6 点。刀口线均和脊柱中线平行，针刀体均垂直于胸椎部位的平面，棘突间的两针刺入后，将针刀体略向下倾斜刺入 0.3～0.5cm，然后将刀口线转动 90°，沿刀口线纵行切开 2～3 刀即可。脊柱两侧 4 点刺入深度达肋横突关节囊，沿关节间隙切开数刀即可。

2. 第 2 次针刀松解局部的阳性压痛点

（1）体位　俯卧位。

（2）体表定位　T_5、T_6、T_7 压痛处。

（3）消毒　在施术部位，用碘伏消毒 2 遍，然后铺无菌洞巾，使治疗点正对洞巾中间。

（4）麻醉　用 1%利多卡因局部浸润麻醉，每个治疗点注药 1ml。

（5）针刀操作　如属于脊柱区带的软组织损伤，其范围在 T_5、T_6、T_7 上、下、左、右，在触诊有阳性点（如压痛、结节、条索等）处进针刀，将根据其阳性反应的走向决定刀口线的方向，如有结节、条索，就将其切开、刮碎。

3. 第 3 次针刀松解下列穴位

（1）中脘穴　在胸剑联合中点与脐连线的中点，针刀体和腹部平面垂直，刀口线和腹中线平行，刺入 0.3～0.5 寸深处，纵行剥离 3～4 下，如食欲不振者纵行剥离速度应缓慢，如经常感到饥饿者，纵行剥离后，行快速的横行剥离 5～6 下（图 6-14）。

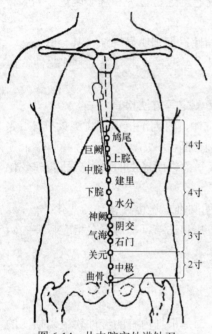

图 6-14　从中脘穴处进针刀

（2）内关穴　在前臂内侧腕横纹中点上 2 寸处，该点位于掌长肌与桡侧腕屈肌之间，针刀从此点刺入，针刀体垂直于前臂内侧面，刀口线和前臂中线平行，刺入 1～1.5 寸分深处，纵行剥离 3～4 下，如食欲不振者纵行剥离速度应缓慢；如经常感到饥饿者，纵行剥离后，即行快速的横行剥离 5～6 下（图 6-15）。

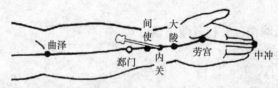

图 6-15　从内关穴处进针刀

（3）胃俞穴　在 T_{12} 棘突下向两侧各旁开 1.5 寸取 2 点，在此两点上进针刀，针刀体与背部皮肤垂直，刀口线和脊柱中线平行，刺入 0.7～1 寸深处，纵行剥离 3～4 下。如食欲不振者纵行剥离速度应缓慢；如经常感到饥饿者，纵行剥离后，即行快速横行剥离 5～6 下（图 6-16）。

（4）脾俞穴　在 T_{11} 棘突下向两侧各旁开 1.5 寸取2 点，在此两点上进针刀，针刀体与背部皮肤垂直，刀口线和脊柱中线平行，刺入 0.7～1 寸深处，纵行剥离 3～4 下。如食欲不振者纵行剥离速度应缓慢；如经常感到饥饿者，纵行剥离后，即行快速的横行剥离 5～6 下（图 6-16）。

【针刀术后手法治疗】

1. 相关椎体位移，立即进行胸椎整复手法治疗。

2. 单纯电生理线路紊乱者，无需配合手法。

3. 脊柱区带软组织损伤者，在各个进针点处，指压 20 秒钟，以促进局部的微循环，使电生理线路能够迅速恢复。

【针刀术后康复治疗】

（一）目的

针刀整体松解术后康复治疗的目的是进一步调节背及腹部的弓弦力学系统的力平衡，促进局部血液循环，加速局部的新陈代谢有利于损伤组织的早期修复。

（二）原则

慢性胃炎针刀术后 48～72 小时后可选用下列疗法进行康复治疗。

（三）方法

1. 毫针法

处方一：中脘、足三里。肝气犯胃加阳陵泉、内关；脾胃虚寒加脾俞、胃俞。

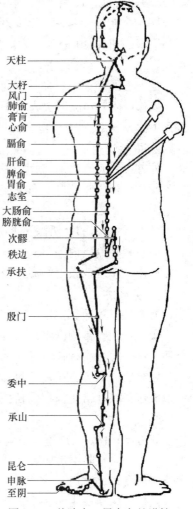

图 6-16　从脾俞、胃俞穴处进针刀

操作：中脘、足三里用平补平泻法，内关、阳陵泉用透天凉泻法，脾俞、胃俞用烧山火补法。每日 1 次，留针 30 分钟，每 10 分钟行针1 次，10 次为 1 疗程，疗程间隔 2 日。

处方二：中脘、内关、足三里、三阴交、T_5～T_9、T_{11}～T_{12} 夹脊穴；肝胃不和加期门、太冲。

操作：先针夹脊穴，留针 15 分钟后，再针其他穴，留针 30 分钟。每日 1 次，10次为 1 疗程。

处方三：胃俞、中脘、内关、曲池、足三里。

操作：选取 30 号 1～1.5 寸毫针。针刺胃俞穴时，针尖向着脊柱方向，斜刺 0.5 寸，得气后行补法；中脘直刺 0.8 寸，得气后行平补平泻手法；内关直刺 1 寸，得气后行平补平泻手法；曲池直刺 1.5 寸，得气后行泻法。足三里直刺 1.5 寸，得气后行平补平泻手法，留针期间配合温针灸。每日 1 次，每次留针 30 分钟，连续 5 次，休息 2 天，4次为 1 个疗程。

处方四：期门、中脘、内关、阳陵泉、足三里、太冲。

操作：期门、内关、阳陵泉用泻法，刺期门时斜刺，以免伤及内脏；中脘、足三里平补平泻，留针 20 分钟。太冲用泻法，强刺激，留针 15 分钟。每日 1 次，10 次为 1 疗程。

处方五：脾俞、胃俞、气海、足三里、肝俞、行间。

操作：以上穴位每次选取 3～4 对穴，针刺得气后，施提插捻转泻法，留针 30 分钟。每日 1 次，15 次为 1 疗程。休息 5 日后，再行第 2 疗程。

2. 皮肤针法

处方一：T_6～T_{12} 两侧足太阳经背俞穴，上腹部任脉及足阳明胃经。

操作：用皮肤针自上向下依次叩打，手法宜轻，皮肤出现红晕即停。每日或隔日治疗 1 次。

处方二：T_5～T_{12} 两侧、上腹部、足三里、中脘、颌下、天枢，发热加合谷、大椎，痛甚加小腿外侧、内关。

操作：中度或较重刺激，反复叩打，重点叩打 T_5～T_{12} 两侧。每日 1 次。

3. 头针法

处方一：胃区。

操作：头针常规操作，将针刺入后，用小幅度快频率捻转 2～3 分钟，留针 5～10 分钟，再作第 2 次行针。操作 3 次取针。

处方二：额旁 2 线，直对瞳孔。

操作：头针常规消毒，自头临泣穴沿足少阳胆经向下针 1 寸，留针 3～5 分钟。

4. 耳针法

处方一：胃、皮质下、下脚端、神门、耳迷根，肝气犯胃加肝、脾，脾胃虚弱加脾、大肠、小肠，胃阳不足加脾、耳中，肝脾不和加脾、胰胆，胃络瘀阻加肾上腺、肝，饮食伤胃加食道、贲门。

操作：每次取主穴 3 个，配穴 1～2 个，局部常规消毒，毫针中等强度刺激。

处方二：胃、神门、交感、脾，配内分泌、皮质下、肝、肺、口。

操作：每次选 4～6 穴，中等强度刺激，留针 20 分钟，每日 1 次。针刺后可用王不留行籽贴压，随时按压刺激，2～3 日换 1 次。

处方三：脾、胃、肝、交感、神门、皮质下、大肠、小肠。

操作：每次选用 2～3 穴，耳郭常规消毒后，毫针刺，每日 1 次，或隔日 1 次。留针 15～30 分钟，10 次为 1 疗程。

5. 穴位注射法

处方一：中脘、胃俞、足三里。

操作：穴位局部常规消毒，用 5ml 注射器，将 10%当归注射液 4ml 吸入、摇匀，而后在中脘、胃俞、足三里直刺 10～30mm，针下有胀感时，回抽无回血，即可注入药液，每穴各 2ml。体质强壮者，强刺激，快推药液；体质虚弱者，轻刺激，慢推药液。每日或隔日 1 次，10 次为 1 疗程，休息 3 日再行下一疗程。

处方二：梁门、脾俞、大肠俞、足三里。

操作：用 10ml 注射器将黄芪注射液 4ml、复方当归注射液 4ml，于双侧梁门、脾俞、大肠俞直刺或向脊柱方向斜刺，深不超过 15mm，回抽无血后每穴各注入 1ml；于双侧足三里可刺入 25～30mm，提插得气后，回抽无回血，每穴各注入 1.5ml 药液。每次注射一侧穴位，左右穴位交替进行。隔日 1 次，12 次为 1 个疗程。

6. 穴位埋线法

处方一：第 1 组取中脘透上脘、梁门、胃俞透脾俞；第 2 组取建里透中脘、足三里透上巨虚。

操作：初诊用第 1 组穴，每次间隔 30 日，肠线若完全吸收，继用该组穴；若未完全吸收，选用第 2 组穴位。用 2%普鲁卡因局部麻醉，再将 0～1 号铬制羊肠线穿入三角缝针上，自中脘进针至肌层，于上脘穴出针，剪断肠线埋于肌层。左右梁门透刺、胃俞透脾俞等同上法。

处方二：胃俞、中脘、足三里、肝俞、脾俞、三阴交。

操作：穴位皮肤常规消毒，以 1%利多卡因在穴位处分别作浸润麻醉，造成局部约 1cm 直径的皮丘。将 00 号烙制羊肠线（0.8～1.0cm）装入经消毒的 9 号腰穿针（针芯尖端已磨平）前端内，腹部及背部的穴位在局部下方向上平刺，下肢穴位直刺，每个穴位进针 1.0～1.2 寸（膈俞斜刺 0.5～0.8 寸），行提插捻转得气后，边推针芯边退针管，使羊肠线埋入穴位皮下，线头不得外露，消毒针孔，外敷无菌敷料，胶布固定 24 小时。每半月治疗 1 次，共治疗 2 个月。

7. 康复锻炼法

（1）引体向上　6 个×2 组，每天 2 次×60 天。

（2）鼓胸式　10 分钟×2 组，每天 2 次×60 天。

（3）挺胸式　10 分钟×2 组，每天 2 次×60 天。

（4）搓腰式　10 分钟×2 组，每天 2 次×60 天。

（5）搓脚心　10 分钟×2 组，每天 2 次×60 天。

【针刀术后护理】

1. 生活起居护理

风寒之邪直中胃腑，会导致胃痉挛，故慢性胃炎患者要注意保暖、避风寒、慎起居。长期与周围环境中的有害物质接触也是致病的原因之一，所以患者的居住环境应该阳光充足，空气新鲜，流通性好。慢性胃炎患者胃功能较差，平素应戒烟酒。要讲究饮食卫生，养成良好的生活习惯，合理膳食，均衡营养，按时休息，保持精神愉快。

2. 饮食护理

慢性胃炎多由于饮食所伤，包括饥饱失常、饮食寒温不适、食物不洁、嗜食辛辣、饮酒等，故应提倡良好的饮食习惯。首先要定时，提倡少食多餐；其次要定量，不能饥饱失常和暴饮暴食，一般进食七八成饱即可；再则要细嚼慢咽，促进吸收并能减轻胃的负担；最后要忌食辛辣、饮酒，辛辣食物、酒能直接损伤胃黏膜。饮食宜软、宜烂、宜温，慢性胃炎的患者胃功能较差，软烂的食物能减轻胃的负担；饮食宜多样化，以充分摄取各种营养。禁食生冷寒湿之物，并加强保暖措施。

3. 情志护理

要热情接待患者，与患者诚恳友好的交谈，帮助患者正确认识和对待自己的疾病，减轻或消除其不良心理反应，增强患者战胜疾病的信心。要经常深入病房，有计划、有目的地与患者谈心，了解患者焦虑、忧伤的原因，进行有针对性的疏导、劝说，以减轻患者的心理压力，鼓励患者保持精神愉快，情绪开朗乐观，帮助患者学会掌握发病规律，积极配合治疗。告知患者或家属针刀术前、术中、术后可能出现的情况，征得患者或家属同意后方可进行针刀手术。

4. 对症处理和护理

对于针刀术前有胃脘痛甚者，可给予解痉止痛药物，如654-2等；属虚寒痛者，可用热水袋敷胃脘部，并注意全身保暖，或热服姜汤一碗，或用艾条悬灸中脘、足三里；反酸嗳气、胃酸分泌高者，可给予质子泵抑制剂阿美拉唑或碱性药物氢氧化铝凝胶口服；腹胀、食积者给予胃蛋白酶合剂或吗丁啉以增强胃蠕动，促进胃排空。呕吐者，注意观察呕吐物及其物质，呕吐停止后温开水漱口，并给予少量温热流质，药物给予胃复安，呕吐频繁或腹痛剧烈者，应暂时禁食，并给予支持对症治疗。

5. 健康教育

指导患者掌握慢性胃炎的有关知识和发病规律，坚持治疗，防止病情反复。指导患者平时注意调节情志、保持乐观，避免忧思、精神紧张等不良刺激，合理安排工作和学习，寒温、劳逸适宜。养成良好的饮食卫生习惯，不吸烟，不嗜酒，避免生冷、油腻、煎炸之食品，饮食有节，不暴饮暴食，并要持之以恒。要注意锻炼身体，以增强体质，平时亦可轻轻按摩上腹部或胃脘部，用拇指按摩百会、足三里及脾俞、胃俞穴，以增强脾功能，提高脾胃对病邪的防御能力。

第四节　消化性溃疡

【概述】

消化性溃疡主要指胃溃疡和十二指肠溃疡，是一种多发病、常见病。溃疡的形成有各种因素，其中酸性胃液对黏膜的消化作用是溃疡形成的基本因素，此病也因此得名。本病是全球性多发病，本病的总发病率可能占人口的10%～12%。

在大多数国家和地区，十二指肠溃疡比胃溃疡多见。男性多见，男女之比为（5.23～6.5）：1。本病可见于任何年龄，但以青壮年发病者居多。胃溃疡的发病年龄一般较十二指肠溃疡约迟10年，但60～70岁以上初次发病者也不在少数，女性患者的平均年龄比男性患者为高。

【临床应用解剖】

参见本章第三节慢性胃炎的相关内容。

【病因病理】

消化性溃疡的病因和发病机制尚未完全阐明，但经实验和临床研究表明本病涉及多种因素，包括胃酸分泌过多、幽门螺旋杆菌感染、胃黏膜的保护作用减弱、胃排空延迟和胆汁反流、胃肠肽的作用以及遗传、药物、环境和精神因素，其中前3类因素是引起消化性溃疡的主要环节。

由上述因素所致的溃疡多呈圆形或卵圆形，其边缘常因充血水肿而增厚，溃疡基底光滑而清洁，表面常覆以纤维素膜或纤维脓性膜。溃疡活动期其组织的病理改变由浅到深依次可分为4层，第1层为急性炎性渗出物，由坏死的细胞、组织碎片和纤维蛋白样物质组成。第2层为以中性粒细胞为主的非特异性细胞浸润所组成。第3层是肉芽组织，还有增生的毛细血管、炎症细胞和结缔组织成分。最底层为纤维样或瘢痕组织层，可扩展到肌肉的肌层甚至浆膜层。

以上是西医学对消化性溃疡病因病理的认识。根据针刀医学研究溃疡病的真正病因及其病理变化有如下2个方面的原因：

（1）从关于脊柱区带病因学的理论可知，损伤（主要是劳损）使相应的胸椎发生位移或软组织损伤变性，造成对控制胃功能的交感神经和迷走神经的牵拉、卡压，引起该神经的功能紊乱和功能低下。它的病理变化是在有关胃的交感神经和迷走神经的功能低下的时候，胃的生理功能极大地下降，即消化和吸收能力下降、胃的微循环障碍，这样胃黏膜受到各种食物的刺激损伤以后，就难以得到修复，造成本病。

（2）从关于内脏软组织损伤的理论可知，由于经常的暴食暴饮，胃长时间处于超负荷工作的状态下，胃本身过劳而损伤，从软组织损伤后的普遍的病理变化规律可知，胃本身将造成较大面积的瘢痕（这种瘢痕细小，但数量极多）、纤维挛缩，微循环和体液代谢通道被阻塞，此时如胃黏膜受到食物的刺激而损伤，胃黏膜就得不到修复，造成本病。

【临床表现】

1. 腹痛

本病患者少数可无症状，或以出血、穿孔等并发症的发生作为首诊症状，但绝大多数是以中上腹疼痛起病的。消化性溃疡疼痛特点如下：

（1）长期性 由于溃疡发生后可自行愈合，但每于愈合后又好复发，故常有上腹疼痛长期反复发作的特点。整个病程平均6～7年，有的可长达10～20年，甚至更长。

（2）周期性 上腹疼痛呈反复周期性发作，乃此种溃疡的特征之一，尤以十二指肠溃疡更为突出。中上腹疼痛发作可持续数日、数周或更长，继以较长时间的缓解。全年都可发作，但以春、秋季节发作者多见。

（3）节律性 溃疡疼痛与饮食之间的关系具有明显的相关性和节律性。十二指肠溃疡的疼痛好在二餐之间发生，持续不减直至下餐进食或服制酸药物后缓解。一部分十二指肠溃疡病人可发生半夜疼痛。胃溃疡疼痛的发生较不规则，常在餐后1小时内发生，经1～2小时后逐渐缓解，直至下餐进食后再复出现上述节律。

（4）疼痛部位 十二指肠溃疡的疼痛多出现于中上腹部，或在脐上方，或在脐上方偏左处；胃溃疡疼痛的位置也多在中上腹，但稍偏高处，或在剑突下和剑突下偏左处。

（5）疼痛性质 多呈钝痛、灼痛或饥饿样痛，一般较轻而能耐受，持续性剧痛提示溃疡穿透或穿孔。

2. 其他症状与体征

（1）其他症状 本病除中上腹疼痛外，尚可有唾液分泌增多、烧心、反胃、嗳酸、嗳气、恶心、呕吐等其他胃肠道症状。食欲多保持正常，但偶可因食后疼痛发作而惧食，以致体重减轻。全身症状可有失眠等神经官能症的表现，或有缓脉、多汗等植物神经系统不平衡的症状。

（2）体征 溃疡发作期中上腹部可有局限性压痛，程度不重，其压痛部位多与溃疡的位置基本相符。

3. 并发症

（1）大量出血　是本病最常见并发症，其发生率占本病患者的20%～25%，也是上消化道出血的最常见原因。并发于十二指肠溃疡者多于胃溃疡，而并发于球后溃疡者更为多见。

消化性溃疡出血的临床表现取决于出血的部位、速度和出血量。如十二指肠后壁溃疡，常可溃穿其毗邻的胰十二指肠动脉而致异常迅猛的大量出血；溃疡基底部肉芽组织的渗血或溃疡周围黏膜糜烂性出血，一般只致小量而短暂的出血。消化性溃疡出血速度快而量多者，则表现为呕血及柏油样便；如出血量少，出血速度慢而持久，则可表现为逐渐出现的低色素性小细胞性贫血和大便潜血阳性。短时间内的大量出血，可因血容量的锐减而致头昏、眼花、无力、口渴、心悸、心动过速、血压下降、昏厥，甚至休克。消化性溃疡并发出血前，常因溃疡局部的充血突然加剧而致上腹疼痛加重。出血后则可因充血减轻，以及碱性血对胃酸的中和与稀释作用，腹痛随之缓解。

（2）穿孔　溃疡穿透浆膜层而达游离腹腔即可致急性穿孔，如溃疡穿透与邻近器官、组织粘连，则称为穿透性溃疡或溃疡慢性穿孔。后壁穿孔或穿孔较小而只引起局限性腹膜炎时，称亚急性穿孔。

急性穿孔时，由于十二指肠或胃内容物流入腹腔，导致急性弥漫性腹膜炎，临床上突然出现剧烈腹痛。腹痛常起始于右上腹或中上腹，持续而较快蔓延至脐周，以至全腹。疼痛可放射至一侧肩部（大多为右侧）。腹痛可因翻身、咳嗽等动作而加剧，故病人常卧床，两腿卷曲而不愿移动。腹痛时常伴恶心和呕吐。病人多烦躁不安、面色苍白、四肢湿冷、心动过速。如穿孔发生于饱餐后，胃内容物漏出较多，则致腹肌高度强直，并有满腹压痛和反跳痛，肠鸣音减低或消失。肝浊音界缩小或消失，表示有气腹存在。如胃肠内容物流达盆腔，直肠指诊可探到右侧直肠凹陷处触痛。亚急性或慢性穿孔所致的症状不如急性穿孔剧烈，可只引起局限性腹膜炎、肠粘连或肠梗阻征象，并于短期内即可见好转。

（3）幽门梗阻　其发生原因通常是由于溃疡活动期，溃疡周围组织的炎性充血、水肿或反射性地引起幽门痉挛。此类幽门梗阻属暂时性，可随溃疡好转而消失；内科治疗有效，故称之功能性或内科性幽门梗阻。反之，由溃疡愈合，瘢痕形成和瘢痕组织收缩或与周围组织粘连而阻塞幽门通道所致者，则属持久性，非经外科手术而不能自动缓解，称之器质性或外科性幽门梗阻。由于胃潴留，病人可感上腹饱胀不适，并常伴食欲减退、嗳气、反酸等消化道症状，尤以饭后为甚。呕吐是幽门梗阻的主要症状，多于餐后30～60分钟后发生。呕吐次数不多，约每隔1～2日1次。1次呕吐量可超过1 L，内含发酵宿食。病人可因长期、多次呕吐和进食减少而致体重明显减轻。但不一定有腹痛，如有腹痛则较多发生于清晨，且无节律性。因多次反复大量呕吐，H^+和K^+大量丢失，可致代谢性碱中毒，并出现呼吸短促、四肢无力、烦躁不安，甚至发生手足搐搦症。空腹时上腹部饱胀和逆蠕动的胃型以及上腹部震水音，是幽门梗阻的特有体征。

【诊断要点】

（1）内镜检查　不论选用纤维胃镜或电子胃镜，均为确诊消化性溃疡的主要方法。在内镜直视下，消化性溃疡通常呈圆形、椭圆形或线形，边缘锐利，基本光滑，为灰白色或灰黄色苔膜所覆盖，周围黏膜充血、水肿，略隆起。

（2）X线钡餐检查　消化性溃疡的主要X线征象是壁龛或龛影，是钡悬液填充溃疡的凹陷部分所造成。在正面观，龛影呈圆形或椭圆形，边缘整齐。因溃疡周围的炎性水肿而形成环形透亮区。因溃疡纤维组织的收缩，四周黏膜皱襞呈放射状向壁龛集中，直达壁龛边缘。在侧面观，壁龛突出胃壁轮廓以外。龛影与胃腔的交界处，即溃疡口部，有时可显示一宽约1～2mm的透光细线。

胃溃疡的龛影多见于胃小弯，且常在溃疡对侧见到痉挛性胃切迹。十二指肠溃疡的龛影常见于球部。由于溃疡周围组织的炎症和局部痉挛等，X线钡餐检查时可发现局部压痛与激惹现象。溃疡愈合和瘢痕收缩，可使局部发生变形，尤多见于十二指肠球部溃疡，后者可呈三叶草形、花新样等变形，这些均为溃疡存在的间接征象。

（3）HP感染的检测　细菌培养是诊断HP感染最可靠的方法，革兰染色检查HP是一种快速简便的方法。组织尿素酶检测也是一种简便、快速的诊断方法。血清学检测采用酶联免疫吸附测定（ELISA）法，测定血清中抗HP抗体。其敏感性和特异性都比较好，可应用于流行病学调查，了解人群的感染情况。随着分子生物学技术的迅速发展，应用PCR技术，能特异地检出活检组织中的HP。

（4）胃液分析　正常男性和女性的基础酸排出量（BAO）平均分别为2.5和1.3mmol/h，男性和女性十二指肠溃疡病人的BAO平均分别为5.0mmol/h和3.0mmol/h。当BAO＞10mmol/h，常提示胃泌素瘤的可能。五肽胃泌素按$6\mu g/kg$注射后，最大酸排出量（MAO）十二指肠溃疡者常超过40mmol/h。由于各种胃病的胃液分析结果，胃酸幅度与正常人有重叠，对溃疡病的诊断仅作参考。

【针刀治疗】

（一）治疗原则

根据该病的病因和发病机制，本病治疗需依据内脏慢性软组织损伤的理论及脊柱区带病因学的理论来彻底解除其病因。

（二）操作方法

1. 属于T_5～T_8胸椎处有骨关节移位者

（1）体位　俯卧位，肩关节及髂嵴部置棉垫，以防止呼吸受限。

（2）体表定位（图6-17）

①T_5～T_8胸椎棘突、棘间、肋横突关节。胸椎的肋横突关节的位置一般在本椎与下胸椎棘间中点旁开2～3cm，如T_6的肋横突关节位于T_6～T_7棘间中点旁开2～3cm，以此类推。第1次松解T_5～T_6、T_6～T_7；第2次松解T_7～T_8；第3次松解T_8～T_9。

②T_6～T_8的上、下、左、右有压痛或结节或条索等局部病灶。

（3）消毒　在施术部位，用碘伏消毒2遍，然后铺无菌洞巾，使治疗点正对洞巾中间。

（4）麻醉　用1%利多卡因局部浸润麻醉，每个治疗点注药1ml。

（5）针刀操作（图6-18）

①第1次松解T_5～T_6、T_6～T_7棘上韧带、棘间韧带、肋横突关节。

第1支针刀松解T_6～T_7棘上韧带、棘间韧带：在T_7棘突顶点定位，刀口线与人体纵轴一致，刀体先向头侧倾斜45°，与胸椎棘突呈60°角，针刀经皮肤、皮下组织，直达棘突骨面，纵疏横剥 2～3 刀，范围不超过 0.5cm，然后将针刀体逐渐向脚侧倾斜与胸椎棘突走行方向一致，从 T_7 棘突上缘骨面向上沿 T_6～T_7 棘间方向用提插刀法切割棘间韧带 2～3 刀，范围不超过 0.5cm。

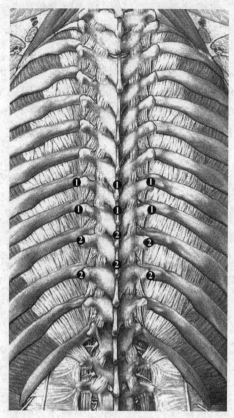

图 6-17　体表定位示意图

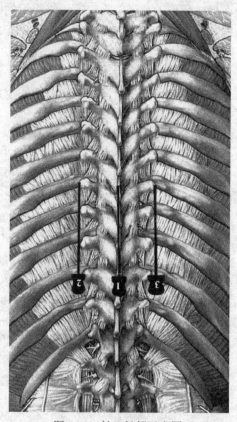

图 6-18　针刀松解示意图

第 2 支针刀松解 T_7 左侧肋横突关节囊韧带：从 T_6～T_7 棘间中点旁开 2～3cm 进针刀，刀口线与人体纵轴一致，针刀体与皮肤呈 90° 角，针刀经皮肤、皮下组织、胸腰筋膜浅层、骶棘肌达横突骨面，沿横突骨面向外到横突尖部，纵疏横剥 2～3 刀，范围不超过 2mm。

第 3 支针刀松解 T_7 右肋横突关节囊韧带：针刀松解方法参照第 2 支针刀松解方法。

松解 T_5～T_6 棘上韧带、棘间韧带、肋横突关节囊：只是松解胸椎序数不同，针刀松解方法参照 T_6～T_7 棘上韧带、棘间韧带及肋横突关节囊的针刀松解方法。

②第 2 次松解 T_7～T_8　只是松解胸椎序数不同，针刀松解方法参照第 1 次针刀松解方法。

③第 3 次松解 T_8～T_9　只是松解胸椎序数不同，针刀松解方法参照第 1 次针刀松解方法。

经过 1 周的卧床休息结束以后，需拍 X 线片复查，了解骨关节是否彻底复位，如未彻底复位，可隔 1 周或根据具体情况安排下一次治疗，目的是使骨关节移位得到彻底纠正。

④C$_6$～C$_8$胸椎的上、下、左、右脊柱区带范围内有压痛或结节或条索时，按如下方法治疗：在其压痛点、结节、条索处定若干点，在各点处进针刀，刀口线均和人体纵轴平行，深度可达肋横突关节骨面，如在横突之间深度也不得超过肋骨的外表面，如在棘突之间深度达椎管外 3mm 以上，各点针刀达到相应深度后，务必将结节、条索切开、刮碎。

（6）注意事项　参见慢性支气管炎针刀治疗中的注意事项①。

2. 属电生理功能紊乱者

（1）中脘穴　在剑突与脐连线的中点定一点，针刀体和腹部平面垂直，刀口线和腹中线平行，刺入 0.3 寸至 0.5 寸深处，纵行剥离 3～4 下，如食欲不振者纵行剥离速度应缓慢，如经常感到饥饿者，纵行剥离后，即行快速的横行剥离 5～6 下。

（2）内关穴　在前臂内侧腕横纹中点上 2 寸处定一点，该点位于掌长肌与桡侧腕屈肌之间，针刀从此点刺入，针体垂直于前臂内侧面，刀口线和前臂中线平行，刺入 1 寸至 1.5 寸深处，纵行剥离 3～4 下，如食欲不振者纵行剥离速度应缓慢，如经常感到饥饿者，纵行剥离后，即行快速的横行剥离 5～6 下。

（3）胃俞穴　在 T$_{12}$ 棘突与 L$_1$ 棘突之间向两旁旁开 1.5 寸各取一点，在此两点上进针刀，针体和背部平面垂直，刀口线和脊柱中线平行，刺入 0.7 寸至 1 寸深处，纵行剥离 3～4 下，如食欲不振者纵行剥离速度应缓慢，如经常感到饥饿者，纵行剥离后，即行快速的横行剥离 5～6 下。

（4）脾俞穴　在 T$_{11}$ 棘突与 T$_{12}$ 棘突之间向两旁旁开各 1.5 寸取两点，在此两点上进针刀，针体和背部平面垂直，刀口线和脊柱中线平行，刺入 0.7 寸至 1 寸深处，纵行剥离 3～4 下，如食欲不振者纵行剥离速度应缓慢，如经常感到饥饿者，纵行剥离后，即行快速的横行剥离 5～6 下。

（5）血海穴　在双侧大腿内侧面之下部股骨内上髁，向上 1 寸处在缝匠肌与股内侧肌之间各定一点，针体和进针处的平面垂直，刀口线和大腿的纵轴平行，从内向外刺入 1～1.5cm 深处。纵行剥离 2～3 下，在横行剥离 2～3 下即可。

（6）膈俞穴　在 T$_7$～T$_8$ 棘突间向两旁旁开各 1.5 寸取两点，在此两点上进针刀，针体和背部平面垂直，刀口线和脊柱中线平行，刺入 0.7～1cm 深处，纵行剥离 3～4 下，即行快速的横行剥离 5～6 下，向棘突方向斜刺点弹 3～4 下。

【针刀术后手法治疗】

1. 属于相关椎体位移，针刀术后可采用胸椎后移位的复位手法：让病人俯卧治疗床上，医生右手握拳，食指和中指的掌指关节扣在患椎棘突上，左手握住自己右手的腕部，令病人吸气，当吸气到最大限度时，医生突然将中、食指的掌指关节平衡下压，速度要快，1 秒钟左右，此时即可有震动感或弹响声，手法结束，即告复位；

2. 属于脊柱区带软组织损伤者，针刀术后，在各个进针点处指压 20 秒钟，以促进局部的微循环。

【针刀术后康复治疗】

（一）目的

针刀整体松解术后康复治疗的目的是进一步调节背部及腹部的弓弦力学系统的力

平衡，促进局部血液循环，加速局部的新陈代谢有利于损伤组织的早期修复。

（二）原则

消化性溃疡针刀术后 48～72 小时后可选用下列疗法进行康复治疗。

（三）方法

1. 毫针法

处方一：足三里、中脘、胃俞、脾俞、承满。

操作：足三里深刺，得气后施提插捻转泻法，留针 20～30 分钟；中脘、胃俞隔姜灸 7～10 壮，或艾卷雀啄灸 15～20 分钟。余穴用提插捻转补法。每日 1～2 次，10～12 次为 1 疗程。

处方二：梁门、期门、内关、足三里、太冲、内庭。

操作：穴位常规消毒后，毫针刺，肝火犯胃，用提插捻转泻法，留针 15～20 分钟，如邪热犯胃，用强刺激提插泻法，并留针 30～60 分钟。每日 1 次，10 次为 1 疗程。

处方三：脾俞、胃俞、中脘、内关、足三里、关元、公孙。

操作：局部常规消毒，脾俞、胃俞向脊柱方向斜刺，其余穴位均直刺，得气后，用捻转补法，后用温针灸，留针 20 分钟，每日 1 次，10 次为 1 疗程。

处方四：脾俞、中脘、章门、足三里、三阴交、照海、胃俞。

操作：局部常规消毒，脾俞、胃俞针刺方向向脊柱斜刺，其余穴位均直刺，针刺得气后，行捻转补法，留针 30 分钟，每日 1 次，10 次为 1 疗程。

2. 皮肤针法

处方一：T_5～T_{12} 两侧、颌下部、胸锁乳突肌、上腹部、剑突下、中脘、内关、足三里、阳性物区。

操作：采用中度或重度刺激法，肋弓缘叩刺 2～3 行，每日或隔日 1 次，7 次为 1 小疗程。以后隔日 1 次，15 次为 1 大疗程，间隔半月左右再继续治疗。如急性发作，可每日治 2～3 次，不计疗程，至病情好转后再按上述疗程治疗。

处方二：取背部 T_7～T_{12} 两侧之夹脊穴，足太阳膀胱经的背俞穴，脘部任脉及足阳明经。

操作：由上向下用中等刺激循序叩打 4～5 遍，至皮肤潮红为度。每日 1 次，7 次为 1 疗程。

3. 耳针法

处方一：胃、脾、交感、神门、皮质下。

操作：每次取 2～3 穴，疼痛剧烈时用强刺激，缓解时用轻刺激，留针 30 分钟。也可用揿针埋针 24～48 小时起针，但夏天不宜埋针，以防感染。

处方二：胃、交感、皮质下、口；配穴取三焦、腹、肝、脾、膈。

操作：每次酌选 3～5 穴，可采取毫针法或电针法，压丸法。急性期，每日 1 次；缓解期，可隔日或每周 1 次。10 次为 1 疗程。

4. 穴位埋线法

处方一：胃俞透脾俞、中脘透上脘、胃仓透意舍、梁门、溃疡点、T_8～T_{12} 夹脊。

操作：选取 1 对或 2 对穴位，按上法把适当长羊肠线植入，视疗效不同，可在 2～4

周时间内选择另外 2 对穴位作第 2 次埋线。

处方二：胃俞透脾俞、中脘透上脘、梁门透承满、胃仓透意舍。

操作：局部常规消毒，以注射用 8 号针头为套管，1.5 寸毫针剪去针尖为针芯，刺入穴位后行提插捻转手法，待出现针感时，将羊肠线 2cm 送入针孔内并留于穴位内。每次选用 1 对或 2 对穴位，30 日治疗 1 次，3～5 次为 1 疗程。

处方三：上脘透下脘，脾俞透胃俞（双侧），太冲（单侧）。

操作：先将中药黄连 40g、白及 60g 放入 95%乙醇 500ml 中，密封浸泡 1 个月。过滤出药酒精，再把 10 根医用羊肠线投入药酒精中，密封浸泡 1 个月后取出羊肠线。将处理过的羊肠线放入 75%乙醇中保存备用。把用中药处理过的 2 号医用羊肠线再浸入 40℃的生理盐水中 15 分钟，使之变软后穿入缝合用半弯直针的针孔内，让其成为双股线。然后按照平行针埋线法的操作步骤植入患者的上述穴位，局部用酒精棉球消毒，创可贴包扎即可。1 个月 1 次，4 次为 1 个疗程。

5. 穴位注射法

处方一：中脘、梁门；脾俞、胃俞。

操作：用维生素 $B_1$100mg/2ml，加 0.25%普鲁卡因溶液 18ml；每穴 10ml，每日 1 次，两组穴位交替注射，10 次为 1 疗程。

处方二：足三里、中脘、胃仓、脾俞；腹胀加阳陵泉；恶心加肩井；呕吐加内关。

操作：每次选 3～5 穴，取维生素 $B_1$100mg、维生素 B_{12}250μg 混合液，每穴注入 0.5ml，每日 1 次，10 次为 1 疗程。

6. 灸法

处方：脾俞、胃俞、中脘、梁门、足三里。

操作：用艾条灸以上穴位，每穴熏灼 5～10 分钟，使之局部及胃脘部发热为佳。亦可用艾炷灸，每穴 7～9 壮，在灸背部、上腹部穴位时，最好在穴位周围用物阻挡，不使热量走散，以利于局部发热，每日 1～2 次，6 周为 1 疗程。

7. 芒针法

处方：主穴中脘，配穴太冲、足三里。

操作：主穴中脘，选直径 0.4mm、长 6 寸的芒针，常规消毒后用夹持进针法，垂直缓慢捻转进针，如针下阻力较大或患者较痛苦时不可强行进针，当患者自觉针感向下腹或两胁肋方向走窜时即为得气，得气后不留针，缓慢捻转出针。不管得气与否，医者一旦感觉针下有动脉搏动感，应停止进针，以免损伤腹主动脉。较胖的患者需进针 4～5 寸即可得气，较瘦者进针 3～4 寸可得气。肝气犯胃型配太冲穴，施捻转泻法；脾胃虚寒型配足三里穴，施捻转补法，均留针 30 分钟，每日 1 次，7 次为 1 疗程。

8. 康复锻炼法

（1）引体向上　6 个×2 组，每天 2 次×60 天。

（2）鼓胸式　10 分钟×2 组，每天 2 次×60 天。

（3）挺胸式　10 分钟×2 组，每天 2 次×60 天。

（4）搓腰式　10 分钟×2 组，每天 2 次×60 天。

（5）搓脚心　10 分钟×2 组，每天 2 次×60 天。

【针刀术后护理】

1. 生活起居护理

患者应避风寒、慎起居，注意保暖，预防感冒。居住环境应该清洁卫生安静，阳光充足，空气要新鲜流通。病情较重者应卧床休息，一般者可适当活动。保持口腔清洁，晨起睡前刷牙，进食后漱口，呕吐后及时清洁口腔。保持皮肤清洁，卧床患者应定时翻身、擦背。患者应戒烟酒。患者应保持愉悦的心情，乐观向上，避免忧郁等不良情绪加重病情，要按时休息，起居有常。

2. 情志护理

患者常常情绪低落，对事物不感兴趣，注意力不集中，食欲不佳，体质消瘦，对临床治疗和疾病的恢复缺乏信心。应该热情接待入院的患者，与他们多交流，取得患者的信任，耐心细致帮助患者了解病情，解除心理负担，鼓励患者树立战胜疾病的信心。针对消化性溃疡患者存在的心理问题采取有针对性的心理护理。指出脾气暴躁、忧郁等不良情绪的危害性，帮助患者控制自己的行为，通过下棋、看报、听音乐等来调节情志，消除紧张感，还可配合性格训练，如精神放松法、呼吸控制训练法、自我催眠法等，减少或防止溃疡的发生。

3. 饮食护理

饮食要定时定量，养成少量多餐，细嚼慢咽的良好饮食习惯。饮食中应以蛋白质与脂肪为主，以保证营养与热量的供应，以牛奶、鸡蛋、挂面、藕粉、鸡肉、鱼肉等少渣饮食为宜，同时，还应结合患者的饮食习惯，如用浓豆浆也可。常见的宜食食物有花生油、豆制品、包心菜、胡萝卜、猴头菇、蜂蜜、蜂王浆、海蜇等。在溃疡出血期，饮食以流质、易消化的软食为主。在溃疡恢复期，抗酸治疗的同时，不必过分限制饮食，以清淡为主，并鼓励进食一些粗粮、杂粮、高纤维类食物。幽门梗阻和呕血者宜禁食，便血患者只要不呕吐可允许进食流质或无渣软食。戒烟酒，进食时保持心情舒畅，禁暴饮暴食及食后即睡。

4. 对症处理和护理

术前应注意观测神态、面色、血压、脉象、舌象、呕吐物、便色、腹痛（程度、性质、部位）等变化，发现溃疡病出血、穿孔等并发症及上消化道出血时，应立即安置患者平卧位或休克体位，迅速作好准备，严密观察脉搏、血压和出血情况并立即进行相应的对症处理。针刀术在患者病情稳定时方可进行。

5. 健康教育

指导患者认识到消化性溃疡的病因、病理、诱发因素、服药原则、卫生消毒方法、心理调控法，取得患者配合，当病情好转或痊愈后，不要掉以轻心，家中要备有治疗消化性溃疡的药，当工作压力大、劳累、心情紧张、自我感觉不适时，可口服 1～2 粒兰索拉唑，进行预防性治疗，不要等到疼痛时再服药。消化性溃疡患者以饮食护理最重要，所以指导患者一定要注意饮食，此外还要指导患者避免精神过度紧张和情绪不稳定，积极配合药物治疗，保持乐观开朗情绪，有规律的生活，树立和增强对治疗的信心。

第五节　慢性溃疡性结肠炎

【概述】

溃疡性结肠炎又称慢性非特异性溃疡性结肠炎，是种原因不明的慢性结肠炎，病变主要位于结肠的黏膜层，可累及直肠和结肠远端，甚至遍布整个结肠。主要症状有腹痛、腹泻、脓血便和里急后重，病程漫长，反复发作。用目前常见的中西方法治疗收效甚微，针刀医学根据其四大基本理论对该病进行了长期的实验研究，找到了它的病因所在，用针刀配合药物治疗，取得了满意的疗效。

【临床应用解剖】

1. 结肠的分部及其毗邻

结肠是围绕在小肠周围，界于盲肠和直肠之间的部分。按其所处位置和形态，可分为升结肠、横结肠、降结肠和乙状结肠4部分。其中升及降结肠为腹膜间位，借结缔组织附着于腹后壁，因而较为固定，而横结肠及乙状结肠均为腹膜内位，具有明显的肠系膜，因而活动幅度较大。

（1）升结肠　全长约18.6cm。在右髂窝内由盲肠延续而成，沿腰方肌和右肾前面上升，至右季肋区，于肝右叶下面转向左前下方，移行于横结肠。升结肠大部分位于右腹外侧区，较降结肠稍接近躯干正中线。其在腰背部的投影，相当于腰椎的横突附近。

升结肠的后面借疏松结缔组织连于右髂腰筋膜和右肾筋膜前层的下外侧部与右肾相接，在该部结缔组织内，有股外侧皮神经、髂腹下神经、髂腹股沟神经和第4腰动脉横过；其内面与小肠袢相邻；前及外面与腹前壁、腹外侧壁或大网膜右缘及部分小肠袢相邻。当肠腔空虚时，其近段的前面，可完全被小肠袢遮盖。结肠右曲位于右肾与肝右叶之间，因直接与肝右叶相接，故在肝右叶下面常形成压迹；其前内侧与十二指肠降部及胆囊底相接；前面与第10肋软骨相对。

（2）横结肠　长约50cm。在右季肋区起自结肠右曲，起初向左下前方延伸，逐渐转向左上后方，直至左季肋区，构成一向下的弓形弯曲。在脾门的下侧，横结肠由后向前转向下，形成结肠左曲或称脾曲。

横结肠的起始端为腹膜间位，前面由腹膜覆盖，后面则借结缔组织连于十二指肠降部胰头的前面，而其余部分直到脾曲，均为腹膜内位，完全被腹膜包裹，并且沿着系膜带，两层腹膜构成宽阔的横结肠系膜，把横结肠悬系在胰体的前面。

横结肠的毗邻，上方由右向左依次与肝右叶、胆囊、胃大弯和脾相邻；下方邻小肠袢；前面与腹前壁之间有大网膜相隔；后面与十二指肠降部、胰、十二指肠空肠曲及部分小肠袢相邻。结肠脾曲前面被肋骨掩盖，上方与胰尾及脾内面的下部相接，后内侧借腹膜和腹膜后结缔组织与左肾前筋膜相连。

（3）降结肠　于左季肋区结肠左曲开始，沿左肾外侧缘和腰方肌的前面下行，达髂嵴平面，移行为乙状结肠。降结肠位于左腹外侧区，较升结肠距中线稍远，位置深，管径相对稍小。前面完全被小肠袢遮盖。

降结肠后面与腹内筋膜、腰方肌、腹横肌和左肾外缘等相接触，其间尚有左肋下血管、左侧髂腹下神经、左髂腹股沟神经和左侧第 4 腰动脉等通过。前方被小肠袢覆盖。

（4）乙状结肠　是位于降结肠和直肠之间的一段肠管。因该段肠常呈"乙"字形弯曲，故而得名。乙状结肠始端在左髂嵴处与降结肠相移行。起初向内下方延至盆腔入口，于腰大肌的内缘再转向内上，形成此段肠管的第 1 个弯曲，肠管向内上方越过髂总动脉分叉处，急转向下，形成第 2 个弯曲，至第 3 骶椎高度续为直肠。

乙状结肠亦为腹膜内位器官，因此，腹膜包裹肠管后，形成幅度较宽的乙状结肠系膜，乙状结肠连于左髂窝和小骨盆后壁，系膜根的附着线常呈"人"字形。

当肠腔空虚时，乙状结肠的前方常被小肠袢遮盖；当充盈扩张时，则可直接与腹前壁相接，或伸入小肠袢之间；乙状结肠的外侧与左侧的髂外动、静脉、闭孔神经、股神经、生殖股神经、股外侧皮神经和精索内动、静脉相邻；后面接左侧髂内动脉、髂内静脉、输尿管、梨状肌和骶丛。第 1 个弯曲伸入盆腔，在男性紧邻膀胱，在女性则与子宫底、左输卵管和卵巢相接。

2. 结肠的组织结构

结肠壁由 4 层结构组成。

（1）黏膜　表面光滑，无环状皱襞和绒毛，有很多肠腺的开口。柱状细胞间夹有大量杯状细胞固有膜较厚，与小肠的结构基本相似。固有膜内有较多的淋巴小结，常向黏膜下层侵入。黏膜肌层较发达，由内环行、外纵行两层平滑肌组成。

（2）黏膜下层　在疏松结缔组织中含有较多脂肪细胞。有较大的血管、淋巴管和黏膜下神经丛。

（3）肌层　由内环行、外纵行两层平滑肌组成。纵肌层聚集成束，形成 3 条结肠带。每条结肠带约有 12mm 宽。在各条结肠带之间，纵肌层薄弱，并且不完整。在环、纵两肌层间有肠肌丛。

（4）浆膜　结肠表面大部分被浆膜覆盖。沿结肠带附近的浆膜，有堆积成群的脂肪细胞，形成结肠周围的脂肪垂。

3. 结肠神经支配

（1）各部分的神经支配　升结肠和横结肠的神经支配是来自肠系膜上丛，也包括交感及迷走神经两种纤维。人体降结肠、乙状结肠及直肠近侧部的交感神经来自肠系膜下丛；而副交感神经是由骶部脊髓第 2～4 骶节发出的纤维，经两侧盆内脏神经、左下腹下丛，再上升至这些部分。直肠远侧部的交感神经由下腹下丛发出的纤维，伴直肠上、下动脉而来。骶节的副交感纤维，也经盆内脏神经、盆丛分布至这部分。阴部神经的肛神经运动神经纤维支配肛门外括约肌。其感觉纤维分布至肛管远侧部。

（2）消化管壁内的神经支配　消化管壁内的神经构成丛状结构，有肠肌丛，位于纵行肌和环行肌之间；黏膜下丛，位于黏膜下层。肠肌丛及黏膜下丛中包含许多神经节，这些神经节与外来进入管壁的神经纤维及其他壁内神经节发出的纤维相互联系。迷走神经或骶副交感神经的传出性节前纤维，进入管壁，与这种神经节细胞发生突触联系。而交感神经进入管壁的纤维，已是节后纤维，直接终止于效应组织。

①消化管壁内的神经丛　壁内的神经丛，在消化管的不同部分存在某些差异。在咽壁，除咽丛外，一般没有壁内神经丛。

肠肌丛是由丰富的神经纤维组成的丛状结构，可包括 3 种丛网：初级、次级及三级丛。初级丛是比较粗大的结构，它的网眼大小与形式有较大的变化，成纵行排布。次级丛与初级丛紧密相连，它是由较细的神经纤维束形成。三级丛是非常精细的纤维束网，与次级丛相联系，位置与环形肌密切邻接。肠肌丛发纤维终止于肌层内的细胞。丛内的神经节位于节点内。在肠系膜附着区域制作的切片上，外来神经的支，可追踪到肠肌丛神经节；某些纤维终止于进入的第一个神经节；而其他的纤维，可能穿经此节与丛内另外的神经节接触，或进入至黏膜下丛的纤维束，到达黏膜下丛。自肠肌丛伸展入黏膜下丛的支是由节点发出，或直接自肠肌丛内的神经节发出，包括外来的神经纤维及壁内神经节的纤维。神经纤维行于环行肌纤维之间，到达黏膜下丛。

黏膜下丛是由相当细小的纤维束组成的网状结构，丛内有细小的神经节，也位于节点。丛的神经纤维在黏膜下层内，有的接近环行肌，有的接近黏膜肌层。自肠肌丛来的小支入黏膜下丛可以追踪到终止在此丛内的神经节，或穿经此节在黏膜下丛内延续到更远处。也有单支或呈小束的纤维自黏膜下丛到黏膜肌层，这种纤维穿过黏膜肌层，并在黏液腺之间分支，或延续进入小肠绒毛，终止于小肠绒毛内的肌纤维。

在肠肌丛及黏膜下丛内有许多神经节，大多数神经节位于节点处。节的形状呈扁平或晶体状，这与它们相联系的纤维排列有关。

②壁内神经节细胞　肠管壁内神经节细胞是多极细胞，但也有报道双极及假单极的神经细胞。

③细胞间神经丛　在肠肌丛及黏膜下丛的神经节内，存在着神经节内纤维的缠绕，一部分是该神经节细胞的突起，另一部分是外来纤维参与形成的。这种细胞间神经丛的纤维，在肠肌丛神经节内比黏膜下丛神经节内更为丰富。在肠肌丛神经节内细胞周围丛中大多数细小的纤维，为迷走神经节前纤维的末梢支，这种节前纤维在细胞间丛内与神经节细胞发生突触联系。而交感神经的节后纤维经肠肌丛不参加构成细胞间丛，直接终止于平滑肌和血管。

（3）消化管的传入神经　消化管的传入纤维，混合在交感（内脏大、小神经，最小神经，腰内脏神经等）及副交感神经（迷走神经，盆内脏神经）中到达脏器。其神经元胞体存在于脊神经节和脑神经节内。现认为，经交感神经传入的纤维传递痛刺激信号，特别是内脏的不适感和痛觉，而经副交感神经传入的纤维则传递非感觉信号（与胃肠反射有关的传入信号），但也有例外，如盆腔脏器的痛刺激可通过盆内脏神经向中枢传递。结肠的传入纤维经行于腰及胸内脏神经。有人发现，切除右侧交感神经以后，横结肠系膜或横结肠系膜的邻近部，其痛觉丧失，向尾侧可达横结肠中部；阑尾及阑尾系膜也失去痛觉，但在横结肠、结肠左曲及降结肠上部，其疼痛觉仍可存在。切除左侧交感神经则反应相反，髂嵴以上腹腔左侧结肠及其系膜的疼痛消失；而牵拉或电刺激盲肠、阑尾、结肠右曲和横结肠右半仍可引起疼痛，并在右下腹引起牵涉痛。这种传导疼痛纤维的配布，也是和胃的痛觉传入纤维相似，不是按原始肠管的左右，而是按肠管转位以后的解剖定位分的左右侧。在交感神经切除后，由降结肠向下的一段肠管丧失痛觉，至肛门以上 16cm 处（相当于直肠与乙状结肠连接处的水平高度）；在此高度以下痛觉仍存在。直肠的痛觉传入纤维及反射性质的感觉纤维都经行于盆内脏神经，而不是交感神经。

【病因病理】

病因尚不完全清楚，但和下列几种因素有关：遗传因素、过敏因素、感染因素、自身免疫因素。结肠黏膜常常只有炎症性改变而未或不形成肉眼上可见的溃疡病变，或溃疡愈合，只遗留下肉眼上的炎症性病变。病变分布在直-乙状结肠的病例，可达 98%。以上是西医学对本病的认识，针刀医学原理认为，该病是由于脊柱病理区带的病理变化影响的一系列症状。

【临床表现】

1. 症状

一般起病缓慢，病情轻重不一，易反复发作。发作的诱因有精神刺激、过度疲劳、饮食失调、继发感染因素等，大便量少而粘滞带脓血，大便次数增多或便秘，里急后重，有些患者出现便前左下腹痉挛性疼痛后排便，便后疼痛缓解的规律，其他症状可见上腹饱胀不适、嗳气、恶心。重症患者因长期营养丢失及厌食，可出现体重减轻，体力下降。

2. 体征

（1）左下腹或全腹有压痛，伴有肠鸣音亢进，常可触及硬管状的乙状结肠和降结肠，提示肠壁增厚。

（2）肛门指检，可有压痛或带出黏液、脓血。

3. 辅助检查

（1）血常规检查　贫血属于轻或重度，白细胞计数活动期高，以中性粒细胞增多为主。

（2）粪便检查　有黏液及不同量的红、白细胞，在急性发作期涂片可见大量的多核巨噬细胞，粪便培养阴性。

（3）X 线检查　钡灌肠检查肠管边缘模糊、黏膜皱襞失去正常形态；结肠袋消失；铅管状结肠；结肠局部痉挛性狭窄和息肉；还可以见到溃疡引起的锯齿样影像。

（4）纤维内镜检查　对本病的诊断价值最大，除可对病变的范围、分布情况、炎症情况和溃疡等进行直接观察，还可取活体组织，进行病理鉴别诊断，并可做细胞化学、培养、生化测定和免疫学研究等项目。注意此检查一般在急重症患者暂缓进行，以免穿孔或引起大量的出血。

【诊断要点】

本病诊断根据 3 项条件：

（1）临床上有既往病史或持续、反复发作的腹泻、黏液血便等症状。

（2）手术标本病理、肠黏膜活检组织病理、内镜检查和 X 线检查，有 4 种之一即可。

（3）除外肠道特异性感染如寄生虫、结核和肠道肿瘤，以及其他肠道炎症性疾病如克隆氏病和免疫异常性疾病等。

【针刀治疗】

（一）治疗原则

根据对本病的病因病理的认识，用针刀来解除脊柱区带病理变化的影响，从根本上解决该病的治疗问题。

（二）操作方法

1. 如椎体有移位者，参见 X 线片，观察 $T_{11} \sim L_1$ 是否有上、下、左、右的移位，在病变椎体与其上下相邻的椎体棘突连线的中点，以及相对应的左右旁开 1～1.5cm 处定点，共 6 点。刀口线方向于脊柱纵轴平行，垂直刺入，松解棘间韧带，两旁刺入深度达骨面，纵行切开关节突关节囊。

2. 如属于脊柱区带有阳性反应物者，在 T_{11}～L_1 的上、下、左、右触及到压痛条索、结节者，在此处进针刀，刀口线方向与阳性反应物方向一致，纵行剥离 2～3 下，并将条索和结节切开，进针刀深度达 2～3cm。

3. 如属于单纯电生理功能紊乱者，用针刀松解下列穴位。

（1）足三里穴　双侧髌韧带外侧凹陷下 3 寸，胫骨前肌和伸趾长肌之间，胫骨旁一横指处各定一点，刀口线和人体纵轴平行，垂直刺入 1 寸，纵行剥离 2～3 下（图 6-19）。

（2）大肠俞穴　在 L_4 棘突下向左右各旁开 1.5 寸处定 2 点，刀口线和人体纵轴平行，刺入 1.5cm，纵行剥离 2～3 下（图 6-20）。

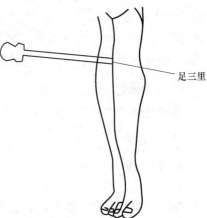

图 6-19　从足三里穴处进针刀示意图

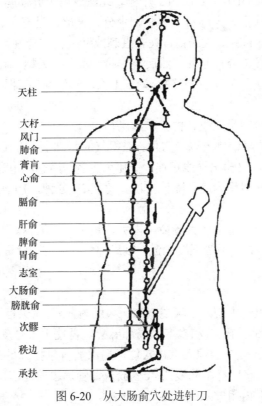

图 6-20　从大肠俞穴处进针刀

【针刀术后手法治疗】

1. 脊柱区带有阳性反应物者，出针刀后在进针刀处按压 20 秒钟。

2. 椎体有移位者，患者俯卧位，肌肉腰部放松，患者双手拉住床头，一助手立于床尾，两手握两踝部牵引，在牵引的基础上，用力上下抖动数下，连续作 3～5 遍，术者立于患者躯干一侧，双手重叠放于 T_{12}～L_1 棘突上，当助手用力牵引时，术者向下弹压 1 次。此手法可隔 2～3 日 1 次。

【针刀术后康复治疗】

（一）目的

针刀整体松解术后康复治疗的目的是进一步调节背部及腹部的弓弦力学系统的力平衡，促进局部血液循环，加速局部的新陈代谢，有利于损伤组织的早期修复。

（二）原则

溃疡性结肠炎针刀术后 48～72 小时后可选用下列疗法进行康复治疗。

（三）方法

1. 毫针法

处方一：肝俞、脾俞、中脘、天枢、期门、足三里、阳陵泉、太冲。

操作：先针肝俞、脾俞，针尖斜向椎体或夹脊针刺 1 寸左右，得气后施捻转泻法 2 分钟，然后出针。继而针中脘、天枢、期门、足三里、阳陵泉、太冲，用提插捻转得气后，留针 20 分钟。每日 1 次，6 次为 1 疗程。此法适用于肝郁脾虚型。

处方二：脾俞、胃俞、大肠俞、中脘、水分、天枢、足三里、三阴交。

操作：先针脾俞、胃俞、大肠俞，夹脊直刺或针尖斜向脊柱，刺入 1～1.5 寸，提插捻转得气后，交替施术 2 分钟起针。然后灸中脘、水分、天枢，壮数酌情而定。最后针足三里、三阴交用补法，留针 20 分钟。每日 1 次，6 次为 1 疗程。

2. 电针法

处方：大横、公孙、足三里、内关、大肠俞。

操作：选用适当的毫针刺入以上穴位，在得气的基础上，实证用泻法，虚证用补法。然后针柄与 G6805 治疗仪输出导线相连。便秘为主者，用感应电流；腹泻为主者，用脉冲电流，强度以患者能耐受为度。隔日 1 次，每次 30 分钟，10 次为 1 疗程。

3. 皮肤针法

处方：肝俞、脾俞、胃俞、大肠俞、内关、足三里、天枢。

操作：皮肤常规消毒，中等强度刺激，以局部皮肤潮红，微量渗血为度。每日 1 次，10 次为 1 疗程。

4. 穴位埋线法

处方：下脘透建里透中脘、中极透气海、大肠俞（双）、天枢（双）、足三里（双）。

操作：常规消毒后，予 1%利多卡因局部麻醉，再使用大号皮肤缝合针将 2 号医用铬制羊肠线双股约 4cm 分 3 次埋入上述穴位，局部敷料包扎。足三里穴使用 12 号硬膜外穿刺针刺入约 5cm，将同样羊肠线约 4cm 放入针管，边推针芯，边退针管，将羊肠线置入穴位。治疗后 3 天内用安尔碘消毒针眼 1 次。

5. 灸法

处方一：天枢、足三里、脾俞、章门、命门。

操作：选艾绒适量，加少量人工合成麝香，做成 0.7cm×0.7cm 艾炷。直接灸以上诸穴，每穴 3～5 壮，灸后用小膏药贴灸疮，使化脓直至灸疮愈合为止。

处方二：足三里、上巨虚。

操作：穴位局部消毒后，以红紫药水作好标记，以黄豆大艾炷直接灸，燃尽艾为止，灼痛时轻拍附近皮肤以减痛，灸完 7～9 壮后，艾穴贴敷小膏药，以发灸疮。

处方三：神阙、中脘、气海、天枢、大肠俞、上巨虚、足三里。

操作：以蚕豆大艾炷，行直接灸，或隔药饼灸，局部发烫即更换艾炷，每穴灸 5～7 壮。治疗每日 1 次，10 次为 1 疗程。

6. 康复锻炼法

（1）挺胸式　10 分钟×2 组，每天 2 次×60 天。

（2）搓腰式　10 分钟×2 组，每天 2 次×60 天。

（3）搓脚心　10 分钟×2 组，每天 2 次×60 天。

【针刀术后护理】

1. 生活起居护理

患者应避风寒、慎起居，注意保暖，预防感冒。居住环境应该清洁卫生安静，阳光充足，空气要新鲜流通。保持口腔清洁，晨起睡前刷牙，进食后漱口，呕吐后及时清洁口腔。保持皮肤清洁，卧床患者应定时翻身、擦背。患者应戒烟酒。患者应保持愉悦的心情，乐观向上，避免忧郁等不良情绪加重病情，要按时休息，起居有常。

2. 情志护理

患者常常情绪低落，对事物不感兴趣，注意力不集中，食欲不佳，体质消瘦，对临床治疗和疾病的恢复缺乏信心。应该热情接待入院的患者，与他们多交流，取得患者的信任，耐心细致帮助患者了解病情，解除心理负担，鼓励患者树立战胜疾病的信心。还应该经常巡视病房，协助患者生活，及时解决需求。针对消化性溃疡患者存在的心理问题采取有针对性的心理护理。

3. 饮食护理

饮食调节在溃疡性结肠炎患者的治疗中起着至关重要的作用，既要保证营养，增强机体的抵抗力，又要减轻胃肠的负担。总的原则是进食低脂肪、高蛋白、高热量的低纤维素的食物。急性发作时应以无渣、半流质、少食多餐为原则。病情较重时应禁食，给予静脉营养，使肠道休息。缓解期为保证平衡和足够的营养摄取，饮食上以清淡易消化的为主，可进食一些鱼肉、鸡肉、瘦猪肉、鸡蛋等高蛋白的食物，最好熬成汤去油作成粥，这样易消化吸收。

4. 对症处理和护理

术前应注意观测神态、面色、血压、脉象、舌象、呕吐物、便色、腹痛（程度、性质、部位）等变化，发现溃疡病出血、穿孔等并发症及上消化道出血时，应立即安置患者平卧位或休克体位，迅速作好准备，严密观察脉搏、血压和出血情况并立即进行相应的对症处理。针刀术在患者病情稳定时方可进行。

5. 健康教育

指导患者了解慢性溃疡性结肠炎的基本医学知识，让病人了解本病的发病过程、预后和现代医学对此病的治疗进展情况，从而说明结肠炎并不可怕。慢性溃疡性结肠炎患者以饮食护理最重要，所以指导患者一定要注意饮食，此外还要指导患者避免精神过度紧张和情绪不稳定，积极配合药物治疗，保持乐观开朗情绪，有规律的生活，树立和增强对治疗的信心；患者应进行适当的体育锻炼，增强机体

第六节　贲门失弛缓症

【概述】

贲门失弛缓症（esophageal achalasia）又称贲门痉挛、巨食管，是由食管神经肌肉功能障碍所致的疾病，其主要特征是食管缺乏蠕动，食管下端括约肌（LES）高压和对吞咽动作的松弛反应减弱。在食管运动功能紊乱的疾病中较为常见。临床表现为咽下困难、食物反流和下端胸骨后不适或疼痛。本病为一种少见病（估计每 10 万人中仅约 1 人），可发生于任何年龄，但最常见于 20～39 岁的年龄组。儿童很少发病，男女发病大致相等，较多见于欧洲和北美。该病治疗不及时有潜在发生食管癌的危险。

【临床应用解剖】

胃介于食管末端与十二指肠之间，是消化管最宽大的部分。其大小和形态因胃充盈程度、体位以及体型等状况而不同。成年人胃在中等度充盈时，平均长度（胃底至胃大弯下端）为 25～30cm，胃容量约 1500ml。

胃在解剖学上，胃有两口，两壁，两缘和四部。所谓两口，上面连接食道的入口称贲门（cardia），下面连接十二指肠的出口称幽门（pylorus），胃前壁朝向前上方，后壁朝向后下方，前后两壁相连处形成弧形的上下缘，上缘称胃小弯（lessercur-vature of stomach），凹向右上方，胃小弯在近幽门处折弯成角，叫角切迹（angular incisure），下缘称胃大弯（greater curvature of stomach），始于贲门切迹（cardiac incisure），此切迹为食管左缘与胃大弯起始处所构成的锐角，此处的内面，有与切迹一致的黏膜皱襞襞，称贲门皱襞，该皱襞具有掩盖贲门的作用。胃大弯从起始处呈弧形凸向左上方，形成胃底的上界，此后胃大弯凸向左，继而凸向前下方。胃可分为四部分：贲门部，胃底，胃体和幽门部。贲门部为紧接贲门的一小段，在贲门左侧，胃壁向上膨隆的部分为胃底，在角切迹与幽门之间的部分为幽门部。幽门部可分为两部分，紧接幽门缩窄成管状的部分为幽门管，在幽门管与角切迹之间稍膨大的部分叫幽门窦。

胃壁由浆膜、肌层、黏膜下层和黏膜四层组织组成，并有血管、淋巴管和神经分布。胃的动脉供应主要来自腹腔干的胃左动脉、肝总动脉和脾动脉，其中沿胃小弯分布的有胃左动脉和胃右动脉；沿胃大弯分布的有胃网膜左、右动脉；分布至胃底的为胃短动脉。

胃的神经按纤维性质主要包括内脏运动（传出）纤维和内脏感觉（传入）纤维两种。其中前者主要来自交感神经（节前纤维来自脊髓第 6～8 胸段的中间外侧核）和迷走神经的副交感神经纤维（节前纤维始于延髓迷走神经背核），后者则是随着这两种神经向中枢传入的内脏感觉纤维。交感神经和副交感神经进入胃壁后，在壁内形成两组神经丛，如在纵、环肌层之间形成细密的肌间神经丛，主要司胃壁的平滑肌活动；在黏膜下层内形成黏膜下神经丛，主要分布于腺体，管理腺体活动。交感神经的节后纤维与右迷走神经腹腔支共同组成若干次级神经丛，伴随腹腔干的分支形成肝丛、脾丛、胃上丛和胃下

丛分布至胃的各部。胃下丛分布于胃大弯，脾丛分布于胃大弯及胃底部，胃上丛分布于胃小弯。副交感神经来自迷走神经前干发出贲门支、前胃大神经和幽门支，其后干发出贲门支、后胃大神经和幽门支。

【病因病理】

本病的病因迄今不明。一般认为本病属神经源性疾病。病变可见食管壁肌层Auerbach 神经丛节细胞变性或数目减少或缺失，胆碱能功能减退，食管蠕动减弱或消失，食管下段括约肌痉挛，贲门不能松弛，以至食物淤积，食管扩张肥厚。有时黏膜充血、炎症，甚至溃疡，长期食物淤积，食管扩张及肥厚。

【临床表现】

1. 咽下困难

无痛性咽下困难是本病最常见最早出现的症状，占 80%～95%以上。起病多较缓慢，但亦可较急，初起可轻微，仅在餐后有饱胀感觉而已。咽下困难多呈间歇性发作，常因情绪波动、发怒、忧虑、惊骇或进食过冷和辛辣等刺激性食物而诱发。病初咽下困难时有时无，时轻时重，后期则转为持续性。

2. 疼痛

占 40%～90%，性质不一，可为闷痛、灼痛、针刺痛、割痛或锥痛。疼痛部位多在胸骨后及中上腹；也可在胸背部、右侧胸部、右胸骨缘以及左季肋部。疼痛发作有时酷似心绞痛，甚至舌下含硝酸甘油片后可获缓解。疼痛发生的机理可由于食管平滑肌强烈收缩，或食物滞留性食管炎所致。随着咽下困难的逐渐加剧，梗阻以上食管的进一步扩张，疼痛反可逐渐减轻。

3. 食物反流

发生率可达 90%，随着咽下困难的加重，食管的进一步扩张，相当量的内容物可潴留在食管内至数小时或数日之久，而在体位改变时反流出来。从食管反流出来的内容物因未进入过胃腔，故无胃内呕吐物的特点，但可混有大量黏液和唾液。在并发食管炎、食管溃疡时，反流物可含有血液。

除此之外还有体重减轻、出血或贫血等症状

【诊断要点】

1. 咽下困难、食物反流和胸骨后疼痛为本病的典型临床表现。

2. 上消化道钡餐检查：食管扩大并有液平面，下端呈鸟嘴状，出现逆蠕动。如食管高度扩大，可屈曲呈"S"形。

3. 以 $T_{6\sim8}$ 为中心的 X 线正侧位片：可见到胸椎骨关节不同情况位移。

【针刀治疗】

（一）治疗原则

根据人体脊柱弓弦力学系统及慢性软组织损伤病理构架的网眼理论，贲门失弛缓症胸段脊柱弓弦力学系统受力异常后，人体通过粘连、瘢痕、挛缩对异常应力进行代偿，形成网络状的病理构架，引起胸段脊柱的变形，使食道及贲门的位置发生改变，进而引发贲门失弛缓症的临床表现。故应用针刀整体松解胸段脊柱、胸腰结合部、颈胸结合部弦的行经路线及弓弦结合部的粘连瘢痕和挛缩，调节脊柱弓弦力学系统，达到治疗目的。

（二）操作方法

1. 第 1 次针刀松解胸腰结合部的强直

（1）体位　俯卧位，肩关节及髂嵴部置棉垫，以防止呼吸受限。

（2）体表定位（图 6-21）　T_{11}～L_1 棘突、棘间、肋横突关节及 L_1 关节突关节。

（3）消毒　在施术部位，用碘伏消毒 2 遍，然后铺无菌洞巾，使治疗点正对洞巾中间。

（4）麻醉　用 1% 利多卡因局部浸润麻醉，每个治疗点注药 1ml。

（5）刀具　使用弧形针刀。

（6）针刀操作（图 6-22）

① 第 1 支针刀松解 T_{12}～L_1 棘上韧带、棘间韧带　在 T_{12} 棘突顶点下缘定位，刀口线与人体纵轴一致，针刀体先向头侧倾斜 45°，与胸椎棘突呈 60° 角，按针刀四步进针规程进针刀，针刀经皮肤、皮下组织达棘突骨面，纵疏横剥 2～3 刀，范围不超过 0.5cm。然后将针刀体逐渐向脚侧倾斜与胸椎棘突走行方向一致，从 T_{12} 棘突下缘骨面沿 T_{12}～L_1 棘间方向用提插刀法切割棘间韧带 2～3 刀，范围不超过 0.5cm。

② 第 2 支针刀松解 T_{12}～L_1 左侧肋横突关节囊韧带　在 T_{12}～L_1 棘间中点旁开 3cm 定位，刀口线与人体纵轴一致，针刀体与皮肤呈 90° 角，按针刀四步进针规程进针刀，针刀经皮肤、皮下组织、胸腰筋膜浅层、骶棘肌达横突骨面，沿横突骨面向外至横突尖部，纵疏横剥 2～3 刀，范围不超过 2mm。

③ 第 3 支针刀松解 T_{12}～L_1 右肋横突关节囊韧带　针刀松解方法参照第 2 支针刀松解方法。

④ T_{11}～T_{12}、L_1～L_2 棘上韧带、棘间韧带、关节突关节韧带的松解　参照 T_{12}～L_1 的针刀松解操作进行。

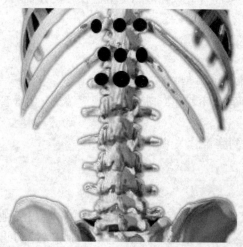

图 6-21　胸腰结合部针刀松解体表定位示意图

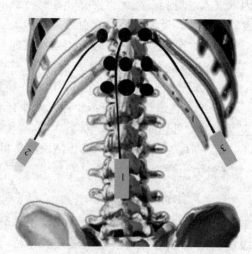

图 6-22　针刀松解示意图

2. 第 2 次松解 T_4～T_5、T_5～T_6 及 T_6～T_7 处棘突、棘间、肋横突关节的粘连

（1）体位　俯卧位，肩关节及髂嵴部置棉垫，以防止呼吸受限。

（2）体表定位（图 6-23）　T_6～T_7 胸椎。胸椎的肋横突关节的位置一般在本椎与下胸椎棘间中点旁开 2～3cm，如 T_6 的肋横突关节位于 T_6～T_7 棘间中点旁开 2～3cm，以此类推。

（3）消毒　在施术部位，用碘伏消毒 2 遍，然后铺无菌洞巾，使治疗点正对洞巾中间。

（4）麻醉　用 1%利多卡因局部浸润麻醉，每个治疗点注药 1ml。

（5）刀具　使用弧形针刀。

（6）针刀操作（图 6-24）

①第 1 支针刀松解 T_6～T_7 棘上韧带、棘间韧带及多裂肌止点的粘连瘢痕　在 T_7 棘突顶点定位，刀口线与人体纵轴一致，刀体先向头侧倾斜 45°，与胸椎棘突呈 60°角，按针刀四步进针规程进针刀，针刀经皮肤、皮下组织，直达棘突骨面，纵疏横剥 2～3 刀，范围不超过 0.5cm，然后将针刀体逐渐向脚侧倾斜与胸椎棘突走行方向一致，先沿棘突骨面分别从棘突左、右侧向椎板方向铲剥 2～3 刀，深度达棘突根部，以松解多裂肌止点的粘连瘢痕。再退针刀到棘突表面，调

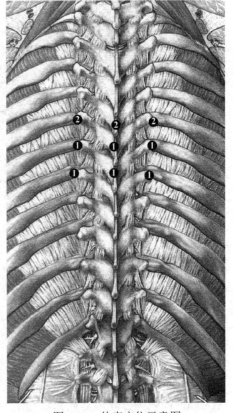

图 6-23　体表定位示意图

转刀口线 90°，从 T_7 棘突上缘骨面向上沿 T_6 和 T_7 棘间方向用提插刀法切割棘间韧带 2～3 刀，范围不超过 0.5cm。

②第 2 支针刀松解左侧 T_7 肋横突关节囊韧带　从 T_6～T_7 棘间中点旁开 2～3cm 进针刀，刀口线与人体纵轴一致，针刀体与皮肤呈 90°角，按针刀四步进针规程进针刀，针刀经皮肤、皮下组织、胸腰筋膜浅层、骶棘肌达横突骨面，沿横突骨面向外到横突尖部，纵疏横剥 2～3 刀，范围不超过 2mm。

③第 3 支针刀松解右侧 T_7 肋横突关节囊韧带　针刀松解方法参照第 2 支针刀松解方法。

3. 第 3 次针刀松解 C_7～T_1、T_1～T_2 周围的粘连瘢痕

（1）体位　俯卧位，肩关节及髂嵴部置棉垫，以防止呼吸受限。

（2）体表定位　C_7～T_1、T_1～T_2 棘突及周围。

（3）消毒　在施术部位，用碘伏消毒 2 遍，然后铺无菌洞巾，使治疗点正对洞巾中间。

（4）麻醉　用 1%利多卡因局部浸润麻醉，每个治疗点注药 1ml。

（5）刀具　使用弧形针刀。

（6）针刀操作（图 6-25）

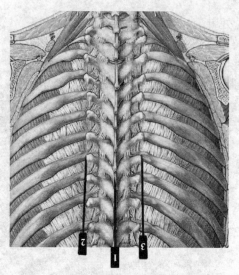

图6-24　T_6~T_7间及T_7肋横突关节囊
针刀松解示意图

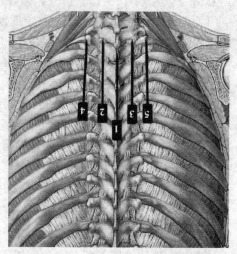

图6-25　C_7~T_1与T_1~T_2周围粘连瘢痕
针刀松解示意图

①第1支针刀松解 C_7~T_1棘上韧带、棘间韧带及多裂肌止点的粘连瘢痕　在 T_1 棘突顶点定位，刀口线与人体纵轴一致，刀体先向头侧倾斜45°，与胸椎棘突呈60°角，按针刀四步进针规程进针刀，针刀经皮肤、皮下组织，直达棘突骨面，纵疏横剥 2~3刀，范围不超过 0.5cm，然后将针刀体逐渐向脚侧倾斜与胸椎棘突走行方向一致，先沿棘突骨面分别从棘突左、右侧向椎板方向铲剥 2~3 刀，深度达棘突根部，以松解多裂肌止点的粘连瘢痕。再退针刀到棘突表面，调转刀口线 90°，从 T_1 棘突上缘骨面向上沿 C_7 和 T_1 棘间方向用提插刀法切割棘间韧带 2~3 刀，范围不超过 0.5cm。

②第 2 支针刀松解 C_7~T_1 左侧关节突关节韧带的粘连瘢痕　在 C_7~T_1 棘间旁开1.5cm~1.8cm 定位，刀口线与人体纵轴一致，针刀体与皮肤呈 90°角，按针刀四步进针规程进针刀，针刀经皮肤、皮下组织，到第 1 胸椎椎板，沿椎板上缘缓慢进针刀，当针刀有韧性感时，即到达 C_7~T_1 左侧关节突关节韧带的粘连瘢痕，提插切割 2~3 刀，范围不超过 2mm。

③第 3 支针刀松解 C_7~T_1 右侧关节突关节韧带的粘连瘢痕　针刀松解方法与第 2 支针刀相同。

④第 4 支针刀松解左侧 T_1 肋横突关节囊韧带　在 C_7~T_1 棘间旁开 2~3cm 进针刀，刀口线与人体纵轴一致，针刀体与皮肤呈 90°角，按针刀四步进针规程进针刀，针刀经皮肤、皮下组织、胸腰筋膜浅层、骶棘肌达横突骨面，沿横突骨面向外到横突尖部，纵疏横剥 2~3 刀，范围不超过 2mm。

⑤第 5 支针刀松解右侧 T_1 肋横突关节囊韧带　针刀松解方法参照第 2 支针刀松解方法。

⑥T_1~T_2 周围的粘连瘢痕的针刀松解　参照 T_2~T_3 针刀松解方法进行。

（7）注意事项

①做胸椎针刀松解术，为了避免针刀进入椎管而损伤脊髓，在后正中线上松解棘上韧带和棘间韧带时，应按以下步骤进行操作。进针时，刀体向头侧倾斜45°，与胸椎棘

突呈 60°角，针刀直达胸椎棘突顶点骨面；对棘突顶点的病变进行松解，要进入棘间，松解棘间韧带，必须退针刀于棘突顶点的上缘，将针刀体逐渐向脚侧倾斜与胸椎棘突走行方向一致，才能进入棘突间，切棘间韧带的范围限制在 0.5cm 以内，以免切入椎管，否则，针刀的危险性明显加大。

②如果定位困难，需要在 X 线透视下进行定位后再进行针刀手术，不能盲目定点作针刀松解，否则可能引起胸腔内脏器官受损，造成严重的并发症和后遗症。

【针刀术后手法治疗】

每次针刀松解术后，均进行颈椎对抗牵引手法。

【针刀术后康复治疗】

（一）目的

针刀整体松解术后康复治疗的目的是进一步调节背部及腹部的弓弦力学系统的力平衡，促进局部血液循环，加速局部的新陈代谢有利于损伤组织的早期修复。

（二）原则

贲门失弛缓症针刀术后 48～72 小时后可选用下列疗法进行康复治疗。

（三）方法

1. 毫针法

处方：天突、膻中、脾俞、胃俞、足三里、内关、大陵、上脘。

操作：穴位皮肤经常规消毒后针刺，先使患者仰卧，天突穴以直从胸骨切迹上缘之内向下刺入 1 寸许，膻中穴自胸骨向下刺入 0.5 寸，二者均施以提插捻转补法，以使针感向下传导为佳，足三里、内关、上脘、大陵、公孙穴，直刺进针，施以提插捻转补法，足三里、内关、大陵穴以针感向肢体末端放散为佳，而上脘穴以针感向上传导为佳。上述穴位待行针得气后，留针 30 分钟，每 10 分钟行针 1 次，待结束后，再使患者俯卧，针刺脾俞、胃俞斜刺 0.5 寸，施以捻转补法，以使针感后胸部放散为宜，待行针得气后留 30 分钟，每 10 分钟行针 1 次。在上述治疗过程中，针刺强度以中等强度为宜，不宜过重。以上治疗每日 1 次，5 次为 1 疗程，每个疗程间隔 2 天。

2. 电针法

处方：膻中、鸠尾、上脘、内关、足三里、三阴交。

操作：膻中、鸠尾、上脘用直径 0.30mm 毫针向下平刺 1 寸；内关、足三里、三阴交直刺 1～1.5 寸。连接电针仪，施连续波，频率 0.4Hz～0.6Hz，强度以患者能耐受为度，留针 30min。隔日 1 次，10 次为 1 疗程。

3. 穴位注射法

处方：膈俞、肝俞、胃俞。

操作：每次治疗取 1 组穴位，两组交替。维生素 B_1 注射液 100mg，维生素 B_{12} 注射液 500μg。患者俯卧位，穴位常规消毒后用 5ml 一次性注射器，针尖向椎体斜刺 1.5 寸，进针后有酸、麻、胀等得气感后，回抽无血，方将药液缓慢注入，每穴 2.5ml。治疗每日 1 次，连续 10 次为 1 个疗程，疗程间休息 2 天。治疗 2 个疗程后，隔日 1 次，10 次为 1 个疗程，疗程间隔 5 天。

4. 康复锻炼法

（1）引体向上　6 个 ×2 组，每天 2 次 ×60 天。

（2）鼓胸式　10 分钟 ×2 组，每天 2 次 ×60 天。

（3）挺胸式　10 分钟 ×2 组，每天 2 次 ×60 天。

（4）搓腰式　10 分钟 ×2 组，每天 2 次 ×60 天。

（5）搓脚心　10 分钟 ×2 组，每天 2 次 ×60 天。

【针刀术后护理】

1. 生活起居护理

本病病机为中焦气机阻滞，升降失职，为外感寒邪，痰饮内停，或肝气不舒横逆犯胃所致。故患者应注意保暖，适时更换衣服，防止感冒；患者应保持愉悦的心情，培养良好乐观的人生观；此外居住环境应清洁，居室要采光充足，空气流通性好。平时睡觉时应用棉被将上半身垫高，以防止胃酸逆流，导致病情发作。患者应戒烟限酒，避免不良刺激。按时作息，起居有常。

2. 饮食护理

本病饮食护理十分重要。应以流质或半流质饮食为主，禁食一些会影响贲门的刺激性食物，例如烟酒、油腻食品、酸的食物、巧克力、薄荷等，忌用冰冷饮料。要养成少吃多餐和温热饮食的习惯，吃饭时要细嚼慢咽，以免食物误入气道，饭后可试以温热汤水或饮料帮助下咽；就寝前 30 分钟不要进食。多吃富含维生素 B 和维生素 A 的食物，如粗粮谷物类及蔬菜水果类等；另外还需要进食高钙食物，从而能在一定程度上来缓解食管部肌肉痉挛。

3. 情志护理

患者多表现为焦虑、急躁、悲观、情绪不稳定，导致病情加重。因此，应及时做好心理护理，向患者介绍本病的有关知识，使其对本病有正确的认识，并详细了解患者存在的心理负担，针对原因给予正确的心理疏导，消除顾虑，稳定情绪，让患者保持乐观的心态，积极配合治疗。告知患者或家属针刀术前、术中、术后可能出现的情况，征得患者或家属同意后方可进行针刀手术。

4. 对症处理和护理

对精神紧张和情绪不稳定者，可用镇静剂，加利眠宁、安定等；症状发作时，给予硝基甘油片或亚硝酸异戊酯可获缓解。每晚睡前作食管引流，排出食管内贮留物和分泌物，并用清水灌洗，以预防并发症的发生。呕吐者，待其停止后温开水漱口，并给予少量温热流质，药物给予胃复安，呕吐频繁或腹痛剧烈者，应暂时禁食，并给予支持对症治疗。针刀术在患者病情稳定时方可进行。针刀术时应注意进针方向，深度及刀口方向，同时不断地询问患者的感受。

5. 健康教育

向患者介绍贲门痉挛的有关知识和发病原因，树立患者治疗的信心，坚持治疗。本病的健康教育关键是指导患者合理饮食和进行心理教育，指导患者自我进行精神调节，总是保持良好愉悦的心情。患者应在医生的指导下合理用药。并指导患者适当进行锻炼减肥以减少腹压。

第七节 便 秘

【概述】

便秘是指排便不顺利的状态，包括粪便干燥排出不畅和粪便不干亦难排出两种情况。一般每周排便少于 2～3 次（所进食物的残渣在 48 小时内未能排出）即可称为便秘。

正常人的排便习惯差别很大，这与个体差异、生活习惯尤其是饮食习惯有关。一般情况下，正常人每天排便 1～2 次，有的 2～3 天 1 次（只要无排便困难及其他不适均属正常），但大多数人（约占 60%以上）为每天排便 1 次。

【临床应用解剖】

大肠消化管最后的一段，长约 1.5m，起自右髂窝，终于肛门，可分为盲肠、结肠和直肠 3 段。大肠的主要功能是吸收水分，将不消化的残渣以粪便的形式排出体外。盲肠是大肠的开始部，位于右髂窝内，左接回肠，上通升结肠。在盲肠的后内壁伸出一条细长的阑尾，其末端游离，内腔与盲肠相通，它是盲肠末端在进化过程中退化形成的。结肠围绕在空、回肠的周围，可分为升结肠、横结肠、降结肠和乙状结肠 4 部分。升结肠是盲肠向上延续的部分，至肝右叶下方弯向左形成横结肠。横结肠左端到脾的下部，折向下至左髂嵴的一段叫降结肠。左髂嵴平面以下的一段结肠位于腹下部和小骨盆腔内，肠管弯曲，叫乙状结肠，在第 3 骶椎平面续于直肠。

直肠位于盆腔内，全长 15～16cm，从第 3 骶椎平面贴骶尾骨前面下行，穿盆膈终于肛门，盆以下的一段直肠又叫肛管，长 3～4cm。直肠的肌层和其他部分一样，也是由外纵、内环两层平滑肌构成。环形肌在肛管处特别增厚，形成肛门内括约肌。围绕肛门内括约肌的周围有横纹肌构成的肛门外括约肌，括约肌收缩可阻止粪便的排出。

【病因病理】

急性便秘的原因多为器质性，如脊椎的急性损伤、肠扭转、肠绞窄等。慢性便秘的原因比较多，有器质性的，如肿瘤（如结、直肠癌）、炎症（如肠结核、克罗恩病、溃疡性大肠炎等）、肠粘连，慢性阻塞性肺气肿、甲状旁腺功能亢进症、甲状腺功能减退症、糖尿病合并神经病变、硬皮病、长期服用抗抑郁药或镇静剂等；有功能性的，如进食量太少或食物中纤维含量太少，造成粪便量不足引起的单纯性便秘，如由肠神经系统功能障碍引起的肠易激综合征。临床上，慢性便秘原因中最多见的还是功能性便秘。

【临床表现】

便秘的临床表现与引起便秘的病因有关，有时便秘患者的表现只有粪便干硬、排便费力。另外，由于用力排出干硬粪便会引起肛裂，有些患者还可能有腹胀、恶心、食欲减退、乏力、头昏等症状，但这些症状均缺乏特异性。在为便秘患者作体格检查时，常可在其左下腹触及粪块和痉挛的结肠。

【诊断要点】

（1）有关病史 仔细的病史询问对便秘的诊断有极重要的价值。便秘病程长，若患者在体重、食欲、体力方面无明显变化，常提示为功能性便秘；食量过少和食物过于精细，常与单纯性便秘有关；由精神因素、生活形态改变、长途旅行等原因引起的便秘常与肠易激综合征有关；腹部手术后的肠粘连也与便秘有关等。

（2）粪便常规检查和粪潜血试验　可观察到粪便的形状、数量、有无脓血和黏液等；潜血试验则有助于发现肠道的少量出血。

（3）X线检查　腹部正面摄影如有肠道扩张，且伴有液体平面时，应考虑肠阻塞的可能；如发现肠道内有粪便潴留，尤其粪便潴留于乙状结肠内时，要考虑结肠的排便异常。

（4）钡剂肠摄影及大肠镜检查　可观察结、直肠内有无狭窄和阻塞。

（5）相应的临床表现

【针刀治疗】

（一）治疗原则

根据针刀医学理论脊柱相关疾病理论及慢性软组织损伤病因病理学理论和软组织损伤病理构架的网眼理论，长期便秘是由于支配胃肠的内脏神经在行径途中被卡压，使肠道长期处于半麻痹状态，依据上述理论，针刀整体松解后腰部软组织慢性损伤的粘连、瘢痕，解除被卡压的内脏神经，恢复肠道的动态平衡，可使此病得到治愈。

（二）操作方法

1. 第1次针刀松解上腰段关节突关节韧带的粘连、瘢痕、挛缩和堵塞

（1）体位　俯卧位。

（2）体表定位　$L_1 \sim L_2$，$L_2 \sim L_3$关节突关节（图6-26）。

（3）消毒　在施术部位，用碘伏消毒2遍，然后铺无菌洞巾，使治疗点正对洞巾中间。

（4）麻醉　用1%利多卡因局部浸润麻醉，每个治疗点注药1ml。

（5）针刀操作（图6-27）　以松解右侧和$L_1 \sim L_2$关节突关节韧带为例。摸准在L_1棘突顶点下缘旁开2cm进针刀，刀口线与脊柱纵轴平行，针刀体与皮肤垂直，针刀经皮肤、皮下组织、胸腰筋膜浅层、骶棘肌，到达骨面。刀刃在骨面上向外移动，可触及一骨突部，此为L_1的下关节突。再向外移动，刀下有韧性感时，即到$L_1 \sim L_2$关节突关节韧带，在此用提插刀法切割2～3刀，深度不超过0.5cm，以松解关节突关节韧带的挛缩、粘连和瘢痕。其他节段关节突关节韧带松解方法与此相同。

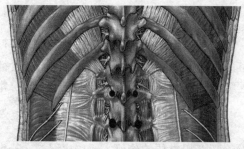

图6-26　上腰段关节突关节韧带松解术体表定位

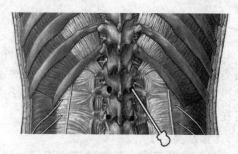

图6-27　上腰段关节突关节韧带松解示意图

2. 第 2 次调节足三里穴

（1）体位 坐位。

（2）体表定位 外膝眼下 3 寸，距胫骨前外缘侧一横指。

（3）消毒 在施术部位，用碘伏消毒 2 遍，然后铺无菌洞巾，使治疗点正对洞巾中间。

（4）麻醉 用 1%利多卡因局部浸润麻醉，每个治疗点注药 1ml。

（5）针刀操作 刀口线与下肢长轴一致，针刀体与皮肤垂直，针刀经皮肤、皮下组织，当患者有酸、麻、胀感时，快速纵行疏通 2～3 刀（图 6-28）。

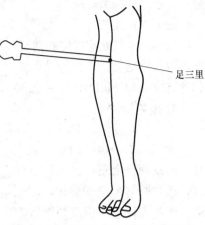

足三里

图 6-28 从足三里穴处进针刀示意图

【针刀术后手法治疗】

腰部针刀术后进行抖牵法。患者俯卧位，腰部肌肉放松，患者双手拉住床头，一助手立于床尾，两手握两踝部牵引，在牵引的基础上，用力上下抖动数下，连续作 3～5 遍，术者立于患者躯干一侧，双手重叠放于 L_1～L_2 棘突上，当助手用力牵引时，术者向下弹压 1 次。此手法可隔 2～3 日 1 次。

【针刀术后康复治疗】

（一）目的

针刀整体松解术后康复治疗的目的是进一步调节背部及腹部的弓弦力学系统的力平衡，促进局部血液循环，加速局部的新陈代谢有利于损伤组织的早期修复。

（二）原则

便秘针刀术后 48～72 小时可选用下列疗法进行康复治疗。

（三）方法

1. 毫针法

处方一：支沟、列缺、天枢、大肠俞、足三里、照海。

操作：常规消毒后，取 1～2 寸毫针按次序刺入穴位，采用平补平泻以达得气；支沟、足三里先轻补后重泻，留针 30 分钟，隔 10 分钟运针 1 次。每日针 1 次，7 次为 1 疗程。

处方二：合谷、曲池、腹结、上巨虚。

操作：穴位常规消毒后，毫针刺，进针得气后，用泻法，留针 20 分钟。每日 1 次，7 次为 1 疗程。

处方三：大肠俞、天枢、曲池、支沟、足三里。

操作：病人先仰卧，针刺天枢、足三里、支沟、曲池，用泻法，留针 10 分钟，然后俯卧针刺大肠俞，深度为 2～3 寸，留针 20～30 分钟，提插结合捻转法，持续运针。

2. 电针法

处方一：大横、下巨虚、石门、支沟。

操作：2 组穴位交替使用。局部皮肤常规消毒后，毫针刺，进针得气后通电 10～20

分钟，选用疏密波，隔日 1 次，7 次为 1 疗程。

处方二：支沟。

操作：穴位处常规皮肤消毒，用 0.35mm×50mm 毫针垂直刺入，针刺深度以得气为度，得气后通韩氏穴位神经刺激仪，刺激强度 30mA，选择波型等幅疏密波 2/100Hz，脉冲宽度 0.12～0.16ms，通电 30 分钟。每日 1 次，7 天为 1 疗程。

3. 皮内针法

处方：左腹结、大肠俞、肺俞、中脘、天枢、肾俞、丰隆、支沟。

操作：取消毒过的麦粒式皮内针，用新洁尔灭棉球消毒穴位局部，用镊子夹住针身，沿皮横刺入皮内，带动针体与人体平面作小幅度垂直运动，以激发穴位产生酸、麻、沉、胀等反应和感传，然后用胶布固定针柄。最后用拇指压在埋针局部，顶着针刺方向，需泻穴位按着逆时针方向，揉 6 圈后慢按快松各 1 次；需补穴位，按照顺时针方向，揉 6 圈后紧按慢松各 1 次。按揉力量、幅度据患者反应而定，补法宜轻而慢，泻法宜重而快。

4. 穴位埋线法

处方：上巨虚、三阴交、足三里、大肠俞、天枢。

操作：常规消毒局部皮肤，镊取一段 2cm 长已消毒的羊肠线，放置在腰椎穿刺针针管的前端，后接针芯，左手拇食指绷紧或捏起进针部位皮肤，右手持针，刺入到所需深度，当出现酸、重等针感后，边推针芯，边退针管，将羊肠线埋植在穴位的皮下组织或肌层内，针孔处敷盖消毒纱布。每隔 15～30 日可以重复埋线 1 次，以巩固疗效。

5. 耳压法

处方一：直肠下段、交感、皮质下、大肠、小肠。

操作：耳郭常规消毒，将大小适中的王不留行籽放置在 0.6cm×0.6cm 大的胶布中央，按压于穴位上，隔日 1 次，两耳交替使用，10 次为 1 疗程。压丸治疗期间嘱患者停止其他治疗，并于每餐后半小时及晨起时自行压丸 10 分钟左右，以耳郭发红、发热为度。

处方二：大肠、便秘点、直肠下段、脾、肾。

操作：将胶布剪成 0.5cm×0.5cm 方形块，取王不留行籽 1 粒，粘于方形胶布中央备用。然后用探测棒在所取穴位范围寻找压痛点，再用 75% 酒精棉球在耳郭上作常规消毒，待干后，一手用小号止血钳夹住胶布对准压痛点，另一手按压胶布，力量以患者有轻度刺痛为宜，每穴按压 1 分钟，并嘱患者如法自行按压 3～4 次，以加强刺激，双耳交替治疗，间隔 5～7 日，行第 2 疗程。

6. 灸法

处方一：中脘、神阙、关元。

操作：先把食盐 3g 放神阙穴内，盐末少许散在关元、中脘穴上。用菜刀切取 0.3cm 厚、直径 3cm 左右的生姜 3 枚，分别放在上述穴位上，上置枣核大艾炷，点燃艾炷，待烧完后，再烧 1 炷，连续 20 分钟，至皮肤发红，每日灸 1 次或隔日灸 1 次。

处方二：大肠俞、天枢、上巨虚、支沟。

操作：将艾条一端点燃，对准施灸部位，距 0.5～1.0 寸进行熏灸，使患者局部有温热感而无灼痛，每穴 3～5 壮，每日 1～2 次。

处方三：足三里、天枢、脾俞、大肠俞。

操作：将艾条一端点燃，对准施灸部位，约距 0.5 寸进行熏灸，使患者局部有温热感而无灼痛，每穴 5～10 分钟，至皮肤潮红为度。每穴 3～5 壮，每日 1～2 次。

7. 康复锻炼法

（1）挺胸式　10 分钟×2 组，每天 2 次×60 天。

（2）搓腰式　10 分钟×2 组，每天 2 次×60 天。

（3）搓脚心　10 分钟×2 组，每天 2 次×60 天。

【针刀术后护理】

1. 生活起居护理

便秘患者生活起居宜环境清雅、空气清新、作息规律，饮食卫生，烟酒不沾，合理膳食，均衡营养，适当运动、增强体质，保持精神愉快。

2. 饮食护理

饮食要多吃富含粗纤维的蔬菜和水果，如芹菜、韭菜、菠菜、橘子、香蕉等。粗纤维可刺激肠壁使肠蠕动加快。多饮水及果汁软化粪便。如晨空腹饮加少量食盐的温开水 300 毫升，其效极佳。炒菜时，适量加入烹调油，可起到润滑肠道之功效。其中的脂肪酸兼有促进肠蠕动之功能，从而使肠道润滑、畅通无阻。多食富含维生素 B 的食物，如粗粮、酵母、豆类、洋葱头、萝卜等。多食各类干豆，肠道内的正常细菌可使其发酵、产气，促进肠蠕动。多吃润肠通便的食物，如银耳、蜂蜜、香蕉等。便秘者应禁忌饮酒、喝浓茶、喝咖啡，忌吃辣椒等刺激性食物。

3. 情志护理

指导患者正确认识便秘的病因病理，减轻或消除其不良心理反应，增强患者战胜疾病的信心。告知患者或家属针刀术前、术中、术后可能出现的情况，征得患者或家属同意后方可进行针刀手术。

4. 对症处理和护理

针刀术治疗便秘的机制可能是松解有关病变的软组织，消除粘连、挛缩、瘢痕、堵塞等病理因素，使受牵拉、卡压的神经末梢生理功能得以恢复，从而达到治疗本病的目的。针刀术时应注意进针方向，深度及刀口方向，同时不断地询问患者的感受。嘱患者术后注意饮食调理，少食辛辣之物，避免过劳，养成每天大便的习惯。

5. 健康教育

指导患者掌握便秘的有关知识和发病规律，注意调节情志、保持乐观，避免忧思、精神紧张等不良刺激，合理安排工作和学习，寒温、劳逸适宜。不吸烟，不嗜酒，饮食有节，多食水果蔬菜。平时可按摩足三里、上巨虚、合谷等穴，以促进肠道蠕动功能。

第八节　慢性腹泻

【概述】

凡病程在 2 个月以上的腹泻或间歇期在 2～4 周内的复发性腹泻均称为慢性腹泻。

【临床应用解剖】

小肠是消化管中最长的一段，成人全长 5～7m。上端从幽门起始，下端在右髂窝与大肠相接，可分为十二指肠、空肠和回肠3部分。十二指肠固定在腹后壁，空肠和回肠形成很多肠襻，盘曲于腹膜腔下部，被小肠系膜系于腹后壁，故合称为系膜小肠。空肠上端起于十二指肠空肠曲，回肠下端与盲肠相连。空肠与回肠盘绕于腹腔的中、下部，两者间无明显的界限，空肠主要位于左外侧区和脐区，其特点是血管丰富，较红润，管壁厚，管腔大，黏膜面有高而密的环形皱襞，并可见许多散在的孤立淋巴滤泡。小肠是食物消化、吸收的主要部位。

大肠消化管最后的一段，长约 1.5m，起自右髂窝，终于肛门，可分为盲肠、结肠和直肠3段。大肠的主要功能是吸收水分，将不消化的残渣以粪便的形式排出体外。盲肠是大肠的开始部，位于右髂窝内，左接回肠，上通升结肠。在盲肠的后内壁伸出一条细长的阑尾，其末端游离，内腔与盲肠相通，它是盲肠末端在进化过程中退化形成的。结肠围绕在空、回肠的周围，可分为升结肠、横结肠、降结肠和乙状结肠四部分。升结肠是盲肠向上延续的部分，至肝右叶下方弯向左形成横结肠。横结肠左端到脾的下部，折向下至左髂嵴的一段叫降结肠。左髂嵴平面以下的一段结肠位于腹下部和小骨盆腔内，肠管弯曲，叫乙状结肠，在第3骶椎平面续于直肠。

直肠位于盆腔内，全长 15～16cm，从第 3 骶椎平面贴骶尾骨前面下行，穿盆膈终于肛门，盆以下的一段直肠又叫肛管，长 3～4mm。直肠的肌层和其他部分一样，也是由外纵、内环两层平滑肌构成。环形肌在肛管处特别增厚，形成肛门内括约肌。围绕肛门内括约肌的周围有横纹肌构成的肛门外括约肌，括约肌收缩可阻止粪便的排出。

【病因病理】

慢性腹泻的患者在受到重复感染、饮食、情绪等各种因素的刺激后，有可能引起急性发作。

（1）慢性肠道感染性疾病　如慢性细菌性痢疾、真菌感染等疾病。

（2）某些肠道寄生虫病　如慢性阿米巴痢疾、肠道滴虫病、钩虫病、蛔虫病等，由于寄生于人体消化道不同的寄生虫的排泄物、代谢产物以及机械因素的刺激，往往也会造成不同程度的消化道功能紊乱，也可引起不同程度的腹泻和便秘。其中钩虫对人体的最大影响是肠道失血，导致大便潜血和贫血。

（3）非感染性炎症性肠病　常见的有溃疡性结肠炎等。引起腹泻时往往伴有腹痛、大便带黏液，严重时有明显的全身症状。

（4）消化功能不良和吸收功能障碍　包括各种引起消化酶的分泌减少，如慢性胰腺炎、胰腺癌、因手术切除过多肠段造成的短肠综合征、系统性硬化病对肠道的影响、溃疡性结肠炎对肠黏膜的反复破坏与修复致肠黏膜瘢痕化等均会影响肠黏膜的吸收功能。

（5）肠道肿瘤　包括大肠癌、小肠淋巴瘤、类癌、胃肠道激素细胞瘤、结肠腺瘤病等。肠道肿瘤很大程度地影响肠道的消化吸收功能和肠道运动功能。

（6）运动性腹泻　各种原因引起肠蠕动紊乱均可导致腹泻，比如内分泌代谢障碍疾病，如甲状腺功能亢进、糖尿病性肠病等，不完全性肠梗阻和迷走神经切断术都可促进肠蠕动。肠激惹综合征、胃肠神经官能症等引起腹泻的主要原因也是肠蠕动紊乱。

（7）药源性腹泻　某些抗生素引起伪膜性肠炎和出血性肠炎，也可能导致慢性腹泻。降压药利血平以及番泻叶等，均会不同程度地刺激肠黏膜的渗出和分泌，从而引起腹泻。

慢性腹泻的发病机制有以下几点：

（1）肠蠕动增强，排空过速　由于各种原因所致肠蠕动增强，肠的排空速度过快均可导致腹泻。如肠神经官能症时肠内容物的量正常，但由于神经兴奋性的异常增高，使肠蠕动加速，出现腹泻；慢性菌痢、慢性肠阿米巴病、肠结核等因肠道有慢性炎症而发生腹泻；肠大部切除术后，肠内容物在肠道内停留的时间过短也会发生腹泻。

（2）食物在肠内消化不完全　如倾倒综合征、慢性胰腺疾病、肠大部切除术后等，食物在肠内不能完全消化而发生腹泻。

（3）食物吸收不良　原发性与继发性吸收小照综合征等均因被消化的食物不能被很好地吸收而发生腹泻。

【临床表现】

病变位于直肠和乙状结肠的患者多有便意频繁和里急后重，每次排便量少，有时只排出少量气体和黏液，粪色较深，多呈黏冻状，可混有血液，小肠病变的腹泻无里急后重，粪便稀烂呈液状，色较淡，小肠吸收不良者粪呈油腻状多泡沫含食物残渣，有恶臭。慢性痢疾血吸虫、溃疡性结肠炎、直肠等引起的腹泻每次排便数次，粪便常带脓血。溃疡性肠结核者常有腹泻与便秘交替现象。遇慢性大量水泻伴失水缺钾和酸中毒表现、不能因禁食和抗生素治疗而止泻的病例，要怀疑少见的胰性霍乱综合征，肠易激综合征的功能性腹泻多在清晨起床后和早餐后发生，每日2～3次，粪便有时含大量黏液。

【诊断要点】

对于慢性腹泻的原因十分复杂，有时给诊断和鉴别诊断造成极大的困难。因此对每个疑难病例，必须细致地询问病史、体检、粪便镜检以及有选择性的器械检查，如乙状结肠镜纤维结肠镜、X线钡剂造影、钡剂灌肠造影、肠黏膜活检等，以利于诊断和鉴别诊断。首先要注意患者的年龄及性别，如菌痢多见于儿童和青壮年，而大肠癌、胰腺癌多见于中老年人，老年人也容易发生小肠缺血性腹泻。中年女性则容易发生功能性腹泻。

其次要注意腹泻的症状及其伴随的症状。不少慢性疾病，特别是胃肠道疾病以腹泻为主要症状，也有以其他症状为主要症状的。即使同种疾病，有的以腹泻为主，有的腹泻很轻或无腹泻，而以其他症状为主，有的腹泻时发时止，时好时坏，如溃疡性结肠炎、慢性肠阿米巴病等。与腹泻并存的某些症状也有助于鉴别诊断，如腹泻伴有痉挛性下腹疼痛，大便后腹痛减轻或消失，常见于结肠疾病；若在脐周或右下腹部常发生腹痛，大便后腹痛并不减轻者，多为小肠病变；腹痛伴有里急后重，常提示直肠与乙状结肠疾病；腹泻伴有阵发性绞痛，局部起包块或局限性腹胀；肠蠕动亢进，常提示有不完全性肠梗阻。

【针刀治疗】

（一）治疗原则

依据针刀医学的脊柱相关疾病理论及慢性软组织损伤病因病理学理论和软组织损伤病理构架的网眼理论，慢性腹泻是由于支配胃肠的内脏神经在行径途中被卡压，使肠道长期处于高蠕动状态，依据上述理论，针刀整体松解后腰部软组织慢性损伤的粘连、瘢痕，解除被卡压的内脏神经，恢复肠道的动态平衡，此病就得到治愈。

（二）操作方法

1. 第1次针刀松解上腰段关节突关节韧带的粘连、瘢痕、挛缩和堵塞

（1）体位　俯卧位。

（2）体表定位　$T_{12}\sim L_1$、$L_1\sim L_2$关节突关节（图6-29）。

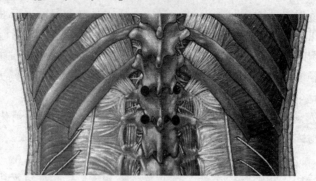

图6-29　上腰段关节突关节韧带松解术体表定位

（3）消毒　在施术部位，用碘伏消毒2遍，然后铺无菌洞巾，使治疗点正对洞巾中间。

（4）麻醉　用1%利多卡因局部浸润麻醉，每个治疗点注药1ml。

（5）针刀操作（图6-30）　以松解右侧$T_{12}\sim L_1$关节突关节韧带为例。摸准T_{12}棘突顶点下缘定位，棘突中点旁开2cm进针刀。刀口线与脊柱纵轴平行，针刀体与皮肤垂直，针刀经皮肤、皮下组织、胸腰筋膜浅层、骶棘肌，到达骨面。刀刃在骨面上向外移动，可触及一骨突部，此为T_{12}的下关节突。再向外移动，刀下有韧性感时，即到$T_{12}\sim L_1$关节突关节韧带。在此用提插刀法切割2~3刀，深度不超过0.5cm，以松解关节突关节韧带的挛缩、粘连和瘢痕。其他节段关节突关节韧带松解方法与此相同。

2. 第2次调节足三里穴

（1）体位　坐位。

（2）体表定位　外膝眼下3寸，距胫骨前外缘侧一横指。

（3）消毒　在施术部位，用碘伏消毒2遍，然后铺无菌洞巾，使治疗点正对洞巾中间。

（4）麻醉　用1%利多卡因局部浸润麻醉，每个治疗点注药1ml。

（5）针刀操作　刀口线与下肢长轴一致，针刀体与皮肤垂直，针刀经皮肤、皮下组织，当患者有酸、麻、胀感时，缓慢纵行疏通2~3刀（图6-31）。

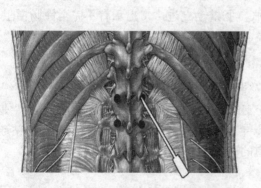

图6-30　上腰段关节突关节韧带松解示意图

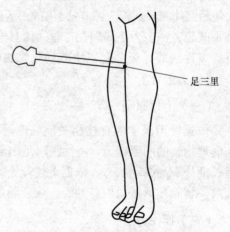

足三里

图6-31　从足三里穴处进针刀示意图

【针刀术后手法治疗】

腰部针刀术后进行抖牵法。患者俯卧位，腰部肌肉放松，患者双手拉住床头，一助手立于床尾，两手握两踝部牵引，在牵引的基础上，用力上下抖动数下，连续作 3～5 遍，术者立于患者躯干一侧，双手重叠放于 T_{12}～L_1 棘突上，当助手用力牵引时，术者向下弹压 1 次。此手法可隔 2～3 日 1 次。

【针刀术后康复治疗】

（一）目的

针刀整体松解术后康复治疗的目的是进一步调节背部及腹部的弓弦力学系统的力平衡，促进局部血液循环，加速局部的新陈代谢，有利于损伤组织的早期修复。

（二）原则

慢性腹泻针刀术后 48～72 小时后可选用下列疗法进行康复治疗。

（三）方法

1. 毫针法

处方一：天枢、中脘、足三里、命门、肾俞。

操作：穴位常规消毒后，毫针刺。进针得气后，采用大幅度的捻转泻法。留针 20～30 分钟。每日 1 次，6 次为 1 疗程，疗程间隔 1 日。

处方二：期门、行间、太冲、中脘、天枢、内关、足三里、阴陵泉。

操作：穴位常规消毒后，毫针刺。进针得气后，前一组穴行泻法，后一组穴行补法，留针 30 分钟。每日 1 次，7 次为 1 疗程。

处方三：大横、支沟、足三里、公孙（双）、中脘。

操作：取仰卧位，先刺四肢穴，后刺腹部穴，进针得气后四肢用提插补泻法，腹部用呼吸捻转补法。留针 20 分钟，每 10 分钟运针 1 次。每日 1 次，10 次为 1 疗程。

2. 电针法

处方：中脘、气海、关元、天枢、曲池、足三里。

操作：每次取 3 个腹部穴和 2 个四肢穴，毫针常规针刺，得气后接 G6805 电针治疗仪，连续波刺激，强度以病人能耐受为度。每日 1 次，每次 30 分钟。10 次为 1 疗程。

3. 皮肤针法

处方：脾俞、胃俞、三焦俞、足三里、合谷。

操作：局部皮肤常规消毒，皮肤针中等强度叩刺，每日 1 次，7 次为 1 疗程。

4. 耳针法

处方一：大肠、小肠、胃、脾、肾、腹。

操作：每次选 2～4 穴，穴位常规消毒后，毫针刺激，留针 30 分钟，也可埋针或埋籽刺激。每日 1 次，7 次为 1 疗程。

处方二：贲门、脾、幽门、大肠、交感、肝、神门、内分泌、皮质下。

操作：上述各穴交替使用，每次取 2～3 穴。常规消毒后，用毫针刺，强刺激手法，急性者每 5 分钟捻转 1 次，留针 15～30 分钟。每日 1 次，5 次为 1 疗程。

5. 灸法

处方一：足三里、隐白、神阙、中脘、天枢。

操作：上述穴位每次选定 2～3 穴。神阙穴用隔盐灸，将食盐填平脐孔，取枣核大锥形艾炷置脐孔中央，点燃等燃尽后复换，每穴 5～7 壮；余穴用无瘢痕直接灸，先将施灸穴位涂以少量凡士林，放上麦粒大艾炷点燃，当病人感到痛热不可耐受时，更换艾炷，每穴灸 5～7 壮，以局部皮肤充血红晕为度，每日灸 1 次，10 次为 1 疗程。

处方二：水分、天枢、气海、关元、大椎、膏肓。

6. 康复锻炼法

（1）挺胸式　10 分钟×2 组，每天 2 次×60 天。

（2）搓腰式　10 分钟×2 组，每天 2 次×60 天。

（3）搓脚心　10 分钟×2 组，每天 2 次×60 天。

【针刀术后护理】

1. 生活起居护理

慢性腹泻首先要避免与周围环境中的有害物质接触，其次患者的居住环境应该阳光充足，空气新鲜，流通性好，注意保暖、避风寒、慎起居。慢性腹泻患者肠胃功能较差，平素要讲究饮食卫生，应戒烟酒，适当增加运动、增强体质，养成良好的生活习惯，合理膳食，均衡营养，按时休息，保持精神愉快。

2. 饮食护理

饮食要低脂、少纤维。多油及含脂肪太多的食物，除不易消化外，其滑肠作用又会使腹泻症状加重。烹调方法以蒸、煮、炖、烩为主；消化吸收功能较差者，宜采用易消化饮食，一次进食量不宜过多。少吃产气食物，排气、肠鸣过强时，应少食蔗糖及易产气发酵的食物，如大豆、红薯、白萝卜、南瓜、黄豆等。注意饮食卫生，不吃生冷、坚硬及变质食物，忌酒类及碳酸饮料，以及辛辣、刺激性强的调味品。

3. 情志护理

指导患者正确认识和对待自己的疾病，减轻或消除其不良心理反应，增强患者战胜疾病的信心。告知患者或家属针刀术前、术中、术后可能出现的情况，征得患者或家属同意后方可进行针刀手术。慢性腹泻因病程长，疗效缓慢，住院时间也相对较长，患者的思想反复不定，应指导护士耐心护理，关心和照顾，细致地做好每项护理工作，满足患者的基本需要。

4. 对症处理和护理

针刀术在患者病情稳定时方可进行。对于针刀术前有腹痛甚者，可给予解痉止痛药物，如 654-2 等。针刀术时应注意进针方向，深度及刀口方向，同时不断地询问患者的感受。

5. 健康教育

指导患者掌握慢性腹泻的有关知识和发病规律，坚持治疗，防止病情反复。指导患者平时注意调节情志、保持乐观，避免忧思、精神紧张等不良刺激，合理安排工作和学习，寒温、劳逸适宜。养成良好的饮食卫生习惯，不吸烟，不嗜酒，避免生冷、油腻、煎炸之食品，饮食有节，不暴饮暴食，并要持之以恒。不要私自用药或加大药物剂量，避免机体菌群失调。要加强身体锻炼，以增强体质，平时亦可轻轻按摩上腹部或胃脘部，如按摩关元、足三里、上巨虚等穴，以增强肠胃功能，提高对病邪的防御能力。

第九节　阵发性心动过速

【概述】

阵发性心动过速是一种阵发性、规则而快速的异位性节律，心率一般为 160～220 次/分，有突然发作和突然停止的特点，根据异位起搏点的部位不同可分为房性、交界性和室性 3 种，前二者有时极难区别，故统称为室上性阵发性心动过速。室上性阵发性心动过速多发生于功能性心脏病患者，预后多良好，但冠心病、风心病及甲状腺功能亢进者亦可出现。室性心动过速，大多发生于患有较严重心脏病患者，特别是急性心肌梗死或心肌炎时，亦可发生于低血钾、低血镁及原发性 Q-T 间期延长综合征，以及洋地黄、奎尼丁中毒时。

【临床应用解剖】

1. 心传导系的形态构造

（1）窦房结的形态构造

①窦房结的位置和形态　窦房结位于上腔静脉与右心房的连结处近于界沟上端的心外膜下，表面无心肌覆盖，结的长轴大致与界沟平行（图 6-32）。窦房结与心内膜之间有右房心肌相隔。窦的形态呈两端尖、中间粗的梭形或半月形，其前上端位置稍高，可达界沟与右心耳嵴相连处；后下端位置略低。窦房结的位置个体间有差异，有的可伸向右心耳嵴的左侧，有的则偏向右下方。当窦房结动脉以顺时针方向环绕上腔静脉口时，窦房结的位置常靠近界沟上端，而窦房结动脉以逆时针方向环绕上腔静脉口时，结的位置则偏向右下方。结的形态有变异，有的粗短，有的细长，尚可见分叉状或中间变窄的哑铃形。窦房结的大小，一般长 10～15mm，最宽处为 3～5mm，与心外膜相垂直的最厚处为 1～2mm，结的长径为宽径的 2～3 倍。

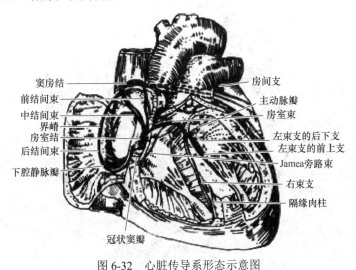

图 6-32　心脏传导系形态示意图

在界沟上部，窦房结的外面只距心外膜1～2mm，而且两者之间无心房肌相隔；而此结的内表面距心内膜则稍远些，且有心房肌纤维隔开。因此，有些疾病如心包炎常累及窦房结，可能与其解剖位置有密切关系。另外，在外科手术中，为了防止损伤窦房结及其供应动脉，避开上腔静脉与右心房交界区是必要的。

②窦房结的微细构造　窦房结微细构造的特点之一，是有一条很大的中央动脉或称窦房结支自结的中心（或偏心位）通过。由于窦房结支是冠状动脉主干最先分出的一支，冠状动脉又是升主动脉的第1对分支，所以窦房结与其动脉的这种密切关系，对于调节动脉压和脉搏具有重要意义。窦房结动脉的管壁由内膜、内弹力膜以及中膜组成。中膜可见多层环形和纵行的平滑肌纤维，一般环肌层在内，纵肌层居外，有时两者亦可相反。

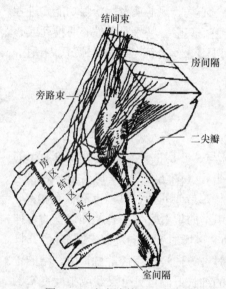

图6-33　房室连接区示意图

（2）房室结区的形态构造　根据形态与功能相结合的原则将房室连接区分成3部分：房室结、结间束进入房室结的终末部或称结前心房区、房室束的近侧部。这3个部分又可分别称为结区、房区和束区（图6-33）。

①房室结区的位置　房室结区位于房间隔下部的右侧，冠状窦口之前、三尖新隔侧尖附着缘之上，卵圆窝的下缘为其上界，室间隔膜部为其前界。下腔静脉瓣向房间隔下部相延续的Todaro腱作为上界，冠状窦口的前线作为后界，三尖瓣隔侧尖作为下界所形成的三角形，叫Koch三角。房室结区即位于此三角内，房室结恰位于三角形的尖端，结的左下面与中心纤维体（右纤维三角）相邻，结的表面有薄层心房肌和心内膜覆盖。3条结间束自房室结后上端进入，房室结向前下连于房室束（图6-34）。

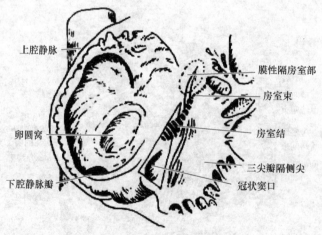

图6-34　Koch三角示意图

②房室结区的微细结构　房室结区的微细结构与窦房结相比有两个特点：a.在房室

结区内没有恒定的中央动脉。房室结动脉常是偏心位，有时在结内存在 1 条或多条小动脉。b.胶原纤维的含量窦房结少，并且分支，相互交织构成迷路状。

房室结区在电镜下可以见到 4 种细胞，即 P 细胞、移行细胞、浦肯野细胞和一般心房肌细胞。房室结区的移行细胞数目最多，是该区主要的细胞成分。

（3）房室束和左、右束支的形态构造

①房室束的形态结构　房室束亦称希氏束，自房室结深层纤维起始，在右纤维三角内向上，至室间隔膜部后缘，在膜部下方转向前至室间隔肌部的上缘，分为左、右束支，分别沿室间隔的左、右面下降至左、右心室。房室束在右纤维三角内直径稍细，至室间隔膜部时直径稍粗些；偶尔有一些房室束的小分支单独经行于右纤维三角内。

②左、右束支的形态结构（图 6-35、图 6-36）　左束支：是一条扁束，沿室间隔左侧面的心内膜下下降。左心室的前、后乳头肌根部附近和室间隔的中、下部，这 3 个心内膜区最早兴奋，与左束支分为 3 组分支传向左心室是一致的。

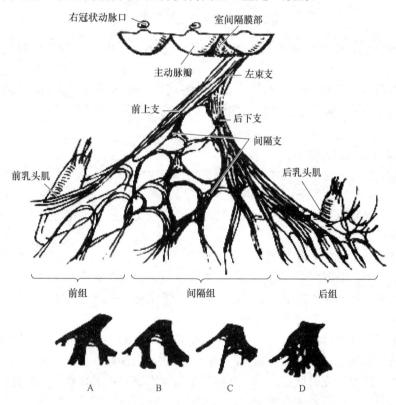

A. 三分支型16.67%　B. C. 二分支型32.22%　D. 网状型51.11%

图 6-35　左束支分支形态示意图

右束支：实际上是房室束的延续，一般为圆形束。至室间隔的下部，有束支穿经隔缘肉柱（又称节制索）达前乳头肌根附近形成浦肯野纤维丛，自此丛发出分支经心内膜下分布右心室各部分，末支与一般心室肌相延续。

浦肯野纤维网：左、右束支的分支在心内膜下互相交织形成心内膜下浦肯野纤维网，并发分支伸入心室肌构成心肌内网。

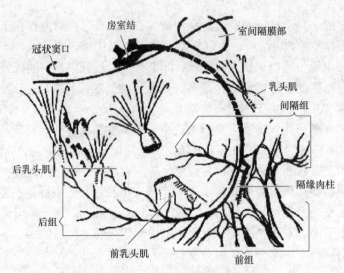

图 6-36　右束支分支形态示意图

心内膜下浦肯野纤维网一般在室间隔的中下部、心尖部以及乳头肌的基底部最丰富。

心肌内网的浦肯野纤维分布是从心内膜下浦肯野纤维网发出纤维以直角或钝角伸向心室肌内，并呈放射状向心外膜方向散布，构成心肌内网，在经过中继续分支与心室肌相续。

2. 心传导系的血液供应

（1）窦房结的血供　窦房结由窦房结支供应。由于此动脉分布于腔静脉根部，所以又称为上腔静脉口支。窦房结支除供应窦房结外，尚发分支供给右房或左房心肌的大部分、房间隔以及界嵴等部分血液。因为它是右心房或左心房最恒定的分支，故又称为右房前支或左房前支。

窦房结支从右冠状动脉起始时，多数距冠状动脉起点在 2.5cm 以内。此动脉起始后，经升主动脉右侧，沿右房前壁上行，初被右心耳掩盖，继而穿房间隔前缘，上升至上腔静脉口，以逆时针方向环绕上腔静脉口；第 3 种变异是窦房结支以单支呈顺时针方向环绕上腔静脉口，其终末支可达上腔静脉的内侧。

起始于左冠状动脉的窦房结支，大多数是左房前支的延续，行于左房后壁上，经右肺静脉与下腔静脉之间。向右上达上腔静脉口，进入窦房结（图 6-37）。

窦房结支沿途分支供应心房肌，并与其他心房支形成许多吻合，由于窦房结支的行程和起点常有许多变异，在心脏手术切开心房时应注意避免损伤。

窦房结的静脉无主干，与同名动脉伴行，可见到小静脉直接注入右心房或上腔静脉（图 6-38）。

窦房结具有丰富的血液供应，可能与其功能有关。起搏是非常精密的功能，需要充分的血液供应，很可能起搏细胞比一般心房肌细胞的代谢要求高。除了营养功能外，动脉系统在传递植物性神经冲动中起着重要作用。窦房结内含有丰富的神经丛，很容易被动脉血压、心率、离子浓度和酸碱平衡改变等所激发。窦房结支的解剖学特点是：窦房结支的起点接近冠状动脉口，窦房结支完全由窦房结组织包裹，动脉穿经窦房结组织时管径变化不大。所有上述解剖学特点对于搏动信息从主动脉传递到结细胞及其神经末梢都是有利的。

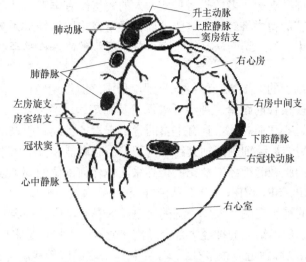

图 6-37 房室结支和窦房结支示意图

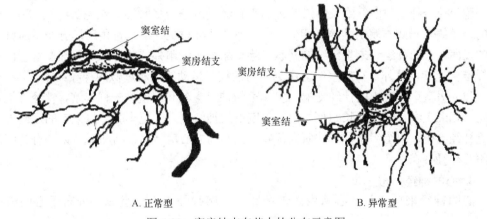

A. 正常型   B. 异常型

图 6-38 窦房结支在节内的分布示意图

（2）房室结区的血液供应 房室结区由房室结支、左房后支以及房间隔前支等供应。

①房室结支（或称房室结动脉） 房室结支多为 1 支，2 支者较少见，有时尚可缺如。绝大多数在房室交点处起始于右冠状动脉 U 形弯曲的顶端，从左冠状动脉旋支发出者较少，左、右冠状动脉均发分支供应房室结区者，仅占极少数。房室结支起始于右冠状动脉或是左冠状动脉旋支，取决于后室间支从哪条动脉发出。右冠状动脉在房室交点处常呈"V"形祥（约占 70%）。有时房室结支主干不入结，只发细小分支供应房室结。

②左房后支 多数起于左冠状动脉旋支，自冠状窦口前方进入房室结区，主要供应房室结区的心房扩展部，也可发细支至房室结。

③房间隔前支 从右冠状动脉或左旋支的起始段发出，有时为窦房结动脉的分支，自房间隔的前方分支进入房室结区。

3. 心传导系的神经支配

主要是由自脊髓发出的交感神经和迷走神经支配。

（1）窦房结的神经支配　多数学者证实，人的窦房结有丰富的神经支配，结周围有很多含有多数神经节的粗大神经。从这些外周神经节发出的神经进入窦房结，并且分支形成小束与结纤维束平行。继而从这些小束再分出纤细的串珠样神经纤维，并分支支配窦房结的肌细胞。

支配窦房结肌细胞的大多数神经纤维呈螺旋形围绕肌细胞经过，有些神经纤维可沿肌细胞表面经行一段很长的距离。神经纤维保留其髓鞘达神经终末。

窦房结区与普通心房肌相比，具有丰富的肾上腺素能神经和胆碱能神经分布。电子显微镜证实，在窦房结神经细胞的轴突终末内积聚着胆碱能和肾上腺素能小泡。并进一步证明，窦房结内的胆碱能神经末梢比心传导系其他任何部位的都丰富。此外，窦房结内尚有 NPY、CGRP、SP、VIP、NP 等肽能神经分布。

（2）房室结区的神经支配　人体心脏的房室结区具有丰富的神经支配。从形态学和生理学研究均证实，房室结区的神经大部分是副交感神经，特别是来自左迷走神经的副交感神经。在房室结动脉附近有很多神经节，并且在房室结区的浅层可见神经节细胞群。

在房室结区有大量神经纤维直接进入肌束。并立即分成单根的神经纤维支配各自的肌细胞。神经纤维与肌纤维长轴沿其表面平行经过或分成多数细支包绕肌纤维。房室结区的神经终末形式与窦房结区者相似。这些神经纤维与肌纤维呈直角扇形分布于肌纤维鞘的表面。有的神经终末呈纤细的网状，除支配结肌细胞外，并与邻近毛细血管壁的神经纤维相延续。另外，在房室结区还见到与横纹肌运动终板相近似的神经终末。

（3）房室束和束支的神经支配　房室束的神经支配和房室结一样丰富，神经纤维伴随左、右束支经行一段很长距离。犬心房室束的神经比人的更丰富，但束支的远侧部则缺乏神经支配。用组织化学方法研究证实，猪心的右心房、房室结和房室束均有含胆碱酯酶的神经存在。

4. 心的神经分布

心的神经来自心丛。心丛由迷走神经和交感神经的心支组成，分布于心的表面和实质。

（1）心浅丛　位于主动脉弓之下，肺动脉右支的前方。由左交感干颈上神经节发出的心上神经和迷走神经的心下支组成。在心浅丛内经常有一个小的心神经节，位于主动脉弓的下方，动脉韧带的右侧。心浅丛发出分支至心深丛、右冠状丛和左肺前丛。

（2）心深丛　位于气管分叉的前方，主动脉弓的后方，肺动脉分歧点的上方。由颈部和上胸部交感神经节发出的心神经以及迷走神经和喉返神经的心支组成。心深丛右半的分支，部分经右肺动脉的前方至右肺前丛和右冠状丛；另一些分支经右肺动脉后方至右心房和左冠状丛。心深丛左半的分支至左心房和左肺前丛，并参与左冠状丛的构成。

（3）左冠状丛　主要由心深丛左半的分支和部分右半分支构成。伴随左冠状动脉，发出分支至左心房和左心室。

（4）右冠状丛　由心浅丛和心深丛的部分分支构成。伴随右冠状动脉，发出分支至右心房和右心室。

迷走神经的心支和交感神经的心神经均含有传出和传入两种纤维（颈上神经节发出

的心神经只含有传出纤维）。

交感神经传出纤维：一般认为，心交感神经节前纤维从脊髓的上 5 个或 6 个胸髓节段侧角起始，经上 5 或 6 个胸神经的白交通支至上胸部 5～6 个交感神经节，或经颈交感干至颈上神经节、颈中神经节和星状神经节，与这些神经节内的节后神经元形成突触。节后神经元发出节后纤维经心神经穿出，分布至升主动脉、肺动脉、心房和心室。交感神经可使心搏加速，冠状动脉舒张等。右侧的交感神经分布至心室肌和心传导系，主要与调节心率有关；左侧心交感神经主要止于心室肌，刺激时常引起全身血压升高，对心率无明显影响。

交感神经传入纤维：传统的观点认为传导心绞痛的交感神经传入纤维，经行于心中神经、心下神经和心胸神经内，通过白交通支入神经后根，至 T_1～T_5 脊神经节。而研究表明，心交感神经传入神经元位于 T_1～T_8 脊神经节。

迷走神经传出、传入纤维：迷走神经节前纤维起始于延髓的疑核、迷走神经背核以及两核之间的中间带；心的迷走神经传入纤维行于迷走神经心支内，感觉神经元胞体位于结状神经节，其中枢突终止于延髓的孤束核，但在孤束核内的定位尚不清楚。心迷走神经传入纤维主要接受心肌的压力或牵张刺激，参与心血管反射活动，与伤害性刺激引起的疼痛无关。

5. 心包的神经

心包的神经来源较多，有交感神经、副交感神经和感觉神经。交感神经来自星状神经、主动脉丛、心丛和膈丛；副交感神经来自迷走神经、左喉返神经和食管丛；感觉神经由膈神经和肋间神经分支分布。心包的感觉神经极丰富，进行心包切开、肺和食管手术时，对心包需严密麻醉。由于植物性神经丛、迷走神经和膈神经等均位于心包的后面和两侧面，故行心包切开时，从心包前壁纵切为宜。

【病因病理】

迷走神经张力降低，交感神经兴奋性加强均能引起阵发性心动过速。慢性软组织损伤和骨关节损伤导致的自主神经牵拉及卡压均可使自主神经功能紊乱。

【临床表现】

心动过速突然发作和突然中止，其诱发因素多为情绪激动、猛然用力、疲劳或饱餐，亦可无明显诱因。发作时主要症状为心悸、胸闷、头颈部发胀、头晕、乏力、出汗及恶心；心动过速发作尤其是持续时间较长时，大多有明显血流动力障碍，表现为休克、昏厥、阿-斯综合征发作、急性心力衰竭，甚至猝死，预后严重，应作紧急处理。

【诊断要点】

1. 室上性心动过速

心电图表现为心率多在 160～220 次/分，心律齐，QRS 时间在 0.10 秒以内。如见有 P 波，P–R＞0.12 秒，则为房性心动过速；如每个搏动前或后见到逆行 P 波，P–R＜0.10 秒，则为交界性心动过速。

2. 室性心动过速

心电图表现为心率多在 140～180 次/分；QRS 波群宽大畸形，间期＞0.12 秒，T 波方向与主波方向相反；如能发现 P 波，其频率比心室率慢，且彼此无固定关系；如能发现 P 波传入心室，形成心室夺获（由窦性 P 波下传引起心室激动，QRS 波群为室上性），或室性融合波（分别由窦性 P 波下传激动心室形成 QRS 波群前半部及由异位室性起搏点激动心室，形成 QRS 波群后半部分所组成），则诊断更为明确。

3. 扑动与颤动

当异位起搏点自律性增高，超过阵发性心动过速频率，便形成扑动或颤动。①心房扑动：频率一般 250～350 次/分，快速而规则，如房室传导比例恒定，心室律总是规则的，多为 2:1 传导或 4:1 传导；传导比例发生改变时，则室律不规则，心电图表现为 P 波消失，代之以 250～350 次/分、间隔均匀、形状相同、连续的扑动波（F 波），形如锯齿状；QRS 波呈室上性；心室率随不同房室比例而定，心律可规则或不规则。②心房颤动：较常见，其心电图表现为 P 波消失，代之以大小不等、形态各异、间隔极不规则的颤动波（f 波），其频率为 350～600 次/分，QRS 波群间隔极不规则。③心室扑动和心室颤动：心室扑动心电图表现为连续比较规则的大振幅波动，其频率每分钟约 250 次/分左右，预后严重，且一般迅速转变为心室颤动。心室颤动时，QRS-T 波群完全消失，代之以形状不一、大小各异、极不均匀的颤动波，其频率为 250～350 次/分。

【针刀治疗】

（一）治疗原则

根据网眼理论，通过针刀整体治疗，恢复心脏正常功能。

（二）操作方法

1. 第 1 次松解 T_4～T_5、T_5～T_6 及 T_6～T_7 处棘突、棘间、肋横突关节的粘连

（1）体位　俯卧位，肩关节及髂嵴部置棉垫，以防止呼吸受限。

（2）体表定位（图 6-39）T_6～T_7 胸椎。胸椎的肋横突关节的位置一般在本椎与下胸椎棘间中点旁开 2～3cm，如 T_6 的肋横突关节位于 T_6～T_7 棘间中点旁开 2～3cm，以此类推。

（3）消毒　在施术部位，用碘伏消毒 2 遍，然后铺无菌洞巾，使治疗点正对洞巾中间。

（4）麻醉　用 1%利多卡因局部浸润麻醉，每个治疗点注药 1ml。

（5）刀具　使用 I 型针刀。

（6）针刀操作（图 6-40）

①第 1 支针刀松解 T_6～T_7 棘上韧带、棘间韧带及多裂肌止点的粘连瘢痕　在 T_7 棘突顶点定位，刀口线与人体纵轴一致，刀体先向头侧倾斜 45°，与胸椎棘突呈 60° 角，按针刀四步进针规程进针刀，针刀经皮肤、皮下组织，直达棘突骨面，纵疏横剥 2～3 刀，范围不超过 0.5cm，然后将针刀体逐渐向脚侧倾斜与胸椎棘突走行方向一致，先沿棘突骨面分别从棘突左、右侧向椎板方向铲剥 2～3 刀，深度达棘突根部，以松解多裂肌止点的粘连瘢痕。再退针刀到棘突表面，调转刀口线 90°，从 T_7 棘突上缘骨面向上沿 T_6 和 T_7 棘间方向用提插刀法切割棘间韧带 2～3 刀，范围不超过 0.5cm。

②第 2 支针刀松解左侧 T_7 肋横突关节囊韧带　从 T_6～T_7 棘间中点旁开 2～3cm 进针刀，刀口线与人体纵轴一致，针刀体与皮肤呈 90° 角，按针刀四步进针规程进针刀，针刀经皮肤、皮下组织、胸腰筋膜浅层、骶棘肌达横突骨面，沿横突骨面向外到横突尖部，纵疏横剥 2～3 刀，范围不超过 2mm。

③第 3 支针刀松解右侧 T_7 肋横突关节囊韧带　针刀松解方法参照第 2 支针刀松解方法。

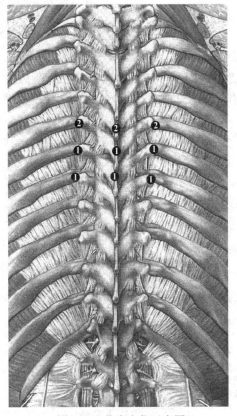
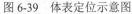

图 6-39　体表定位示意图

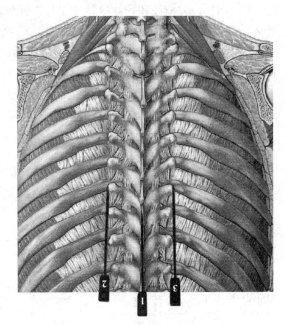

图 6-40　$T_6 \sim T_7$ 间及 T_7 肋横突关节囊针刀松解示意图

2. 第 2 次针刀松解 T_5 的上、下、左、右的压痛、结节及条索

（1）体位　俯卧位，肩关节及髂嵴部置棉垫，以防止呼吸受限。

（2）体表定位　T_5 周围压痛点及痛性结节。

（3）消毒　在施术部位，用碘伏消毒 2 遍，然后铺无菌洞巾，使治疗点正对洞巾中间。

（4）麻醉　用 1%利多卡因局部浸润麻醉，每个治疗点注药 1ml。

（5）刀具　使用 I 型针刀。

（6）针刀松操作　在 T_5 横突周围的压痛点、或结节、或条索处定若干点，刀口线均和人体纵轴平行，按针刀四步进针规程进针刀，深度可达肋横突关节骨面，如在横突之间深度也不得超过肋骨的外表面，如在棘突之间深度达椎管外 3mm 以上，各点针刀达到相应深度后，疼痛的点则进行纵行疏通法和横行剥离法即可，有结节和条索者则采用纵行切开法或瘢痕刮除法。术毕，贴好创可贴后，按压各点 2~5 分钟。在治疗期间，一般 1 周需复诊 1 次，仔细检查新发现及上一次经过治疗的各个部位的压痛、结节、条索，需继续治疗，直至其消失为止。

3. 第 3 次针刀调节下列穴位

（1）体位　俯卧位。

（2）体表定位　厥阴俞（双）、心俞（双）、间使（双）。

（3）消毒　在施术部位，用碘伏消毒 2 遍，然后铺无菌洞巾，使治疗点正对洞巾中间。

（4）麻醉　用 1%利多卡因局部浸润麻醉，每个治疗点注药 1ml。

（5）刀具　使用Ⅰ型针刀。

（6）针刀操作

①厥阴俞　在 $T_4\sim T_5$ 棘突之间的连线中点处作一点，通过这点作一垂直于脊柱纵轴线的垂线，并从此点沿此横线向两侧各旁开 1.5 寸（同身寸）处定两点，在此两点定位（图 6-41），刀口线和脊柱纵轴线平行，针体和背部平面垂直，按针刀四步进针规程进针刀，深入达肋骨背面，纵行疏通 2～3 下即可。在纵行疏通时速度应缓慢，不可快速。

②心俞穴　在 $T_5\sim T_6$ 棘突之间通过两个棘突的连线的中点，通过这点作一垂直于脊柱纵轴线的垂线，并从此点沿此横线向两侧各旁开 1.5 寸（同身寸）处定两点（图 6-42），在此两点定位，刀口线和脊柱纵轴线平行，针体垂直于背平面刺入，按针刀四步进针规程进针刀，深入达肋骨背面，纵行疏通 2～3 下即可。在纵行疏通时速度应缓慢，不可快速。

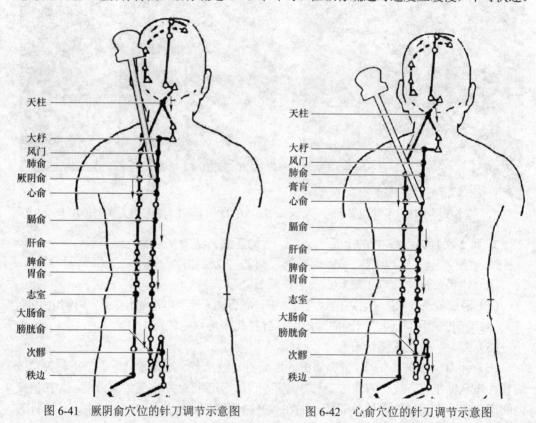

图 6-41　厥阴俞穴位的针刀调节示意图　　图 6-42　心俞穴位的针刀调节示意图

③间使穴　在双侧腕横纹上 3 寸，桡侧腕屈肌和掌长肌腱之间定位（图 6-43），刀口线和上肢纵轴平行，与皮肤垂直，按针刀四步进针规程进针刀，刺入 0.5 寸，纵行疏通 2～3 下即可，速度应慢。

（7）注意事项　参见本章第一节第 1 次针刀治疗中的注意事项①。

【针刀术后手法治疗】

1. T_5 关节位置变化者，针刀术后，即用有关胸椎整复手法进行整复。

2. T_5 上、下、左、右有压痛、结节、条索者，针刀术后即在局部用指揉法按揉 1 分钟即可。

【针刀术后康复治疗】

（一）目的

针刀整体松解术后康复治疗的目的是进一步调节背部及腹部的弓弦力学系统的力平衡，促进局部血液循环，加速局部的新陈代谢，有利于损伤组织的早期修复。

（二）原则

阵发性心动过速针刀术后 48～72 小时后可选用下列疗法进行康复治疗。

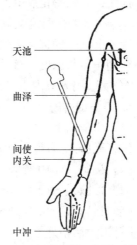

图 6-43　间使穴针刀调节示意图

（三）方法

1. 毫针法

处方一：内关、巨阙、郄门、大陵。

操作：均予卧床休息、保暖、吸氧等基础治疗。患者取仰卧位，全身放松，掌心向上，局部消毒后，用 0.35mm×50mm 毫针，内关直刺 25mm，巨阙向下斜刺 50mm，郄门直刺 20mm，大陵直刺 10mm，得气后行平补平泻手法，让针感循经上行，以患者能耐受为度，每 10 分钟行针 1 次，留针 10～30 分钟，5 次为一疗程，疗程间隔 1 小时。施治同时观察患者心率及症状。

处方二：主穴取双侧内关、神门、膻中、太冲。气虚者加心俞、巨阙；血虚者加足三里、脾俞、肾俞；痰火者加丰隆；瘀血者加血海。

操作：穴位皮肤经常规消毒后，用 30 号 1.5 寸毫针迅速刺入，手下得气后留针 10 分钟。气虚者用补法；血虚者用补法加灸；痰火者用泻法；瘀血者用平补平泻。

2. 电针法

处方：T_1～T_4 棘突空隙中间，背正中线旁开 0.8 寸处，共 4 对。

操作：每穴选上下交替 1～2 对，轮换使用。针体倾斜 15～30°角向脊柱刺入，深 0.5～2 寸，达横突根部后，稍退针以不刺入横突间隙为安全。捻针得气后接电针仪，电流强度以病人能耐受为度，通电 15～20 分钟。每日 1 次，10 次为 1 疗程，疗程间隔 3～4 日。

3. 三棱针法

处方：心俞、厥阴俞、膈俞、神门、足三里、三阴交。

操作：用三棱针点刺上述诸穴，少量出血，隔日 1 次，5 次为 1 疗程。

4. 耳针法

处方一：心、口、小肠、神门、三焦。

操作：先用耳部信息探测仪，在上述穴位探及阳性反应点，然后以 0.8cm² 胶布中央放一王不留行籽，贴敷于穴位上，按压 5 分钟致耳廓发热。每日按压 3～5 次。隔日 1 次，10 次为 1 疗程。

处方二：心、神门、交感、内分泌、脾、肾、小肠、皮质下、枕。

操作：每次选 4～5 穴，局部皮肤常规消毒，用 0.5～1.0 寸毫针中度刺激，留针 30 分钟。心房颤动者以心为主，留针期间行针 2～3 次，每日 1 次，10 次为 1 疗程。

5. 腕踝针法

处方：腕上 1、上 2。

操作：采用华佗牌 0.35mm×40mm 的一次性无菌针灸针。患者取坐位，取腕上 1、上 2，每次单侧，两侧交替使用。局部常规消毒后，沿皮下 30°角刺入皮下浅层组织，沿纵轴方向朝上轻推深度约 35mm，要求不引起酸、麻、胀、痛的感觉，如有针感则需调整针刺角度与深度，直至针感消失，用胶布固定 4 小时，患者自行取针。治疗每日 1 次，7 次为 1 疗程，休息 5 天，行第 2 疗程。

6. 康复锻炼法

（1）引体向上　6 个×2 组，每天 2 次×60 天。

（2）鼓胸式　10 分钟×2 组，每天 2 次×60 天。

（3）挺胸式　10 分钟×2 组，每天 2 次×60 天。

（4）搓腰式　10 分钟×2 组，每天 2 次×60 天。

（5）搓脚心　10 分钟×2 组，每天 2 次×60 天。

【针刀术后护理】

1. 生活起居护理

居住环境应该清洁安静，减少探视，避免不良刺激，居室空气要新鲜流通，阳光充足，注意保暖，防外邪。患者应戒烟酒，避免情绪过于激动，保持心情愉悦；病情稳定者逐渐鼓励床上活动至下床活动，病情进一步好转者可逐渐在医护人员的监护下进行限制性有氧运动，重症患者绝对卧床休息；生活要有规律，养成按时排便的习惯，预防便秘，以免排便时用力过大诱发心肌梗死等严重后果。

2. 饮食护理

不食用辛辣等刺激性食物，宜给高维生素、易消化饮食，少量多餐。高血压病、冠心病、心功能不全者应限制钠盐。多食蔬菜、水果及富含纤维素食物。可常食用丹参含片等保健食品。

3. 情志护理

由于阵发性心动过速的患者主要表现为心慌、胸闷、气短等症状，极易使患者产生恐惧、烦躁、焦虑不安的心理，而遇不良情绪会引起交感神经兴奋性增高，导致心律失常加重。因而对患者应予以抚慰、鼓励，告诉患者经过治疗，症状很快会迅速缓解，以诚恳的态度取得患者的信任，消除患者的恐惧心理，增强治愈疾病的信心。

4. 对症处理和护理

术前应询问心悸发作的次数、持续时间、伴随症状，注意观察生命体征，监测患者的血压、心率和心电图。频繁发作者不宜施行针刀手术。血压高者应给予药物降至正常。病情发作时可给予低流量鼻导管吸氧，即 2～4L/分钟，浓度 30%～40%，可加温后给氧，以提高给氧效果。患者出现心悸、心慌、气短、心前区不适等症状时，立即给予 β 受体阻滞剂。病情稳定后方可行针刀术。施行针刀术前常规给予低流量鼻导管吸氧和口服心得安，以预防术中出现阵发性心动过速。

5. 健康指导

指导患者和家属了解本病的相关知识和病因，宣传有关疾病的防治与急救知识，教会患者在该病发作时采用深呼吸和压迫眼球的方法进行自我急救方法；鼓励患者积极治疗各种原发病，避免各种诱因；指导患者要劳逸结合，保证足够的睡眠并避免任何精神刺激；要合理饮食，少食多餐；随身携带好急救药物；患者应遵医嘱按时服药，定期查心电图。

第十节　窦性心动过缓

【概述】

当窦房结发出的冲动频率过慢，每分钟在 60 次以下称为窦性心动过缓。在正常情况下，常见于健康的青年人、运动员与睡眠状态，主要为植物神经功能紊乱，如迷走神经张力增强所致；其他原因包括甲状腺功能减退、阻塞性黄疸、颅内压增高、冠状动脉硬化性心脏病、慢性心肌病变和伤寒等。

【临床应用解剖】

窦性心动过缓参见本章第九节临床应用解剖的相关内容。

【病因病理】

该病是由于迷走神经张力过高所引起的。另外，因为慢性软组织损伤，所导致的自主神经牵拉及卡压，使自主神经功能减弱，从而导致心脏自律系统的兴奋性降低。

【临床表现】

可无症状。但若心率减慢较明显，则可有心悸、胸闷、头晕、乏力，偶亦有发生晕厥者。听诊心率慢而规则，第一心音减弱，活动后心率可增快。

【诊断要点】

窦性 P 波规律出现，每分钟 40～60 次；P–R 间期＞0.12 秒；常伴有窦性心律不齐，即不同 PP 间期之间的差异大于 0.12 秒。

【针刀治疗】

（一）治疗原则

根据网眼理论，通过针刀治疗，提高交感神经兴奋性，减弱迷走神经兴奋。

（二）操作方法

1. 第 1 次针刀调节下列穴位

（1）体位　俯卧位。

（2）体表定位　厥阴俞（双）、心俞（双）、百会。

（3）消毒　在施术部位，用碘伏消毒 2 遍，然后铺无菌洞巾，使治疗点正对洞巾中间。

（4）麻醉　用 1%利多卡因局部浸润麻醉，每个治疗点注药 1ml。

（5）刀具　使用 I 型针刀。

（6）针刀操作术

①厥阴俞　在 T_4～T_5 棘突之间通过两个棘突的中点，划一垂直于脊柱纵轴线的横线，并以此中点向两侧各旁开 1.5 寸（同身寸）定位（图 6-44），按照针刀四步进针规程，在此两点进针刀，刀口线和脊柱纵轴线平行，针体和背部平面垂直刺入，深度达肋骨背面，纵行疏通 2～3 下即可。在纵行疏通时速度应缓慢，不可快速。

②心俞　在 T_5～T_6 棘突之间通过两个棘突的中点，划一垂直于脊柱纵轴线的横线，并以此中点向两侧各旁开 1.5 寸（同身寸）定位（图 6-45），按照针刀四步进针规程，

在此两点上进针刀，刀口线和脊柱纵轴线平行，针体垂直于背平面刺入，深入达肋骨背面，纵行疏通2～3下即可。在纵行疏通时速度应缓慢，不可快速。

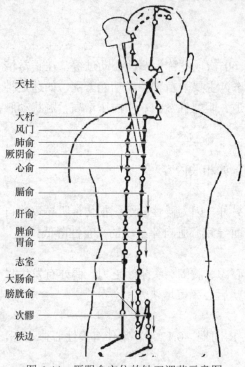

图6-44　厥阴俞穴位的针刀调节示意图

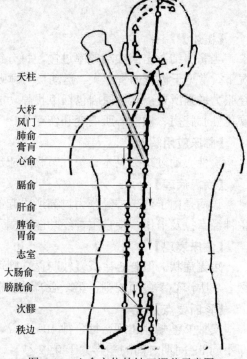

图6-45　心俞穴位的针刀调节示意图

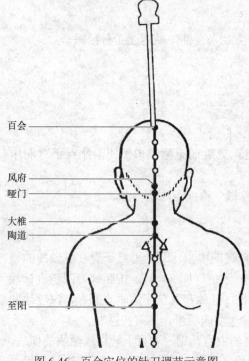

图6-46　百会穴位的针刀调节示意图

③百会穴　两耳尖直上，头顶正中（图6-46），在此点上进针刀，刀口线和脊柱纵轴线平行，针体垂直于背平面刺入，深入达肋骨背面，纵行疏通2～3下即可。在纵行疏通时速度应缓慢，不可快速。

2. 第2次针刀松解 T_4～T_5 和 T_5～T_6 周围的粘连瘢痕

（1）体位　俯卧位，肩关节及髂嵴部置棉垫，以防止呼吸受限。

（2）体表定位　T_4～T_5 和 T_5～T_6 棘突及周围。

（3）消毒　在施术部位，用碘伏消毒2遍，然后铺无菌洞巾，使治疗点正对洞巾中间。

（4）麻醉　用1%利多卡因局部浸润麻醉，每个治疗点注药1ml。

（5）刀具　使用Ⅰ型针刀。

（6）针刀操作（图6-47）

①第 1 支针刀松解 T_4～T_5 棘上韧带、棘间韧带及多裂肌止点的粘连瘢痕　在 T_5 棘突顶点定位，刀口线与人体纵轴一致，刀体先向头侧倾斜 45°，与胸椎棘突呈 60°角，按针刀四步进针规程进针刀，针刀经皮肤、皮下组织，直达棘突骨面，纵疏横剥 2～3 刀，范围不超过 0.5cm，然后将针刀体逐渐向脚侧倾斜与胸椎棘突走行方向一致，先沿棘突骨面分别从棘突左、右侧向椎板方向铲剥 2～3 刀，深度达棘突根部，以松解多裂肌止点的粘连瘢痕。再退针刀到棘突表面，调转刀口线 90°，从 T_5 棘突上缘骨面向上沿 $T_{4～5}$ 棘间方向用提插刀法切割棘间韧带 2～3 刀，范围不超过 0.5cm。

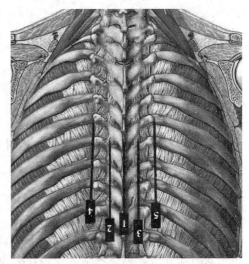

图 6-47　T_4～T_5 和 T_5～T_6 周围粘连瘢痕针刀松解示意图

②第 2 支针刀松解 T_5～T_6 左侧关节突关节韧带的粘连瘢痕　从 $T_{5～6}$ 棘间旁开 1.5～1.8cm 进针刀，刀口线与人体纵轴一致，针刀体与皮肤呈 90°角，按针刀四步进针规程进针刀，针刀经皮肤、皮下组织，到第 1 胸椎椎板，沿椎板上缘缓慢进针刀，当针刀有韧性感时，即到达 C_7～T_1 左侧关节突关节韧带的粘连瘢痕，提插切割 2～3 刀，范围不超过 2mm。

③第 3 支针刀松解 T_5～T_6 右侧关节突关节韧带的粘连瘢痕　针刀松解方法与第 2 支针刀相同。

④第 4 支针刀松解左侧 T_5 肋横突关节囊韧带　从 $T_{4～5}$ 棘间旁开 2～3cm 进针刀，刀口线与人体纵轴一致，针刀体与皮肤呈 90°角，按针刀四步进针规程进针刀，针刀经皮肤、皮下组织、胸腰筋膜浅层、骶棘肌达 T_5 横突骨面，沿横突骨面向外到横突尖部，纵疏横剥 2～3 刀，范围不超过 2mm。

⑤第 5 支针刀松解右侧 T_5 肋横突关节囊韧带　针刀松解方法参照第 4 支针刀松解方法。

⑥T_5～T_6 周围的粘连瘢痕的针刀松解　参照 T_4～T_5 针刀松解方法进行。

（7）注意事项

①做胸椎针刀松解术时，为了避免针刀进入椎管而损伤脊髓，在后正中线上松解棘上韧带和棘间韧带时，应按以下步骤进行操作：进针时，刀体向头侧倾斜 45°，与胸椎棘突呈 60°角，针刀直达胸椎棘突顶点骨面；对棘突顶点的病变进行松解，要进入棘间；松解棘间韧带，必须退针刀于棘突顶点的上缘，将针刀体逐渐向脚侧倾斜与胸椎棘突走行方向一致，才能进入棘突间，切棘间韧带的范围限制在 0.5cm 以内，如此则不会切入椎管。如超过此范围，针刀的危险性明显加大。

②如定位困难，需要在 X 透视下进行定位后再进行针刀手术，不能盲目定点作针刀松解，否则可能引起胸腔内脏器官损伤，造成严重的并发症和后遗症。

【针刀术后手法治疗】

在脊柱区带，出针刀点上用拇指按压 1 分钟。

【针刀术后康复治疗】

（一）目的

针刀整体松解术后康复治疗的目的是进一步调节背部及腹部的弓弦力学系统的力平衡，促进局部血液循环，加速局部的新陈代谢，有利于损伤组织的早期修复。

（二）原则

窦性心动过缓针刀术后 48～72 小时后可选用下列疗法进行康复治疗。

（三）方法

1. 毫针法

处方：内关、神门、T_4～T_5 夹脊。

操作：局部皮肤常规消毒，用 1～1.5 寸毫针针刺，内关、神门进针 0.5 寸，T_4～T_5 夹脊进针 0.8 寸。以捻转结合提插补法为主，或用平补平泻，心动过缓者，留针 5～15 分钟，不宜过久，中间行针 2～4 次，每日或隔日 1 次，10 次为 1 疗程。

2. 电针法

处方：主穴取内关、三阴交、心俞、膻中。配穴取间使、郄门、厥阴俞、肾俞、足三里、地机。

操作：每次选用主、配穴 1～2 对，交替使用。选用疏密波，电流量由弱逐渐增大，以病人能耐受为度。每日或隔日 1 次，每次 15～20 分钟，12 次为 1 疗程。

3. 头针法

处方：足运感区、胸腔区。

操作：每日或隔日 1 次，每次治疗 20 分钟，10 次为 1 疗程。

4. 耳针法

处方：心、皮质下、交感、神门、枕、肾。

操作：穴位严格消毒，每次选 3～4 穴，用 0.5 寸毫针进针 0.2 寸，捻转强刺激，留针 30 分钟，中间捻转 2 次，每日或隔日 1 次，10 次为 1 疗程。

5. 穴位注射法

处方一：心俞、厥阴俞、膏肓俞、膈俞、三阴交、内关。

操作：每次选用 2 穴，每穴注入复方当归注射液或丹参注射液 0.5～1ml，每日 1 次，10 次为 1 疗程。

处方二：心俞、内关、郄门、厥阴俞、神门、素髎。每次选 2～3 个穴位，早搏加三阴交，冠状动脉供血不足加足三里、血海。

操作：患者取俯卧位，先针背部穴，用 5 ml 一次性注射器抽取参麦注射液 3 ml，以 45°角快速刺向所选穴位，深 1～1.5 寸，出现酸胀感后回抽无血，后快速摇匀推药，每穴注射 1 ml。四肢穴位采用仰卧位，操作方法同上。每日 1 次，5 次为 1 疗程。

6. 康复锻炼法

（1）引体向上　6 个×2 组，每天 2 次×60 天。

（2）鼓胸式　10 分钟×2 组，每天 2 次×60 天。

（3）挺胸式　10 分钟×2 组，每天 2 次×60 天。

（4）搓腰式　10 分钟 × 2 组，每天 2 次 × 60 天。

（5）搓脚心　10 分钟 × 2 组，每天 2 次 × 60 天。

【针刀术后护理】

1. 生活起居护理

本病因胸阳不振，心气不足所致，亦可因气血不足，心脉瘀阻或某些药物所致。故居住环境应该清洁安静，居室空气要新鲜流通，阳光充足，注意保暖，防外邪。患者应戒烟酒，避免情绪过于激动，保持心情愉悦；适度进行运动锻炼，可在医护人员的监护下进行限制性有氧运动；生活要有规律，养成按时排便的习惯，预防便秘，以免排便时用力过大出现晕厥等严重后果。急性心梗引起者不能单独让患者下床排便。对于长期卧床患者应进行防压疮护理，经常给患者翻身，勤换被褥。

2. 饮食护理

进餐不宜过饱、宜少量多餐、给予易消化、低脂、含充足纤维素、且有足够营养的膳食，并适量补充高钙食品，如牛奶等；可佐以补气养血，活血化瘀，振奋胸阳之中药，在膳食中可加入肉桂，干姜等辛温之品，可常食大枣，桂圆，山楂等，亦可用黄芪、丹参、大芸等泡茶常服。老年人为预防便秘，可使用缓泻剂，如液体石蜡、蜂蜜、番泻叶、麻仁丸等。

3. 情志护理

本病的发生与情绪有密切的关系，应给予患者耐心指导，关心体贴患者，让患者得到安慰，保持良好的精神状态，更好地配合治疗。严重心动过缓的患者，由于病情重，患病时间长，常常情绪低落，焦虑，此时更应该积极鼓励患者，多与他们聊天沟通，消除其负性心理，争取他们的合作，让他们保持良好的心理状态积极配合治疗。

4. 对症处理和护理

术前应监测患者的呼吸、血压、脉搏和心电图变化，无症状的轻症患者无须治疗；因其他基础疾病引起者应进行基础疾病的治疗；出现心排血量不足症状和体征的重症患者应考虑药物和心脏起搏治疗。施行针刀术前可预先给予小剂量的阿托品或麻黄碱，以预防术中因心动过缓而出现心排血量不足。

5. 健康教育

要向患者及其家属讲述窦性心动过缓的症状、特点、原因，从而使患者及其家属提高认识，协助促进患者保持良好的心理健康水平。如心率不低于每分钟 50 次，无症状者，无需治疗。此外要指导患者合理饮食，以增加胃肠蠕动，利于消化吸收；并指导适量的活动和合理的休息。

第十一节　中风后遗症

【概述】

中风是以突然昏倒、意识不清、口渴、言謇、偏瘫为主症的一种疾病。它包括西医学的脑出血、脑血栓、脑栓塞、短暂脑缺血发作等病，是一种死亡率较高的疾病。中风后遗症主要是因为脑血管意外之后，脑组织缺血或受血肿压迫、推移、脑水肿等而使脑组织功能受损。常见的后遗症主要有肢体瘫痪、口角歪斜、失语、大小便失禁、性格异常、痴呆等等。对于中风后遗症，治疗必须抓紧时间积极治疗。针刀对偏瘫，中枢性瘫痪及口眼歪斜有较好的疗效。

【临床应用解剖】

脑的代谢每 24 小时约需糖 150g、氧 72L。脑组织中几乎无葡萄糖和氧的储备，脑的能量代谢几乎全部依靠血液供给。成人脑的重量约占体重的 2.5%～3%，而每分钟的血流量为 750～1000ml，占心输出量的 15%～20%。如果脑的血液供给减少至临界水平（约为正常值的 50%）以下时，脑细胞的功能就只能维持数分钟。如血供未及时得到改善，则将产生缺血性脑梗死。

脑部的血液系由两条颈内动脉和两条椎动脉供给。颈内动脉由颈总动脉分出，入颅后依次分出眼动脉、后交通动脉、脉络膜前动脉、大脑前动脉和大脑中动脉，供应眼部及大脑半球前 3/5 部分（额叶、颞叶、顶叶及基底节等）的血液。椎动脉由两侧的锁骨下动脉发出，在第 6 至第 1 颈椎横突孔内上升，经枕骨大孔入颅后，在脑桥下缘联合成为基底动脉。基底动脉前行至中脑处又分成两条大脑后动脉，供应大脑半球后部分（枕叶及颞叶的基底面、枕叶的内侧面及丘脑等）的血液。椎–基底动脉在颅内先后分出小脑后下动脉、小脑前下动脉、脑桥支、内听动脉、小脑上动脉等，供应小脑和脑干。两侧大脑前动脉之间由前交通脉，两侧颈内动脉与大脑后动脉之间由后交通动脉连接起来，构成脑底动脉环（Willis 环）。当此环的某一处血供减少或闭塞时，可互相调节血液供应。此外，颈内动脉尚可通过眼动脉的末梢分支与颈外动脉的面、上颌、颞浅及脑膜中动脉的末梢分支吻合。椎动脉与颈外动脉的末梢分支之间以及大脑表面的软脑膜动脉间亦有多处吻合，在某主要供应动脉闭塞时可提供一定程度的侧支循环。脑深部的穿动脉（中央支）虽也有吻合支，但都很细（直径在 100μm 以下），因此在深部动脉闭塞时（尤其是急性的），此吻合支常不足以使脑组织避免缺血或梗塞。

脑部的静脉可分为浅、深两组。浅组有大脑上静脉、大脑中静脉及大脑下静脉，主要是汇集大脑半球的静脉血液回流，流入上矢状窦、海绵窦及横窦。深组主要为大脑大静脉，接受两侧大脑内静脉血液，引流进入直窦。最后均经乙状窦由颈内静脉出颅。主要的静脉窦有：上矢状窦、下矢伏窦、直窦、海绵窦、岩上窦、岩下窦、横窦和乙状窦。

脑血管自动调节功能（Bayliss 效应）使脑血液供应平均动脉压在 9.33～22.7kPa（70～170mmHg）范围内发生改变时仍得以维持恒定。但在脑血管病变发作后，局部脑血管的自动调节功能受到损害，局部脑血流随血压的升降被动地增减。高血压患者的脑血管自动调节功能较差。当平均动脉压突然升高，超过平均的 40%［约在 6.67kPa（50mmHg 左右）］，脑血管自动调节功能进一步受到影响。在这种情况下，脑血管并不收缩，脑血流量不仅不减少反而显著增加。这种在高血压作用下的过度灌注，导致毛细血管破坏，可引起严重脑水肿和出血，此时应用任何血管扩张剂显然是有害无益的。脑动脉硬化时，脑血管阻力比正常显著增大，脑血流量和脑氧消耗率均较平时为低。倘若较大动脉管腔变狭，狭窄远端的灌流压就可显著降低。对血管阻力已经明显较高的脑组织，这种灌注压的显著降低，可产生急性缺血性症状。

【病因病理】

中风的基本病因包括血管壁病变、心脏病及侧支循环代偿功能不全等。

1. 引起血管壁病变的主要原因

（1）高血压性动脉硬化。长期高血压状态下，平滑肌玻璃样变、坏死；小动脉壁变薄部分，可在高张力下膨出成为微动脉瘤，它的破裂是脑出血的主要原因。高血压还可使较大动脉分叉处形成袋状动脉瘤，合并动脉粥样硬化易形成梭形动脉瘤，均是蛛网膜下腔出血的常见原因。

（2）脑动脉硬化主要侵犯供应脑的大中动脉，长期使管壁增厚，管腔变窄，内膜增厚，斑块形成，在血流动力学作用下斑块可破裂、溃疡、出血、血栓形成，引起动脉闭塞及其供血区脑梗死。

（3）血管先天发育异常和遗传性疾病，包括动脉瘤、动静脉畸形以及各级血管发育不全、狭窄、扩张、迂曲等。这些血管病可引起脑出血、蛛网膜下腔出血，也可导致脑梗死。

（4）各种感染和非感染性动静脉炎是引起缺血性脑卒中的较常见的原因之一。

（5）中毒、代谢及全身性疾病导致的血管壁病变，如血液病、肿瘤、糖尿病、结缔组织疾病，淀粉样变也可以引起出血性或缺血性脑卒中。

2. 心脏方面疾病

如风湿性心瓣膜病、先心病、细菌性心内膜炎、心房纤颤等引起的心内栓子脱落是心源性脑栓塞的主要原因。

3. 侧支循环代偿功能不全

如脑底动脉环先天发育缺陷是脑梗死能否发生和导致病情严重程度的重要影响因素。

4. 其他病因

包括吸烟、酗酒、体力活动减少、饮食（如高摄盐量及肉类、动物油的高摄入）、超重、药物滥用、口服避孕药、感染、眼底动脉硬化、无症状性颈动脉杂音、血液病及血液流变学异常所致的血栓前状态或血黏度增加等亦与中风的发生有关。中风的病理基础主要是脑动脉的粥样硬化和脂肪透明变性、纤维素样坏死，除此之外还有发育畸形、动脉瘤、炎症、淀粉样沉积和动脉分层等。若为继发于脑外的病变，则是从心脏或颅外循环脱落的栓子堵塞脑动脉而致病。血液成分、血流动力学或灌流压的异常也是其病理基础之一。当这些病理过程导致局部脑血流不足以维持脑功能和脑细胞存活时，发生缺血性中风（脑梗死）；导致脑内或蛛网膜下腔内血管破裂时，发生出血性中风（脑出血或蛛网膜下腔出血）。

【临床表现】

脑中风临床最主要的表现是神志障碍和运动、感觉以及语言障碍。经过一段时间的治疗，除神志清醒外，其余症状依然会不同程度地存在，这些症状称为后遗症。后遗症的轻重因病人的体质和并发症而异。常见的中风后遗症如下：

1. 麻木

患侧肢体，尤其是肢体的末端、如手指或脚趾、或偏瘫侧的面颊部皮肤有蚁爬感觉，或有针刺感，或表现为刺激反应迟钝。麻木常与天气变化有关，天气急剧转变、潮湿闷热，或下雨前后，天气寒冷等情况下，麻木感觉尤其明显。

2. 口眼歪斜

一侧眼袋以下的面肌瘫痪。表现为鼻唇沟变浅，口角下垂，露齿。鼓颊和吹哨时，口角歪向健侧，流口水，说话时更为明显。

3. 中枢性瘫痪

中枢性瘫痪，又称上运动神经元性瘫痪，或称痉挛性瘫痪、硬瘫。是由于大脑皮层运动区锥体细胞及其发出的神经纤维——锥体束受损而产生。由于上运动神经元受损，失去了对下运动神经元的抑制调控作用，使脊髓的反射功能"释放"，产生随意运动减弱或消失，临床上主要表现为肌张力增高，腱反射亢进，出现病理反射，呈痉挛性瘫痪。

4. 偏瘫

又叫半身不遂，是指一侧上下肢、面肌和舌肌下部的运动障碍，它是急性脑血管病的一个常见症状。轻度偏瘫病人虽然尚能活动，但走起路来，往往上肢屈曲，下肢伸直，瘫痪的下肢走一步划半个圈，即为偏瘫步态。病情严重者常卧床不起，丧失生活能力。

5. 失语

失语是脑血管病的一个常见症状，主要表现为对语言的理解、表达能力丧失，是由于大脑皮层（优势半球）的语言中枢损伤所引起的。在中风病中，最常见的是运动性失语，表现为患者丧失说话能力，不会说话，但能理解别人说话的意思，常用手势或点头来回答问题。其次是感觉性失语，表现为患者仍会说话，而且有时说起话来快而流利，但因不懂别人说话的内容而答非所问。如果两者并存者叫做混合性失语。这种病人自己不会说话，也不理解别人说话的意思，这是病变损及优势半球的额叶、颞叶所致。

除上述情况还有一种失语，叫做命名性失语。其特点是：病人理解物品的性质和用途，就是叫不出名字。如指着牙刷问病人"这是什么东西？"他会答"刷牙用的"。拿着茶缸问病人"这叫什么名字？"他会说"喝水用的"。病人心里明白就是叫不出名字，所以叫命名性失语。命名性失语的中枢，在优势半球颞叶后部和顶叶上部，当这个部位受损时，就会发生上述情况的失语。

6. 失认

失认是指病人认识能力的缺失，它包括视觉、听觉、触觉及对身体部位认识能力的缺失，是脑卒中的症状之一。

（1）视觉失认　尽管病人的视力和推理能力正常，但不能通过视觉辨认或辨认不清他熟悉的事物。

①视觉空间失认症，是指病人对地理空间丧失辨认能力，不能辨别方向，常会在一个熟悉的地方迷路。病变主要涉及右侧顶颞交界处皮质。

②面孔失认症，病人对自己熟悉的面孔不能辨认，甚至连自己的亲人和密友也认不出，但可以从说话的声音中辨出。在镜子里不能辨认自己。本症最常见于右侧中央沟后部病变。

③颜色失认症，虽无色盲，但病人不能认出过去熟悉的颜色。表现为不认识颜色或颜色命名障碍。此症多见于左侧颞枕区病变。

（2）听觉失认　表现为病人不能辨认熟悉的声音如摇动钥匙的声音，水倒进容器的声音，熟悉的歌曲，音乐等。病变部位为双侧 Heschl 区破坏或此区与内侧膝状体之间的联系中断。

（3）触觉失认（失实体觉）　病人眼闭后不能依靠触觉辨认熟悉的物品如钢笔、牙膏、筷子等，病变部位在顶叶。

（4）身体体位的失认（即印象障碍）　见于右顶颞枕交界区广泛病变。包括：

①疾病感缺失　有严重瘫痪病人、拒绝承认偏瘫的存在。

②偏侧躯体失认　病人不认为瘫痪的半身是自己的。

③动觉性幻觉　病人感到肢体的体积、长度和重量发生改变或移位，或体会到瘫痪侧有两个上肢或两个下肢。

7. 失用

失用，即运用不能，病人肢体无瘫痪，也无感觉障碍和共济失调，但不能准确完成有目的的动作。失用包括：

（1）观念运动性失用症　病变在左顶叶下部。临床表现为病人不能执行一种他了解性质的有目的动作，尤其面部和上肢动作如前臂的屈伸、握拳，指的屈伸，手势等。

（2）观念性失用症　病变为左顶叶或双顶叶广泛性损害，病人无意义地、混乱地执行一种动作，特别是复杂动作，如点火吸烟时把火柴塞进嘴巴，而用纸烟当作火柴擦火柴盒。

（3）结构性失用症　可见于任何一侧半球损害，病灶多在顶下小叶及顶叶后部，偶见于额叶，左侧损害较右侧多见，也可为双侧同时损害。病人无个别动作的失用，但动作的空间排列失调。例如，不能照样模仿简单的火柴排列，摆积木及画图，但却能完全认识自己的错误。

（4）穿着失用症　病变见于右侧颞顶枕联合区。当双侧性时，失用更明显。病人穿衣不能，衣服里外不分或将腿伸进袖子里。

（5）口面失用症　病变由中央回下端盖部前份或额下回后份病变引起。表现为不能在命令下或模仿下执行口面部随意运动，如吹口哨、示齿、舌向各方向伸出、舔唇等。

（6）肢体运动性失用症　病变由运动前区受损引起。表现为不能实施快速，交替的动作如用一个手指弹琴似地轻敲，本病常常只累及单侧上肢及手指远端。

【诊断要点】

1. 急性脑血管意外（脑出血、脑血栓、脑栓塞、蛛网膜下腔出血等）经临床救治后，生命体征相对平稳。

2. 中风恢复期一般为脑梗死发病 2 周后或脑出血发病 1 个月后，后遗症为发病半年后，遗留意识、语言、肢体运动功能、感觉功能等诸项神经功能缺损症状。

3. 头部 CT 示软化灶形成或见不同程度脑萎缩。

【针刀治疗】

（一）治疗原则

针刀医学认为，中风引起的偏瘫、中枢性瘫痪及口眼歪斜与中风后脊柱弓弦力学系统、脊肢弓弦力学系统以及四肢弓弦力学系统的应力异常，在弓弦结合部及弦的行经路线上形成粘连、瘢痕、挛缩后引起的畸形。根据针刀医学闭合性手术理论及软组织损伤病理构架的网眼理论，应用针刀整体松解、剥离、粘连、挛缩及瘢痕组织，针刀术后，配合手法将残余的粘连瘢痕拉开，从而达到治疗目的。

（二）操作方法

1. 偏瘫、中枢性瘫痪的针刀治疗

（1）第 1 次针刀松解采用后颈部大"T"形针刀松解术

1）体位 俯卧低头位。

2）体表定位（图 6-48）

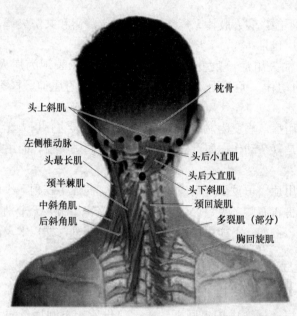

图 6-48 大"T"形针刀松解术体表定位示意图

①横线为 5 个点，中点为枕外隆凸，在上项线上向两侧旁开 2.5cm 为 2 个点，再向外旁开 2.5cm 为 2 个点。这 5 点为项韧带的止点，胸锁乳突肌的后侧止点，斜方肌的起点，头最长肌的止点，头半棘肌的止点。

②竖线为 7 个点，分别为寰椎后结节、$C_2 \sim$ C_7 棘突顶点，这 7 个点为项韧带、头夹肌、斜方肌、颈夹肌及部分椎枕肌等软组织的起点。

3）消毒 在施术部位，用碘伏消毒 2 遍，然后铺无菌洞巾，使治疗点正对洞巾中间。

4）麻醉 用 1%利多卡因局部浸润麻醉，每个治疗点注药 1ml。

5）针刀操作（图 6-49）

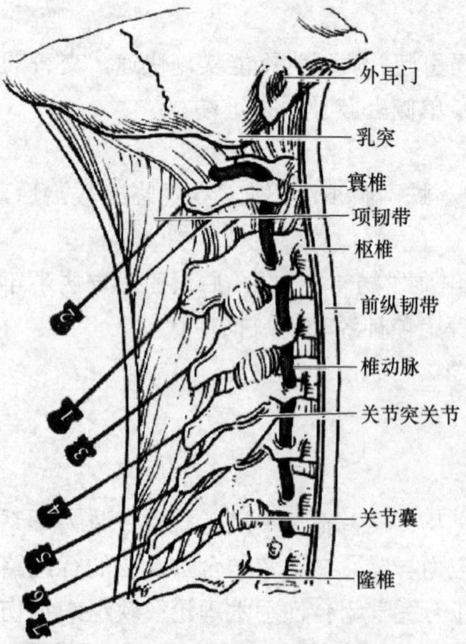

①横线第 1 支针刀松解项韧带止点，斜方肌起点，头半棘肌止点 术者刺手持针刀，刀口线与人体纵轴一致，刀体向脚侧倾斜 45°，与枕骨

图 6-49 大"T"形针刀松解示意图

垂直，押手拇指贴在上项线枕外隆凸的头皮上，从押手拇指的背侧进针刀，针刀到达上项线骨面后，调转刀口线90°，铲剥2～3刀，范围不超过0.5cm，然后提针刀于皮下组织，向左右呈45°角分别达上项线下0.5cm，铲剥2～3刀，范围不超过0.5cm，以松解斜方肌起点和头半棘肌止点。

②横线两侧第2支针刀进针点　从第1支针刀进针点分别向左右旁开2.5cm定2个点，为两侧的第2支针刀进针点，松解项韧带部分止点。术者刺手持针刀，刀口线与人体纵轴一致，刀体向脚侧倾斜45°，与枕骨垂直，押手拇指贴在上项线进针点上，从押手拇指的背侧进针刀，针刀到达上项线骨面后，调转刀口线90°，铲剥2～3刀，范围不超过0.5cm。

③横线两侧第3支针刀进针点　从第2支针刀进针点分别向左右再旁开2.5cm定2个点，为两侧的第3支针刀进针点，松解头夹肌止点、胸锁乳突肌止点、头最长肌止点。术者刺手持针刀，刀口线与人体纵轴一致，刀体向脚侧倾斜45°，与枕骨垂直，押手拇指贴在上项线进针刀点上，从押手拇指的背侧进针刀，针刀到达上项线骨面后，再向下刺入达下项线，调转刀口线90°，铲剥2～3刀，范围不超过0.5cm。

④竖线第1支针刀　枢椎棘突进针刀，松解头后大直肌起点、头下斜肌起点。术者刺手持针刀，刀口线与人体纵轴一致，刀体向头侧倾斜45°，与枢椎棘突呈60°角，针刀直达枢椎棘突顶点骨面，纵疏横剥2～3刀，范围不超过0.5cm，以松解头后大直肌的起点，然后稍退针刀，再从枢椎棘突两侧刺入，深度不超过0.5cm，提插2刀，以松解头上斜肌的止点和头下斜肌的起点。再退针刀于棘突顶点的上缘，将针刀体逐渐向脚侧倾斜，与颈椎棘突走行方向一致，调转刀口线90°，沿棘突上缘向内切2刀，切开棘间韧带，范围不超过0.5cm。

⑤竖线第2支针刀　在寰椎后结节用针刀松解头小直肌的起点，以竖线第1支针刀为参照物，在第1支针刀上2cm进针刀，刀口线与人体纵轴一致，刀体向头侧倾斜45°，与寰椎后结节呈60°角，针刀直达寰椎后结节，在骨面上提插2～3刀。

⑥竖线第3支针刀　第3颈椎棘突进针刀，术者刺手持针刀，刀口线与人体纵轴一致，刀体向头侧倾斜45°，与第3颈椎棘突呈60°角，针刀直达第3颈椎棘突顶点骨面，纵疏横剥2～3刀，范围不超过0.5cm，然后稍退针刀，再从第3颈椎棘突两侧刺入，深度不超过0.5cm，提插2刀，以松横棘突肌等短节段肌止点。再退针刀于棘突顶点的上缘，将针刀体逐渐向脚侧倾斜与颈椎棘突走行方向一致，调转刀口线90°，沿棘突上缘向内切2刀，切开棘间韧带，范围不超过0.5cm。

⑦竖线第4～7支针刀均从相应节段颈椎的棘突进针刀，针刀操作方法与竖线第3支针刀操作方法相同。分别松解颈4～7椎部位的脊柱长、短节段肌。

6）注意事项　针刀进针时，刀体向头侧倾斜45°，与枢椎棘突呈60°角，针刀直达枢椎棘突顶点骨面，对棘突顶点的病变进行松解，要进入棘间，松解棘间韧带，必须退针刀于棘突顶点的上缘，将针刀体逐渐向脚侧倾斜与颈椎棘突走行方向一致，才能进入棘突间，切棘间韧带的范围限制在0.5cm以内，不会切入椎管。如超过此范围，针刀的危险性明显加大。

2. 第2次针刀松解术，钩椎关节移位的针刀松解

1）体位　俯卧低头位。

2）体表定位　根据临床表现及颈椎正侧位 X 线片确定病变颈椎，在病变颈椎及上下颈椎关节突部及横突后结节实施针刀松解。如 C_4～C_5 钩椎关节移位，针刀松解 C_3～C_4、C_4～C_5、C_5～C_6 关节突韧带（图 6-50）。

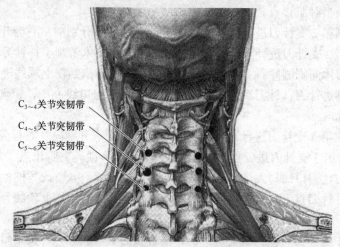

图 6-50　关节突韧带针刀松解范围示意图

C_2～C_7 关节突关节左右径平均为 3.3～5.8mm，棘突到关节突关节中心的距离（A）平均 11mm，棘突到横突后结节的距离（B）平均为 20～24mm（图 6-51）。

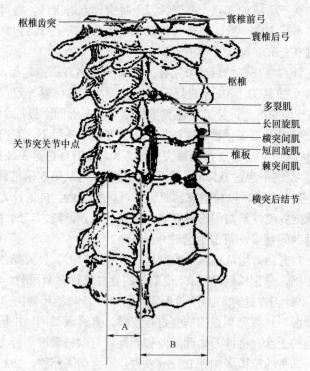

图 6-51　关节突关节解剖位置示意图

颈椎关节突韧带松解定位：测量颈椎正位 X 线片棘突到关节突关节中心的距离，确定关节突关节韧带松解点。摸到第 7 颈椎棘突顶点后，再向上找到病变颈椎棘突，从棘突顶点向两侧旁开 1.5cm，作为左右关节突韧带体表定位点。

横突后结节软组织松解定位：测量颈椎正位 X 线片棘突到横突后结节的距离，确定横突后结节松解点。摸到第 7 颈椎棘突顶点后，再向上找到病变颈椎棘突，从棘突顶点上缘向两侧旁开 2.0cm，作为左右横突后结节软组织松解体表的定位点。

3）消毒　在施术部位，用碘伏消毒 2 遍，然后铺无菌洞巾，使治疗点正对洞巾中间。

4）麻醉　用 1%利多卡因局部浸润麻醉，每个治疗点注药 1ml。

5）针刀操作

①第 1 支针刀松解左侧上下关节突关节囊韧带　从关节突韧带体表定位点进针刀，刀口线与人体纵轴一致，刀体先向头侧倾斜 45°，与颈椎棘突呈 60°角，针刀直达关节突骨面，然后将针刀体逐渐向脚侧倾斜，与颈椎棘突走行方向一致，在骨面上稍移位，寻找落空感时，即为关节囊韧带，提插刀法切 2 刀，范围不超过 2mm（图 6-52）。

②第 2 支针刀松解右侧上下关节突关节囊韧带　方法与左侧相同。

③第 3 支针刀松解左侧横突后结节　从横突后结节体表定位点进针刀，刀口线与人体纵轴一致，针刀经过皮肤、皮下组织、肌层达横突骨面，然后沿骨面向外横向铲剥有落空感时，即到横突后结节，反复横铲 2 次（图 6-53）。

④第 4 支针刀松解右侧横突后结节　刀法与松解左侧横突后结节相同。

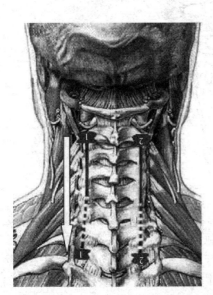

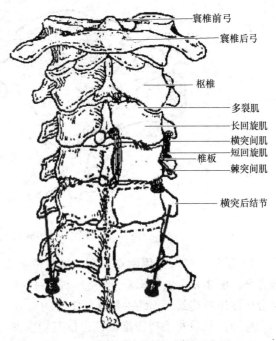

寰椎前弓
寰椎后弓
枢椎
多裂肌
长回旋肌
横突间肌
短回旋肌
椎板
棘突间肌
横突后结节

图 6-52　关节突关节囊韧带针刀松解示意图　　图 6-53　横突后结节针刀松解示意图

（3）第 3 次针刀松解横突后结节软组织

1）体位　仰卧位。

2）体表定位　测量颈椎正位 X 线片棘突到横突后结节的距离，确定横突后结节松解点。摸到第 7 颈椎棘突顶点后，再向上找到病变颈椎棘突，从棘突顶点上缘向两侧旁

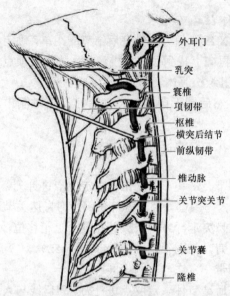

图 6-54　横突后结节软组织松解示意图（1）

开 2.0cm，作为左右横突后结节软组织松解体表定位点。

3）消毒　在施术部位，用碘伏消毒 2 遍，然后铺无菌洞巾，使治疗点正对洞巾中间。

4）麻醉　用 1%利多卡因局部浸润麻醉，每个治疗点注药 1ml。

5）针刀操作（图 6-54、图 6-55）　针刀松解左侧横突后结节附着的头最长肌，颈最长肌，头半棘肌的起止点。从横突后结节体表定位点进针刀，刀口线与人体纵轴一致，针刀经过皮肤、皮下组织、肌层达横突骨面，然后沿骨面向外横向铲剥有落空感时，即到横突后结节，反复横铲 2 次。

6）注意事项　针刀松解定位要根据 X 线片的测量结果精确定位，当作中段颈椎关节突韧带和横突后结节松解时，患者应充分俯卧低头位，使颈椎曲度变直，有利于针刀操作。

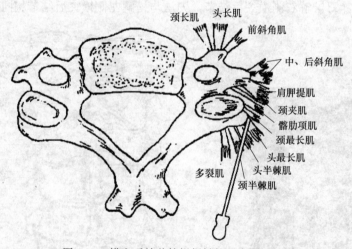

图 6-55　横突后结节软组织松解示意图（2）

7）手法治疗　采用两点一面颈椎复位手法。患者仰卧治疗床上，使头顶和床头边缘齐平，医生左手放于患者颈项部，右手托扶于下颌处，用左手捏拿颈项部肌肉 3 遍，接着托住患者枕部，一助手拉压住患者的双肩，进行对抗牵引。约 1 分钟后，医生突然加大拉力，然后左手拇指推顶住患椎左侧横突（以钩椎关节向右侧旋转为例），食指勾住患椎棘突，右手托于患者下颌部，嘱患者慢慢将头向右侧转动，医生右手掌部按压于患者脸的左侧，待转到最大限度时，在一瞬间双手协同动作，同时用力，左手食指将棘突用力向左侧勾拉，拇指用力将横突向颈前左方推顶，医生右手弹压患者脸的左侧。这些动作都在同一时间、同一横断面上完成。然后将头扶正，再对抗牵引 1 次。

手法治疗结束后，立即用颈围固定。

（4）第4次针刀松解为 "口"字形针刀整体松解术（图6-56） 腰部的整体松解包括 $L_3\sim L_5$ 棘上韧带、棘间韧带；左右 $L_3\sim L_5$ 腰椎横突的松解，在骶正中嵴上和两侧骶骨后面骶棘肌起点的松解。从各个松解点的分布上看，棘上韧带点、棘间韧带点、左右 $L_3\sim L_5$ 腰椎横突点、骶正中嵴上和两侧骶骨后面骶棘肌起点的连线共同围成 "口"字形状，故称之为"口"字形针刀整体松解术。下面从每个松解点阐述"口"字形针刀整体松解术的针刀操作方法。

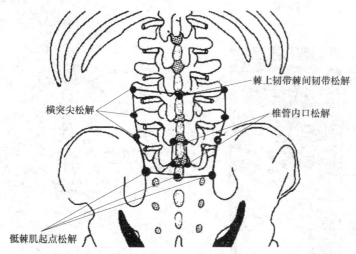

图6-56 "口"字形针刀整体松解术各松解部位示意图

1）体位 俯卧位，腹部置棉垫，使腰椎前屈缩小。

2）体表定位 L_3、L_4、L_5 棘突及棘间，L_3、L_4、L_5 横突，骶正中嵴及骶骨后面。

3）消毒 在施术部位，用碘伏消毒2遍，然后铺无菌洞巾，使治疗点正对洞巾中间。

4）麻醉 用1%利多卡因局部浸润麻醉，每个治疗点注药1ml。

5）针刀操作

①L_3、L_4、L_5 棘上韧带及棘间韧带松解（图6-57） 以松解 L_3 棘上韧带及 $L_3\sim L_4$ 棘间韧带为例。

a. 第1支针刀松解棘上韧带 两侧髂嵴连线最高点与后正中线的交点为第4腰椎棘突，向上摸清楚 L_3 棘突顶点，在此定位，从棘突顶点进针刀，刀口线与脊柱纵轴平行，针刀经皮肤、皮下组织，直达棘突骨面，在骨面上纵疏横剥2～3刀，范围不超过1cm，然后贴骨面向棘突两侧分别用提插刀法切割2刀，深度不超过0.5cm。其他棘上韧带松解方法与此相同。

b. 第2支针刀松解棘间韧带 以松解 $L_3\sim L_4$ 棘间韧带为例。两侧髂嵴连线最高点与后正中线的交点为第4腰椎棘突，向上即到 $L_3\sim L_4$ 棘突间隙，在此定位，从 L_4 棘突上缘进针刀，刀口线与脊柱纵轴平行，针刀经皮肤、皮下组织，直达棘突骨面，调转刀口线90°，沿 L_4 棘突上缘用提插刀法切割2～3刀，深度不超过1cm。其他棘间韧带松解方法与此相同。

②针刀松解腰椎横突（图6-58） 以 L_3 横突为例。摸准 L_3 棘突顶点，从 L_3 棘突中

点旁开 3cm，在此定位。刀口线与脊柱纵轴平行，针刀经皮肤、皮下组织，直达横突骨面，刀体向外移动，当有落空感时，即到 L_3 横突尖，在此用提插刀法切割横突尖的粘连、瘢痕 2～3 刀，深度不超过 0.5cm，以松解骶棘肌、腰方肌及胸腰筋膜（图 6-59）在横突尖部的粘连和瘢痕，然后调转刀口线 90°，沿 L_3 横突上下缘用提插刀法切割 2～3 刀，深度不超过 0.5cm，切开横突间韧带。其他横突尖松解方法与此相同。

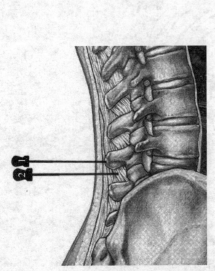

图 6-57　腰棘上韧带和棘间韧带松解示意图

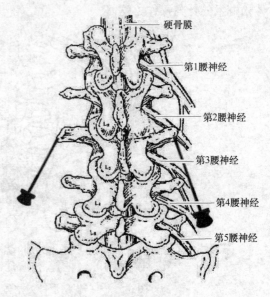

图 6-58　腰椎横突松解示意图

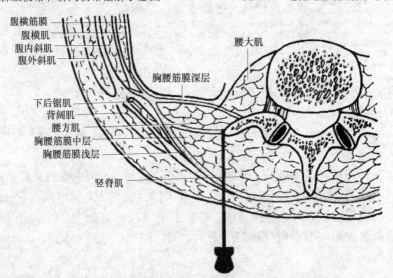

图 6-59　针刀松解胸腰筋膜示意图

③髂腰韧带松解（图 6-60）

a. 第 1 支针刀松解髂腰韧带起点　以 L_4 横突起点为例。摸准 L_4 棘突顶点，从 L_4 棘突中点旁开 3～4cm，在此定位。刀口线与脊柱纵轴平行，针刀经皮肤、皮下组织，直达横突骨面，刀体向外移动，当有落空感时，即到 L_4 横突尖，在此用提插刀法切割横突尖肌肉起点的粘连、瘢痕 2～3 刀，深度不超过 0.5cm。

　　b. 第 2 支针刀松解髂腰韧带止点　在髂后上棘定位，刀口线与脊柱纵轴平行，针刀经皮肤、皮下组织，直达髂后上棘骨面，针刀贴髂骨内侧骨面进针 2cm，后用提插刀法切割髂腰韧带止点的粘连、瘢痕 2～3 刀，深度不超过 0.5cm。

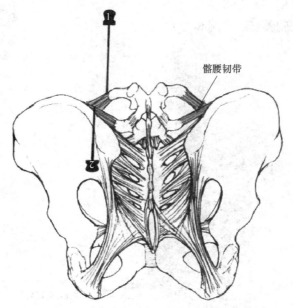

图 6-60　针刀松解髂腰韧带起止点示意图

　　④骶棘肌起点松解（图 6-61）

　　a. 第 1 支针刀松解骶棘肌骶正中嵴起点　两侧髂嵴连线最高点与后正中线的交点为第 4 腰椎棘突，向下摸清楚 L_5 棘突顶点，顺 L_5 棘突沿脊柱纵轴在后正中线上向下摸到的骨突即为骶正中嵴，在此定位，从骶正中嵴顶点进针刀，刀口线与脊柱纵轴平行，针刀经皮肤、皮下组织，直达骶正中嵴骨面，在骨面上纵疏横剥 2～3 刀，范围不超过 1cm，然后，贴骨面向骶正中嵴两侧分别用提插刀法切割 2 刀，深度不超过 0.5cm。

　　b. 第 2、3 支针刀松解骶棘肌骶骨背面的起点　在第 1 支针刀松解骶棘肌骶正中嵴起点的基础上，从骶正中嵴分别旁开 2cm，在此定位，从骶骨背面进针刀，刀口线与脊柱纵轴平行，针刀经皮肤、皮下组织，直达骶骨骨面，在骨面上纵疏横剥 2～3 刀，范围不超过 1cm。

　　6）注意事项

　　①"口"字形针刀整体松解术的第 1 步是要求定位

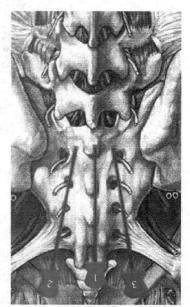

图 6-61　骶棘肌起点松解示意图

准确，特别是腰椎棘突的定位十分重要，因为棘突定位直接关系到椎间隙的定位和横突的定位。所以若棘突定位错误，将直接影响疗效。如果摸不清腰椎棘突，可先在电视透视下将棘突定位后，再做针刀松解。

②横突的定位：棘突中点向水平线方向旁开3cm，针刀体与皮肤垂直进针刀，针刀均落在横突骨面，再向外移动刀刃，即能准确找到横突尖，此法简单实用，定位准确。

（5）第5次针刀松解胸腰筋膜

1）体位　俯卧位。

2）体表定位　胸腰筋膜（图6-62）。

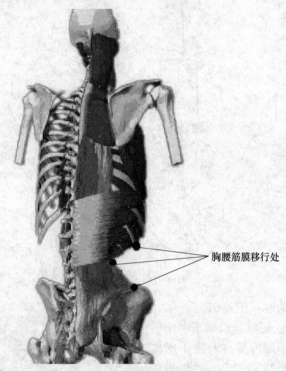

胸腰筋膜移行处

图6-62　针刀松解胸腰筋膜体表定位

3）消毒　在施术部位，用碘伏消毒2遍，然后铺无菌洞巾，使治疗点正对洞巾中间。

4）麻醉　用1%利多卡因局部浸润麻醉，每个治疗点注药1ml。

5）针刀操作（图6-63）

①第1支针刀松解上段胸腰筋膜　在第12肋尖定位，刀口线与人体纵轴一致，针刀体与皮肤呈90°角。针刀经皮肤、皮下组织，直达第12肋骨，调转刀口线45°，使之与第12肋骨走行方向一致，在肋骨骨面上左右前后方向铲剥2~3刀，范围不超过0.5cm。然后贴骨面向下到肋骨下缘，提插刀法切割2刀，范围不超过0.5cm。

②第2支针刀松解中段胸腰筋膜　第3腰椎棘突旁开8~10cm定位，刀口线与人体纵轴一致，针刀体与皮肤呈90°角。针刀经皮肤、皮下组织，达肌层，当有突破感即到达胸腰筋膜移行处，在此纵疏横剥2~3刀，范围不超过0.5cm。

③第3支针刀松解下段胸腰筋膜　在髂嵴中份定位，刀口线与人体纵轴一致，针刀体与皮肤呈90°角。针刀经皮肤、皮下组织，直达髂嵴，调转刀口线90°，在髂嵴骨面上内外前后方向铲剥2~3刀，范围不超过0.5cm。

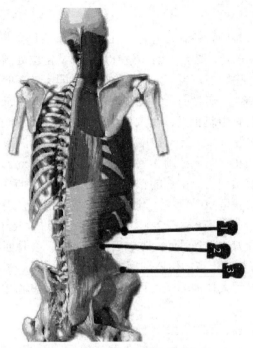

图 6-63　针刀松解胸腰筋膜示意图

（6）第 6 次针刀松解人体后面相关弓弦结合部的粘连和瘢痕

1）体位　俯卧位。

2）体表定位　相关肢带骨软组织附着处。

3）消毒　在施术部位，用碘伏消毒 2 遍，然后铺无菌洞巾，使治疗点正对洞巾中间。

4）麻醉　用 1%利多卡因局部浸润麻醉，每个治疗点注药 1ml。

5）刀具　使用弧形针刀。

6）针刀操作（图 6-64）

①第 1 支针刀松解肩胛提肌止点　在肩胛骨内上角定点，刀口线方向和肩胛提肌肌纤维方向平行，针体和背部皮肤成 90°角，按针刀四步进针规程进针刀，针刀经皮肤、皮下组织达肩胛骨内上角边缘骨面。纵疏横剥 2～3 刀，然后调转刀口线 90°，向肩胛骨内上角边缘方向铲剥 2～3 刀，范围 0.5cm。

②第 2 支针刀松解肱三头肌止点　在尺骨鹰嘴尖定点，刀口线方向和肩胛提肌肌纤维方向平行，针体和背部皮肤成 90°角，按针刀四步进针规程进针刀，针刀经皮肤、皮下组织达尺骨鹰嘴尖骨面。纵疏横剥 2～3 刀，然后调转刀口线 90°，在骨面上向四周铲剥 2～3 刀，

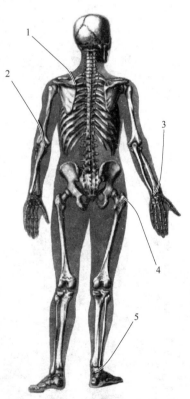

图 6-64　针刀松解人体后面相关弓弦结合部示意图

范围 0.5cm。

③第 3 支针刀松解桡腕背侧韧带起点　在桡骨茎突后侧定位，刀口线与前臂纵轴平行，针刀体与皮肤呈 90°角，按针刀四步进针规程，从定位处刺入，达桡骨茎突后侧骨面后，沿茎突骨面向下进针刀，当刀下有落空感时，即穿过茎突边缘，退针刀至茎突边缘骨面，调转刀口线 90°，在骨面上铲剥 2 刀，范围不超过 0.5cm。

④第 4 支针刀松解臀中肌止点　在大粗隆尖臀中肌止点定位。刀口线与髂胫束走行方向一致，针刀体与皮肤垂直，针刀经皮肤、皮下组织、髂胫束，到达股骨大粗隆尖骨面，调转刀口线 90°，在骨面上铲剥 2～3 刀，范围为 1～2cm。

⑤第 5 支针刀松解跟腱止点中部的粘连瘢痕　在跟腱止点中部定位。刀口线与下肢纵轴平行，针刀体与皮肤呈 90°角，针刀经皮肤、皮下组织，当刀下有阻力感时，即到达跟腱，继续进针刀 1cm，纵疏横剥 2～3 刀，范围不超过 0.5cm，以松解跟腱内部的粘连和瘢痕，然后再进针刀达跟骨骨面，调转刀口线 90°，在骨面上向上铲剥 2 刀，范围不超过 0.5cm，以松解跟腱止点的粘连和瘢痕。

（7）第 7 次针刀松解人体前面相关弓弦结合部的粘连和瘢痕

1）体位　仰卧位。

2）体表定位　相关肢带骨软组织附着处。

3）消毒　在施术部位，用碘伏消毒 2 遍，然后铺无菌洞巾，使治疗点正对洞巾中间。

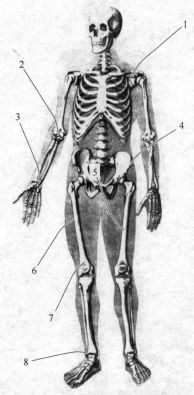

图 6-65　针刀松解人体前面相关弓弦结合部示意图

4）麻醉　用 1%利多卡因局部浸润麻醉，每个治疗点注药 1ml。

5）刀具　使用弧形针刀。

6）针刀操作（图 6-65）

①第 1 支针刀松解肱二头肌短头的起点，在喙突顶点定点　针刀体与皮肤垂直，刀口线与肱骨长轴一致，按针刀四步进针规程进针刀，直达喙突顶点外 1/3 骨面，提插切割 2～3 刀，范围不超过 0.5cm。

②第 2 支针刀松解肘关节前侧筋膜及肱二头肌腱膜的粘连瘢痕　在肘关节前侧肱二头肌腱外侧定点，针刀体与皮肤垂直，刀口线与前臂纵轴平行，按照针刀四步进针规程进针刀，针刀经皮肤、皮下组织，达硬结处，纵疏横剥 2～3 刀，范围不超过 0.5cm。

③第 3 支针刀松解腕掌掌侧韧带起点　在腕掌侧中部定位，刀口线与前臂纵轴平行，针刀体与皮肤呈 90°角，按针刀四步进针规程，从定位处刺入，刀下有韧性感时，即到达腕掌掌侧韧带，进针刀 2mm，纵疏横剥 2～3 刀，范围不超过 0.5cm。

④第 4 支针刀松解缝匠肌起点　在髂前上棘处触摸到缝匠肌起点处定点，刀口线与缝匠肌纤维方向一致，针刀体与皮肤垂直刺入，达肌肉起点处，调转刀口

线 90°，与缝匠肌肌纤维方向垂直，在骨面上向内铲剥 2～3 刀，范围不超过 0.5cm。

⑤第 5 支针刀松解股直肌与股中间肌行经路线　在大腿前侧正中定点，刀口线与股四头肌纤维方向一致，针刀体与皮肤垂直刺入，达股直肌肌层，纵疏横剥 2～3 刀，范围不超过 2cm，然后进针刀穿过股直肌达股中间肌内，纵疏横剥 2～3 刀，范围不超过 2cm。

⑥第 6 支针刀松解髂胫束及股外侧肌行经路线　在大腿外侧正中定点，刀口线与股四头肌纤维方向一致，针刀体与皮肤垂直刺入，刀下有韧性感时，即到达髂胫束，纵疏横剥 2～3 刀，范围不超过 2cm，然后进针刀穿过髂胫束，达股外侧肌内，纵疏横剥 2～3 刀，范围不超过 2cm。

⑦第 7 支针刀松解股四头肌止点　在髌骨上缘中点定点，刀口线与股四头肌纤维方向一致，针刀体与皮肤垂直刺入，刀下有韧性感时，即到达骨四头肌止点，纵疏横剥 2～3 刀，范围不超过 2cm，然后调转刀口线 90°，在髌骨面上向上铲剥 2 刀，范围不超过 0.5cm，

⑧第 8 支针刀松解踝关节前方关节囊部　触摸足背动脉搏动处，在足背动脉内侧 1cm 足背侧横纹线上进针刀，刀口线与下肢纵轴平行，针刀体与皮肤呈 90°角，针刀经皮肤、皮下组织，当有落空感时即到关节腔，用提插刀法切割 2 刀，范围不超过 0.5cm。再调转刀口线 90°，用提插刀法切割 2 刀，范围不超过 0.5cm。

2. 口眼歪斜的针刀治疗

（1）第 1 次针刀松解采用后颈部大"T"形针刀松解术，针刀操作方法参照偏瘫，中枢性瘫痪的针刀治疗中的第 1 次针刀治疗。

（2）第 2 次针刀松解头面部软组织的粘连和瘢痕。

1）体位　仰卧位。

2）体表定位　眼眶附近、额部、眉弓、鼻部、两颊、唇及口周等处皮下硬节及条索。

3）消毒　在施术部位，用碘伏消毒 2 遍，然后铺无菌洞巾，使治疗点正对洞巾中间。

4）麻醉　用 1% 利多卡因局部浸润麻醉，每个治疗点注药 1ml。

5）刀具　应用面部专用防滑针刀。

6）针刀操作（图 6-66）

①第 1 支针刀松解右侧眉部皮肤、皮下的硬节和条索　从硬节和条索处进针刀，刀口线与人体纵轴一致，针刀体与皮肤垂直，严格按四步进针刀规程进针刀，针刀经皮肤、皮肤组织筋膜达硬节条索，纵疏横剥 2～3 刀，然后提插切割 2～3 刀。

②第 2 支针刀松解左眉部皮肤、皮下的硬节和条索　针刀操作方法与第 1 支针刀的

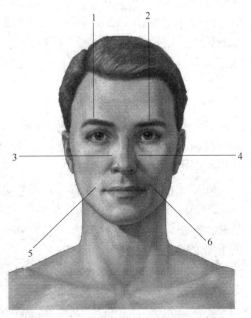

图 6-66　针刀松解头面部软组织示意图

操作方法相同。

③第 3 支针刀松解右侧鼻翼部的硬节和条索　从硬节和条索处进针刀，刀口线与人体纵轴一致，针刀体与皮肤垂直，严格按四步进针刀规程进针刀，针刀经皮肤、皮肤组织筋膜达硬节条索，纵疏横剥 2～3 刀，然后提插切割 2～3 刀。

④第 4 支针刀松解左侧鼻翼部的硬节和条索　针刀操作方法与第 3 支针刀的操作方法相同。

⑤第 5 支针刀松解右侧口角轴的硬节和条索　从硬节和条索处进针刀，刀口线与人体纵轴一致，针刀体与皮肤垂直，严格按四步进针刀规程进针刀，针刀经皮肤、皮肤组织筋膜达硬节条索，纵疏横剥 2～3 刀，然后提插切割 2～3 刀。

⑥第 6 支针刀松解左侧口角轴的硬节和条索　针刀操作方法与第 5 支针刀的操作方法相同。

【针刀术后康复治疗】

（一）目的

针刀整体松解术后康复治疗的目的是进一步调节脊肢弓弦力学系统的力平衡，促进局部血液循环，加速局部的新陈代谢，有利于损伤组织的早期修复。

（二）原则

中风后遗症针刀术后 48～72 小时后可选用下列疗法进行康复治疗。

（三）方法

1. 毫针法

处方一：风池、翳风、廉泉、天突、金津、玉液。

操作：患者取坐位或侧卧位，风池穴（双侧），针向喉结，震颤进针 2.5～3 寸，施捻转补法，施针 1～2 分钟，以咽喉部麻胀为度；翳风穴（双侧），针向对侧翳风穴，进针 2.5～3 寸，操作手法及施手法时间同风池穴；廉泉穴，针向舌根直刺 1.2～1.5 寸，有麻胀感停止进针，施捻转泻法 1～2 分钟，天突穴直刺 0.5 寸后再向下平刺 1 寸；金津、玉液两穴点刺出血，各穴均留针 20～30 分钟。每日 1 次，10 次为 1 疗程。

处方二：华佗夹脊穴 5、7、9、11、14，四神聪、三阴交。

操作：局部常规消毒，用 1.5 寸长毫针与皮肤呈 75° 角，针尖向脊柱方向，刺入 1 寸左右（视病人胖瘦而定），行提插手法，使针感沿肋间向脊椎传导。针四神聪用 1 寸毫针斜刺 0.5 寸左右，三阴交直刺，以有麻胀感为度，留针 30 分钟，10 次为 1 疗程，疗程间隔 1 周。

处方三：本神、神庭、神门、灵道、大陵、间使。

操作：本神、神庭用 2.5 寸长毫针从上往下透刺，神门、灵道、大陵、间使以 25 mm 长毫针直刺，得气后行导气法，使针感向上肢胸部传导，留针 30 分钟。每日 1 次，7 次为 1 疗程。

处方四：主穴取患侧至阴、足窍阴、涌泉，辅穴取患侧丘墟透解溪、太溪透昆仑、中封透商丘、悬钟透三阴交。

操作：穴位常规消毒，选 0.40mm×（25～50）mm 毫针。至阴、足窍阴直刺捻转，以使足部出现明显的背屈外翻为度。丘墟透解溪由丘墟进针沿皮下横刺透到解溪穴，中封透商丘由中封进针沿皮下刺至商丘，太溪透昆仑由太溪进针沿皮下直刺昆仑，阳陵泉透阴陵泉由阳陵泉直刺进针透向阴陵泉方向，以局部出现酸胀感和麻电感向足部放射为度。以上针刺均以小幅度提插捻转行针 2 分钟，留针 30 分钟。留针期间行针 2 次，每穴行针 1～2 分钟。每天针 1 次，12 次为 1 疗程。

处方五：环跳、髀关、阳陵泉、足三里、三阴交、次髎、风市、伏兔、委中、悬钟。

操作：局部皮肤常规消毒后针刺，得气后运用提插捻转补法，中等强度刺激，使针感向远端缓和放射，留针 20 分钟。每日 1 次，10 次为 1 疗程。

2. 电针法

处方一：上肢取肩髃、曲池、外关、合谷、后溪；下肢取环跳、风市、髀关、阳陵泉、足三里、悬钟、太冲。

操作：针刺得气后，接脉冲电针仪，选疏密波，电流量以肢体内出现节律性收缩为度，每日 1 次，每次 20～30 分钟，10 次为 1 疗程，疗程间隔 3 日。

处方二：百会、神庭、合谷、内关、曲池、太冲、三阴交、足三里。

操作：局部皮肤严格消毒后，用毫针刺入，捻转得气后，接 G6805 电针治疗仪，频率用疏密波（5/45Hz），强度以病人耐受为度，约 3mA。留针约 30 分钟，每日电针 1 次，治疗 5 天，休息 2 天。

3. 芒针法

处方：上肢瘫选阳溪透曲池或阳池透天井，肩髃透曲池或肩髃透天井；下肢瘫选足三里透解溪或阳陵泉透悬钟，梁丘透髀关或膝阳关透环跳，血海透箕门。

操作：常规消毒用 9～20 寸长针，循经透刺瘫痪侧穴位，小幅度捻转，以患者能忍受为度，并尽量使针感向远端放射。

4. 头针法

处方一：运动区、感觉区、足运感区、言语 2 区、血管舒缩区。

操作：对症选穴，取 30 号 1.5 寸毫针，局部常规消毒，在所刺区内行接力刺或单刺，捻针 5 分钟，捻转速度 200 次/分，或用抽气法、进气法捻针，每 20 分钟捻针 1 次，留针 1 小时，每日 1 次，10 次为 1 疗程。

处方二：百会透曲鬓、风府、天柱、风池、完骨。

操作：局部皮肤严格消毒后针刺，头针以 0.35mm×40mm 毫针从百会至曲鬓刺 4 针，每针沿皮刺入皮下 1 寸，捻转 200 次/分钟，捻转 5 分钟，间隔 5 分钟再行捻转，重复 3 次。风府穴斜向下刺 1～1.2 寸，以头脑轰胀感为度；天柱穴向内斜刺 0.8～1 寸；风池、完骨针尖向喉结方向，进针 1～1.5 寸，施以小幅度高频率捻转手法，促进风池穴针感放散至前额部，留针 20 分钟，每日 1 次，7 次为 1 疗程。

处方三：瘫痪肢体对侧头部运动区（左侧瘫痪选右侧运动区，右侧瘫痪选左侧运动区）。

操作：常规消毒后，用 30 号 2.5 寸毫针与头皮呈 30°角进针，进针后行单向捻转造成人为滞针，其间每 10 分钟运针 1 次，30 分钟后将针拔出，并压迫针口防止出血。每日治疗 1 次，12 次为 1 个疗程。完成 1 个疗程后休息 2 天再进行下一疗程。

5. 耳针法

处方一：神门、下屏尖、肾、脾、心、肝、眼、胆、缘中、耳尖、瘫痪相应部位、降压沟。

操作：每次选取 3～5 穴，常规消毒，快速进针，中等强度刺激，捻针 2 分钟，留针 20 分钟，每日 1 次，10 次为 1 疗程。

处方二：脑点、皮质下、肾、肝、三焦。言语不利加心、脾、舌；血压高加降压沟、降压点、神门；口舌歪斜加口、脾、面颊；吞咽困难加口、耳迷路、咽喉。

操作：用直刺法，快速进针，得气后行强刺激，留针 30～60 分钟，隔日 1 次，10 次为 1 疗程。

6. 舌针法

处方：舌根（舌中线与味蕾交界处）、支脉、增音（舌系带两侧各 0.2 寸，舌与口底交界处的肉阜上）。饮水作呛，发音而噎者加扁桃穴（悬雍垂两侧各 0.5 寸处，当上颌硬腭与软腭交界弧线的 1/2 处）。

操作：取 28 号毫针，点刺舌根、支脉、增音 0.5 寸深，提插数次，至舌下麻胀感传至咽喉即可。配穴亦用点刺法。每日 1 次，10 次为 1 疗程。本方适用于中风后遗言语不利。

7. 微波针法

处方：曲池、手三里、阴市、足三里。

操作：用 28 号或 30 号毫针针刺上述穴位，得气后，将 DBJ-I 型微波针灸仪接到针柄上，调整好输出功率，以无刺痛为度，隔日治疗 1 次，每次 15～20 分钟，10 次为 1 疗程。

8. 刺络放血法

处方：金津、玉液。上肢偏瘫配肩髃、曲池、手三里、合谷，下肢偏瘫配髀关、足三里、阳陵泉、三阴交。

操作：取 5 号注射长针头，点刺金津、玉液，以出血为度，每周 5 次。配穴以 0.35mm×40mm 不锈钢毫针针刺，每穴用平补平泻法施术 2 分钟 后留针 30 分钟，每星期 5 次，3 次为 1 个疗程。

9. 康复锻炼法

（1）颈项对抗式　10 秒×3 组，每天 1 次×60 天。

（2）伸项式　10 秒×10 组，每天 1 次×60 天。

（3）缩项式　10 秒×10 组，每天 1 次×60 天。

（4）搓腰式　10 分钟×2 组，每天 1 次×60 天。

（5）搓脚心　10 分钟×2 组，每天 1 次×60 天。

【针刀术后护理】

1. 生活起居护理

久病体虚，卫表不固，易外感六淫，故应避风寒，防外邪。居住环境宜洁净和空气流通，注意保暖，保持口腔卫生，及时清除呼吸道分泌物，鼓励病人作胸部扩张、深呼吸及咳嗽等运动，预防坠积性肺炎发生；进食时，反复做几次吞咽动作，将食物全部咽下，再进食，避免呛咳，引起气管异物；定时为病人更换姿势，对皮肤受压处进行按摩,床单、被褥应平整干燥;指导家属参与康复过程,指导病人进行主动运动,如练习仰卧伸手、抬脚、大小便,关节屈伸转动,逐渐起坐、站立、行走、下蹲,并配合拉绳、提物等运动,逐步提高肌力和关节功能,并进一步训练手的精细动作如抓握、捻动、扣钮扣、用匙筷、翻书报等以提高生活技能。与此同时结合语言康复训练,与病人对话时讲简短易懂话语,清楚而且缓慢,并给病人充分时间回答问题,讲病人最关心的事情,总是使病人有讲话的愿望。病人由于不能流畅表达意图而急躁时,应予安慰并教会如何回答,如通过书写、手势等,身体语言以弥补和完成讲话内容。

2. 饮食护理

中风后遗症患者的饮食要求品种多样化,不能偏食偏嗜,在结构上要求高蛋白、低糖、低盐、低动物脂肪及富含纤维素、维生素和钙质。同时有选择地食用一些食物,有助于预防中风。研究认为,钾可以稳定情绪,避免精神过度紧张,保护脑血管。马铃薯、香蕉、柑橙、橘子、杏、桃及粗粮、豆类、蔬菜等均富含钾,经常食用这些食物有助于预防中风。有研究还发现常吃富含镁的食物的人群,其中风的发病率大大降低。因为镁可以防止细胞膜上的钙流入细胞内,而维持细胞内矿物质的平衡,故能保护大脑不致受到损害。富含镁的食物有小米、豆类、辣椒干、干蘑菇、冬菇、番茄、海带、紫菜、苹果、杨桃、桂圆、花生、核桃仁、芝麻酱等,其中,紫菜含镁量高居食物榜首。

3. 情志护理

中风后遗症病人脑部损伤,常常影响神经反馈系统,意识情绪改变,另外病人常常伴有不同程度的肢体、吞咽、语言、意识功能障碍,病人自我照顾能力发生了巨大变化,难免产生恐惧、焦虑、悲观、失望的心理。因此心理护理尤为重要。在护理过程中,主动和病人交流情感,使病人消除顾虑,树立战胜疾病的信心。患者应保持乐观愉快的心情,要充实和调剂自己的精神生活,做一些力所能及的事,还可以发展琴、棋、书、画或花、鸟、虫、鱼等爱好。避免紧张和情绪激动、注意控制自己的情绪,避免孤独心理、学会自我放松,保证充足睡眠等,均有助于防止内伤七情,加重病情。

4. 对症处理和护理

痰多咯出不爽患者,可采用体位排痰法助其排痰,亦可用雾化吸入的方法。针刀术时,应注意针刀进入的深度和方向,同时密切注意患者的呼吸情况,并不断询问患者有无胸闷、心慌、头晕等情况,若患者出现心慌、胸闷和呼吸困难等不适时,要考虑血气胸的可能性,应立即拔出针刀,用干棉球压迫进针部位,必要时可拍胸片以明确诊断,并及时对症处理。

5. 健康教育

指导患者掌握中风的有关知识、发病规律,强调中风后遗症的康复保健与预防的重要性,坚持"三分治疗,七分调理"的理念,及早与坚持进行康复训练,防止再次中风。平时应注意保暖。伴有高血压、糖尿病、心脏病的患者应注意合理服用各种药物。指导患者进行呼吸锻炼和身体锻炼,提高机体的免疫力。

第十二节　甲状腺功能亢进症

【概述】

甲状腺功能亢进症（简称甲亢）是由于多种病因（包括自身免疫、遗传和精神因素等）引起的甲状腺激素分泌过多所致的一组内分泌系统的常见病。本病临床上以高代谢症候群、神经兴奋性增高、甲状腺弥漫性肿大，不同程度的突眼症为特征。患者表现为急躁亢奋、多食消瘦、恶热多汗、心悸心慌、大便量多、目突颈肿等。

【临床应用解剖】

甲状腺为人体最大的一个内分泌腺（图 6-67）。位于颈前部，气管上端的前面及两侧，上端可达喉的两侧，一般与第 5～7 颈椎及第 1 胸椎相对。它被颈固有筋膜的管前筋膜包裹。其形状和大小变化很大，随机体功能状态不同而改变。如妇女在月经期和妊娠期甲状腺胀大。甲状腺分为左、右两叶及连接两叶的甲状腺峡。有时在两叶之间还从峡部向上伸出一个细长的锥状叶。供应甲状腺的动脉是甲状腺上动脉和甲状腺下动脉，且各动脉能通过分支彼此形成吻合，保证腺体有充足的血液供应。甲状腺的血管运动神经和分泌神经，主要是颈中和颈下交感神经节的节后纤维，沿动脉而行，形成甲状腺上丛和下丛。自神经丛发出的分支入腺实质后，分布于毛细血管周围及滤泡周围。亦有分支达上皮基部而形成突触终末。此外，还有来自迷走神经、舌咽神经及舌下神经袢的分支。颈中神经节位于第 6 颈椎高处，可视为由第 5、6 颈神经节合并而成，颈下神经节位于第 7 颈椎横突与第 1 肋骨颈之间，第 8 颈神经的前面。

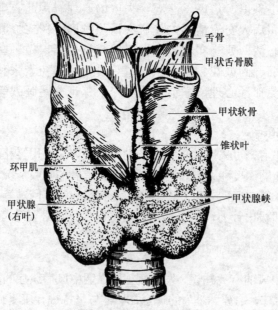

图 6-67　甲状腺前面观

甲状腺表面包有纤维性结缔组织被膜，此膜可分浅深两层：浅层疏松，与气管前组织连接；深层致密并伸入甲状腺实质形成小隔，将其分成若干小叶，小叶内充满滤泡及间质。滤泡是甲状腺结构和功能单位，是由单层上皮围绕而成的卵圆形或不规则状的囊泡。上皮包括有丰富的滤泡上皮细胞、少量的滤泡旁细胞和胶状细胞。滤泡细胞可产生甲状腺素，甲状腺素可促进细胞氧化、蛋白质合成、机体发育和调节新陈代谢等。甲状腺功能亢进，新陈代谢率升高，氧消耗量增加，可形成突眼性甲状腺肿。间质是滤泡间结缔组织，含有丰富的血管和淋巴管。

【病因病理】

弥漫性甲状腺肿伴甲亢的病因尚未完全阐明。目前多数认为本病的发生与自身免疫、遗传以及精神刺激等因素有关。

1. 自身免疫学说

大多数活动期患者血中可测出抗甲状腺球蛋白抗体和抗微粒体抗体。有研究表明，长效甲状腺刺激物（LATS），能刺激甲状腺增生，并促进甲状腺的碘摄取、甲状腺激素的合成和释放，但约有半数患者血中测不出 LATS，患者的亲属血中也可测出 LATS，但并无甲亢。近年来在患者血中发现了一种 LATS 保护物，可阻碍 LATS 与甲状腺的结合，使其保持活性，且有 90% 的患者血清中可测出 LATS 保护物。因此，有人认为 LATS-P 可能是引起甲亢的主要原因，但是血中 LATS-P 浓度和甲亢的严重程度也无明显的关系。甲亢中患者发生自身免疫反应的原因还不肯定，可能是由于甲状腺细胞的抗原性发生了变化，使免疫系统将其当作外来物质，于是发生自身免疫反应；或者由于免疫活性细胞发生了突变，出现针对自身甲状腺的淋巴细胞，由于遗传上的免疫监视功能的缺陷，不能迅速将这种突变细胞杀死，使其存活下来，而造成自身免疫。

2. 遗传

自身免疫病一般均有家族史或遗传史。甲亢患者的家庭中常常发生甲状腺疾病。故遗传是本病的易感因素。

3. 精神因素

临床证实多数患者在发病前有精神刺激或创伤的病史。有人认为精神刺激可扰乱机体免疫系统，增加对感染的易感性，减少抗体产生，促进自身免疫疾病的发生。

甲状腺呈不同程度的弥漫性肿大，腺体内血管扩张，增生。腺泡上皮细胞增生，由静止时的立方形变为柱状，腺泡壁增生皱褶呈乳头状突起伸向滤泡腔。腺泡内胶质减少。间质组织中有大量淋巴细胞及浆细胞浸润。全身淋巴组织包括脾和胸腺中淋巴组织增生。

在浸润性突眼的患者中，球后组织脂肪增加，淋巴细胞浸润，水肿，黏多糖（包括透明质酸）沉积，眼外肌水肿变性。此外，还可有颈前局限性黏液性水肿，常呈对称性皮肤增厚、淋巴细胞浸润、黏多糖沉积、胶原纤维断裂、水肿等变化，还可出现骨骼肌、心肌变性、心脏增大、肝脂肪浸润、骨质疏松等改变。

针刀医学认为，长期忿郁恼怒或忧愁焦虑的情绪性损伤使甲状腺局部软组织损伤，甲状腺体受颈中及颈下神经节分出的交感神经支配，这些神经节，位置与 C_6、C_7 及 T_1 脊髓段有关。因疲劳性损伤，不良体位的积累性损伤、受凉、暴力及隐蔽性损伤等方式使这些相关部位的骨关节移位，脊柱区带部位软组织损伤使交感神经受到挤压、牵拉、化学物质的刺激，而引起该病。

【临床表现】

甲亢的主要临床表现有甲状腺肿大、性情急躁、容易激动、失眠、两手颤动、怕热、多汗、食欲亢进、体重减轻、心悸、脉快有力（脉率常在每分钟 100 次以上，休息及睡眠时仍快）、脉压增大（主要由于收缩压升高）、内分泌功能紊乱（如月经失调）等。其中脉率增快及脉压增大尤为重要，常可作为判断病情程度和治疗效果的重要标志。

【诊断要点】

除依据其主要临床表现，还需结合一些特殊检查，甲亢的特殊检查方法中，较重要的有：

（1）基础代谢率测定　可根据脉压和脉率计算，或用基础代谢测定器测定。后者较可靠，前者简便易行。常用计算公式为：基础代谢率＝（脉率＋脉压）－111。

测定基础代谢率要在完全安静、空腹时进行。基础代谢率正常为±10%；增高至 +20%～30% 为轻度甲亢，+30%～60% 为中度甲亢，+60% 以上为重度甲亢。

（2）甲状腺摄 ^{131}I 率测定　正常甲状腺 24 小时内摄取的 ^{131}I 量为人体总量的 30%～40%。如果在 2 小时内甲状腺摄取 ^{131}I 量超过人体总量的 25%，或在 24 小时内超过人体总量的 50%，且吸 ^{131}I 高峰提前出现，都表示有甲亢。

（3）血清中 T_3 和 T_4 含量的测定　甲亢患者血清 T_3 可高于正常 4 倍左右，而 T_4 仅为正常的 2.5 倍，因此，T_3 测定对甲亢的诊断具有较高的敏感性。

拍摄 C_6～T_1 为中心的 X 线片，了解椎体的移位情况。

【针刀治疗】

（一）治疗原则

依据慢性软组织损伤病因病理学理论，慢性软组织损伤病理构架的网眼理论，颈前区甲状腺肿大，局部产生粘连、瘢痕、挛缩和堵塞，人体在自我修复过程中，引起颈后区的软组织的慢性损伤，甚至下段颈椎错位，对颈后区的病灶采用大"T"形针刀整体松解术，可以治疗本病。

（二）操作方法

1. 针刀治疗

（1）第 1 次针刀松解术为大"T"形针刀松解术

1）体位　俯卧低头位。

2）体表定位（图 7-68）

①横线为 5 个点，中点为枕外隆凸，在上项线上向两侧旁开 2.5cm 为 2 个点，再向外旁开 2.5cm 为 2 个点。这 5 点为项韧带的止点、胸锁乳突肌的后侧止点、斜方肌的起点、头最长肌的止点、头半棘肌的止点。

②竖线为 5 个点，分别为 C_3～C_7 棘突顶点，这 5 个点为项韧带、头夹肌、斜方肌及颈夹肌等软组织的起点。

3）消毒　在施术部位，用碘伏消毒 2 遍，然后铺无菌洞巾，使治疗点正对洞巾中间。

4）麻醉　用 1% 利多卡因局部浸润麻醉，每个治疗点注药 1ml。

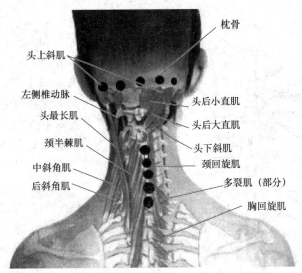

图 6-68　大"T"形针刀松解术体表定位示意图

5）针刀操作（图 6-69、图 6-70）

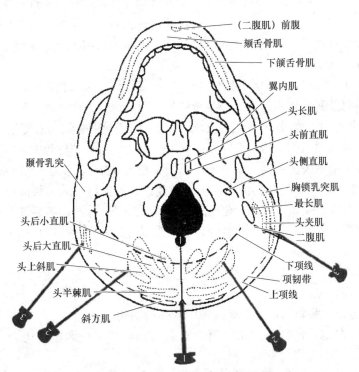

图 6-69　大"T"形针刀松解示意图

①横线第 1 支针刀松解项韧带止点、斜方肌起点及头半棘肌止点　术者刺手持针刀，刀口线与人体纵轴一致，刀体向脚侧倾斜 45°，与枕骨垂直，押手拇指贴在上项线枕外隆凸的头皮上，从押手拇指的背侧进针刀，针刀到达上项线骨面后，调转刀口线 90°，铲剥 2～3 刀，范围不超过 0.5cm，然后提针刀于皮下组织，向左右呈 45° 角分别达上项

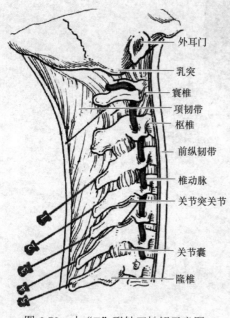

图 6-70　大 "T" 形针刀松解示意图

外耳门

乳突

寰椎

项韧带

枢椎

前纵韧带

椎动脉

关节突关节

关节囊

隆椎

线下 0.5cm，铲剥 2～3 刀，范围不超过 0.5cm，以松解斜方肌起点和头半棘肌止点。

②横线两侧第 2 支针刀进针点　从第 1 支针刀进针点分别向左右旁开 2.5cm 定 2 个点，为两侧的第 2 支针刀进针点，松解项韧带部分止点。术者刺手持针刀，刀口线与人体纵轴一致，刀体向脚侧倾斜 45°，与枕骨垂直，押手拇指贴在上项线进针刀点上，从押手拇指的背侧进针刀，针刀到达上项线骨面后，调转刀口线 90°，铲剥 2～3 刀，范围不超过 0.5cm。

③横线两侧第 3 支针刀进针点　从第 2 支针刀进针点分别向左右再旁开 2.5cm 定 2 个点，为两侧的第 3 支针刀进针点，松解头夹肌止点、胸锁乳突肌止点、头最长肌止点。术者刺手持针刀，刀口线与人体纵轴一致，刀体向脚侧倾斜 45°，与枕骨垂直，押手拇指贴在上项线进针刀点上，从押手拇指的背侧进针刀，针刀到达上项线骨面后，再向下刺入达下项线，调转刀口线 90°，铲剥 2～3 刀，范围不超过 0.5cm。

④竖线第 1～5 支针刀分别松解 C_3～C_7 项韧带起点、头夹肌起点、斜方肌的起点、颈夹肌的起点以及棘间韧带　术者刺手持针刀，刀口线与人体纵轴一致，刀体向头侧倾斜 45°，与棘突呈 60° 角，针刀直达棘突顶点骨面，纵疏横剥 2～3 刀，范围不超过 0.5cm，然后退针刀于棘突顶点的上缘，将针刀体逐渐向脚侧倾斜与颈椎棘突走行方向一致，调转刀口线 90°，沿棘突上缘向内切 2 刀，范围不超过 0.5cm，以切开棘间韧带。

6）注意事项　初学针刀的医生，不宜做颈椎针刀松解，因为颈部神经血管多，结构复杂，因为对解剖关系不熟悉，勉强做针刀造成的严重并发症和后遗症在临床上时有发生。熟悉颈部的局部解剖，牢记神经、血管走行方向，针刀操作均在骨面上进行，针刀手术的安全性才有保证。

（2）第 2 次针刀松解病灶　适用于伴甲状腺弥漫性肿大的患者。

1）体位　仰卧位。

2）体表定位　胸骨切迹上 2 横指，甲状腺肿块处。

3）消毒　在施术部位，用碘伏消毒 2 遍，然后铺无菌洞巾，使治疗点正对洞巾中间。

4）麻醉　用 1% 利多卡因局部浸润麻醉，每个治疗点注药 1ml。

5）针刀操作（图 6-71）　在肿块中心定点，术者用押手固定一侧肿物，刺手持针刀从肿块腺体中心进针刀，刀口线与人体纵轴一致，垂直肿块腺体刺入，针刀经皮肤、皮下组织，刺破肿块包膜时有落空感，用提插刀法继续进针刀达肿块对侧壁有韧性感，穿过对侧包膜有落空感时停止进针刀。退针刀至皮下，再向肿块上下左右刺 4 针，深度均穿过对侧壁，出针后指压止血。如对侧有肿块，针刀操作相同。

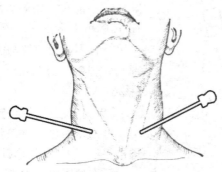

图 6-71　甲亢第 2 次针刀松解术示意图

（3）第 3 次针刀调节相关穴位

①廉泉穴　仰头，在颈前部，喉结上方，甲状软骨上切迹与舌骨体下缘之间的凹陷处定点，术者刺手持针刀，刀口线与前正中线平行，针尖向舌根部方向斜刺 1.5cm，横行摆动 2~3 下，速度宜慢（图 6-72）。

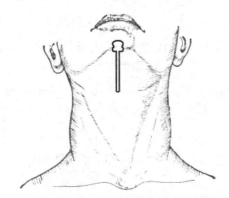

图 6-72　从甲状软骨上切迹与舌骨体下缘之间的凹陷处进针刀

②间使穴　在双侧前臂掌面的下段，腕上 3 寸，掌长肌腱与桡侧腕屈肌之间定点，术者刺手持针刀，刀口线与桡骨纵轴平行，针体与进针部位皮肤平面垂直刺入 0.5~1.5cm，横行剥离 2~3 下，速度宜慢（图 6-73）。

③攒竹穴　如伴眼突症加用：在面部眉弓内侧端的凹陷处定点，术者刺手持针刀，刀口线与人体纵轴平行，针尖沿皮向下斜刺 0.5cm，有酸胀感即可（图 6-74）。

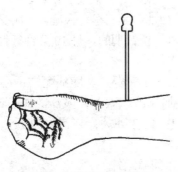

图 6-73　从间使穴处进针刀

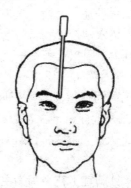

图 6-74　从攒竹穴处进针刀

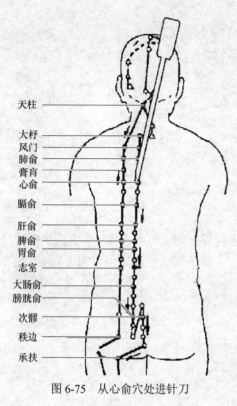

天柱

大杼
风门
肺俞
膏肓
心俞

膈俞

肝俞

脾俞
胃俞

志室

大肠俞
膀胱俞

次髎

秩边

承扶

图 6-75　从心俞穴处进针刀

④心俞穴　如伴心悸失眠、易激动者加用：在 T_5 棘突下，左右各旁开 1.5 寸，定 2 点，术者刺手持针刀，刀口线与脊柱纵轴平行，针体与背部皮肤垂直，刺入 0.5～1cm，横行剥离 2～3 下（图 6-75）。

【针刀术后手法治疗】

针刀术后进行手法治疗，如有 X 线片显示有颈椎错位，大"T"形针刀术毕，嘱患者俯卧位，一助手牵拉肩部，术者正对患者头项，右肘关节屈曲并托住患者下颌，左手前臂尺侧压在患者枕骨，随颈部的活动施按揉法。用力不能过大，以免造成新的损伤。最后，提拿两侧肩部，并从患者肩至前臂反复揉搓几次。

【针刀术后康复治疗】

（一）目的

针刀整体松解术后康复治疗的目的是进一步调节颈项部的弓弦力学系统的力平衡，促进局部血液循环，加速局部的新陈代谢，有利于损伤组织的早期修复。

（二）原则

甲状腺功能亢进症针刀术后 48～72 小时后可选用下列疗法进行康复治疗。

（三）方法

1. 毫针法

处方一：大椎、肝俞、心俞、神门、合谷、太冲、期门、曲泉、颈夹脊、复溜、内庭。

操作：诸穴常规针刺得气后，大椎、心俞、神门、合谷、曲泉、内庭行提插捻转泻法，肝俞、太冲、期门、颈夹脊、复溜行平补平泻法，留针 30 分钟，留针期间，每 10 分钟行针 1 次。每日 1 次，1 个月为 1 疗程。

处方二：肝俞、肾俞、气海、曲池、足三里、太溪、三阴交、阴郄。

操作：诸穴常规针刺得气后，肾俞、气海、曲池、足三里、太溪、三阴交行提插捻转补法，肝俞、阴郄行平补平泻法，留针 30 分钟，留针期间，每 10 分钟行针 1 次。每日 1 次，1 个月为 1 疗程。

处方三：间使透支沟、三阴交透悬钟、颈 3～5 夹脊穴。随症配穴；心悸、失眠加内关透外关、神门；性情急躁，面赤升火，加风池、太冲；多汗，加阴郄、复溜；突眼，加上天柱、攒竹、四白；心动过速，加内关透外关；口渴、尿频，加太溪透昆仑。

操作：针刺宜平补平泻为主，留针 30 分钟，间歇运针。

2. 耳针法

处方：内分泌、皮质下、神门、肝、肾、心、胃、眼、颈。

操作：在相应部位寻找敏感点，每次选 3～5 穴，两耳交替使用。选用 0.5 寸毫针针刺，行小幅度捻转，中等强度刺激，隔日 1 次，1 个月为 1 疗程。

3. 灸法

处方：大椎、大杼、风池、风门、肺俞、身柱为主穴。根据病情结合辨证施治选用配穴。

操作：主配穴结合分为两组，两组交替使用。分别采用麦粒灸、实按灸方法，每次每穴灸 7～10 壮，至局部皮肤红晕、药气温热透达深部为度。隔日 1 次，10 次为 1 个疗程。

4. 穴位埋线法

处方：心俞（双侧）、肝俞（双侧）。

操作：常规消毒后局麻，用 12 号腰椎穿刺针穿入羊肠线 1.5～2 cm，刺入穴位得气后埋入羊肠线，以无菌干棉球按压片刻，外敷创可贴，2 周 1 次，4 次后，间隔 2 个月再埋线 4 次。同时口服他巴唑片（规格：5 mg×100 片），每次 1 片，每日 2 次，45 天后减为每日 1 片，连续服用 12～18 个月。

5. 康复锻炼法

（1）颈项对抗式　10 秒×3 组，每天 1 次×60 天。

（2）伸项式　10 秒×10 组，每天 1 次×60 天。

（3）缩项式　10 秒×10 组，每天 1 次×60 天。

（4）搓腰式　10 分钟×2 组，每天 1 次×60 天。

（5）搓脚心　10 分钟×2 组，每天 1 次×60 天。

【针刀术后护理】

1. 生活起居护理

劳累、刺激、感染、妊娠、外伤是加剧病情的诱因，要尽量避免。嘱咐患者应卧床充分休息，避免劳累，合理安排生活，嘱咐家属保持室内安静、通风，避免声、光、影等外来刺激。白天适当活动，避免精神紧张和注意力过度集中。外出戴深色眼镜，以防灰尘进入眼睛及光线等刺激，限制水盐的摄入，防止眼压过高。

2. 饮食护理

甲亢患者肌体消耗较大，应给予高热量、高蛋白、高碳水化合物、清淡易消化的饮食，指导患者加强营养，如营养丰富的瘦肉、鸡肉、鸡蛋、淡水鱼、奶类等以纠正体内负氮平衡；摄入含维生素高的蔬菜水果、豆类、奶类、鸭、蛋等，以及银耳、香菇、燕窝等以补充高代谢的需要，适当限制脂肪；禁食刺激性食品，禁烟、酒、浓茶、咖啡，禁食含碘丰富的海产品食物，如海带、海鱼、海蛰皮、卷心菜、白兰菜等，及含碘丰富的药物。

3. 情志护理

甲亢患者焦虑、情绪急躁、易怒，故要关心体贴患者，态度和蔼，耐心向患者解释其易怒、烦躁是由于甲状腺激素过多提高了中枢神经兴奋性所致，告诉患者要耐心治疗，待病情稳定后，症状会逐渐消失。对个别经较长时间服药病情仍控制不好而产生悲观心理的患者，要帮助患者分析原因，帮助患者建立信心，只要遵照医生的嘱咐调整药物剂量，就一定能较好控制病情。

4. 对症处理和护理

针刀术前监测患者体温、脉搏、血压、呼吸心率、心律，注意肝功能变化。中重度患者应考虑药物和外科手术治疗为主。监测基础代谢率，查 T_3、T_4 是否在正常水平；做好突眼的护理，睡眠时，取高枕卧位，减少血液回流及眼部肿胀；注意保护角膜、结膜，防止感染和溃疡。经常滴眼药水，睡前涂眼药膏，眼睑不能闭合者覆盖纱布和眼罩。施行针刀术前对于精神过度紧张或失眠的患者可适当应用镇静和安眠药以消除患者的恐惧心理。心率过快者，可口服利血平 0.25mg 或心得安 10mg，每日 3 次。患者病情稳定后方可施行针刀术。

5. 健康教育

指导患者按时、按量服药，不能随便停药、减药或加药。详细告诉患者甲状腺药物常见的副作用，服药期间若出现皮疹、发热、咽痛、乏力、食欲减退、尿色加深等症状及时复诊，定期复查血常规及肝功能变化。如果出现怕冷、乏力、浮肿、嗜睡、体重增加过快等症状时，要及时复查血 T_3、T_4、TSH，为减药提供依据，避免药物性甲状腺功能减退的发生。帮助患者了解发生甲亢或使甲亢加重的有关因素，懂得充分休息、合理饮食、保持心情愉快、及时复查、坚持服药，症状控制后仍应禁食富含碘食物，避免精神刺激和过度疲劳，以减少复发。

第十三节　糖尿病

【概述】

糖尿病是一组常见的代谢内分泌病，分原发性和继发性两类。前者占绝大多数，有遗传倾向，其基本病理生理为绝对或相对胰岛素分泌不足和胰升血糖素活性增高所引起的代谢紊乱，包括糖、蛋白质、脂肪、水及电解质等，严重时常导致酸碱平衡失常，其特征为高血糖、糖尿、葡萄糖耐量减低及胰岛素释放试验异常。临床上特征性的表现为多食、多饮、多尿、烦渴、善饥、消瘦或肥胖、疲乏无力等症候群，日久患者常伴发心脑血管、肾、眼及神经等病变。严重病例或应激时可发生酮症酸中毒、高渗昏迷、乳酸性酸中毒而威胁生命，常易并发化脓性感染、尿路感染、肺结核等。自从胰岛素及抗菌药物问世后酮症酸中毒及感染已少见，病死率明显下降。如能及早防治，严格并持久控制高血糖，可明显减少慢性并发症。

【临床应用解剖】

1. 胰的形态与位置

胰腺形细长，横向分布于腹后壁的前面，其左端略向上弯曲，位于 L_1～L_2 高度，可分为头、体、尾 3 部分。

（1）胰头　胰头为胰右端膨大的部分。位于第 2 腰椎的前右侧，它的上、下及右侧，均由十二指肠所包绕。胰头的后下部，向左后下方作钩状突起，叫钩突，此突左侧的凹缘，叫胰切迹，从胰背侧下降的肠系膜上动、静脉，越过钩突的前方，沿切迹左侧下行。

胰头前面凸隆，后面平坦，近似三角形。

（2）胰体　胰切迹可作为头、体间的分界标志。胰体是胰的中间部分，横跨第 1 腰椎体的前面，呈三棱形，略向后弯曲，可分为 3 个面和 3 个缘。前面稍向前上方凸隆，后面平坦，接腹后壁。下面略作 S 状弯曲，其右半部较狭窄，左半部略宽。上缘是前面和后面的分界线，其右侧较钝，左侧比较狭窄锐利，似嵴状。约在上缘的中部，或近胰头处，有一明显的钝隆起，称网膜结节。下缘较钝，可作下面和后面的界限。前缘锐利，居前面和下面之间。

（3）胰尾　胰尾是胰的左端狭细的部分，其末端钝尖，朝向左上方与脾门相接。

2. 胰脏的血供及神经支配

（1）胰脏的血供

①动脉　胰的血液供应主要来自胰十二指肠上、下动脉和脾动脉的分支。胰头部的血供以胰十二指肠前、后弓为主。前弓的上半部分布于胰头的表面，而下半部则深入胰头下缘；后弓的位置较前弓高，且与前弓形成诸多吻合。胰体和胰尾的动脉支来源于脾动脉的胰支，其中较大的分支有胰背动脉、胰大动脉和胰尾动脉，这些动脉分支在胰实质内相互吻合，形成梯形和节段形的动脉网。

②静脉　胰内有丰富的静脉网，其静脉多经脾静脉和胰十二指肠上、下静脉注入门静脉，但也有直接注入门静脉者。

（2）神经支配　胰的神经来自迷走神经和内脏神经，它们的纤维经脾丛分布于胰。此外，胰岛接受胆碱能神经纤维的支配。

【病因病理】

糖尿病是由于胰腺的胰岛素分泌相对不足及胰升血糖素分泌过多造成的。全身很多脏器及组织均可发生病理改变，但其病变的性质和程度很不一致，胰腺的病变有 B 细胞的改变，胰岛玻璃样变性，胰岛纤维化及胰岛的淋巴浸润，总的改变是糖、脂肪、蛋白质的合成代谢降低，分解代谢增加。

以上是西医学对该病的认识，针刀医学经过多年的临床研究和观察，认为本病是因为各种原因引起的胸椎骨关节损伤、软组织损伤，引起支配胰腺的植物神经功能紊乱，从而导致了糖尿病。

【临床表现】

1. 症状和体征

糖尿病是一种慢性进行性疾患，1 型起病可较急，2 型一般起病徐缓，早期常无症状，但重症及有并发症者症状明显且病程漫长。有时可始终无症状，直至出现脑血管或心脏等严重并发症，而在临终前不久才被发现有糖尿病基础。各期临床表现如下：

（1）无症状期　患者绝大多数是中年以上 2 型糖尿病患者，食欲良好，体态肥胖，精神体力一如常人，往往因体检或检查其他疾病或妊娠检查时偶然发现食后有少量糖尿。当测定空腹尿糖时常呈阴性，空腹血糖正常或稍高，但饭后两小时血糖高峰超过正常，糖耐量试验往往提示糖尿病。不少患者可先发现常见的伴有病或并发症如高血压、动脉硬化、肥胖症及心血管病、高脂血症或高脂蛋白血症，或屡发化脓性皮肤感染及尿路感染等。而 I 型患者有时因生长迟缓、体力虚弱、消瘦、或有酮症而被发现。

（2）症状期　空腹及餐后血糖均明显升高者，一般有下列典型症状：

①多尿、烦渴、多饮 由于糖尿，尿渗透压升高而肾小管回吸收水减少，尿量常增多。患者尿频，一昼夜可 20 余次，一日尿总量常在 2～3L 以上，喝水量及次数增多；当胰岛素缺乏及酮症酸中毒时，钠钾离子回吸收更困难，多尿加重；常使血浆浓缩，影响渗透压，可酿成高渗性昏迷等严重后果。

②善饥多食 患者食欲常亢进，易有饥饿感，但有时患者食欲忽然降低，则应注意有否感染、发热、酸中毒、或已诱发酮症等并发症。多尿、多饮及多食临床上常称"三多症"。

③疲乏、体重减轻、虚弱 由于代谢失常，能量利用减少，负氮平衡，失水和电解质，酮症时更严重，患者感疲乏无力。尤其是幼年及重症患者消瘦明显，体重下降可达数十斤，劳动力常减弱。久病幼儿生长发育受抑制，身材矮小、脸色萎黄毛发少光泽，体力多虚弱。但中年以上 2 型轻症患者常因多食而肥胖。

④皮肤瘙痒 多见于女阴部，由于尿糖刺激局部所致。有时并发白念珠菌等真菌性阴道炎，瘙痒更严重，常伴以白带等分泌。失水后皮肤干燥亦可发生全身瘙痒，但较少见。

⑤其他症状 有四肢酸痛、麻木、腰痛、性欲减退、阳痿不育、月经失调、便秘、视力障碍等。有时有顽固性腹泻，每日大便 2～6 次不等，呈稀糊状，一般属非炎症性而为功能性腹泻，可能与植物神经功能紊乱有关。有时有体位性低血压、大汗淋漓、大小便失禁等。

体征 早期轻症，大多无体征。久患者常可发现因失水、营养障碍、继发感染、心血管、神经、肾脏、眼部、肌肉、关节等并发症而出现各种体征。肝脏可肿大，尤多见于 I 型患者，适当治疗后可恢复。国内病例中呈皮肤黄色瘤及胡萝卜素血症者罕见。

2. 并发症

病程较长、控制较差的糖尿病患者常伴有各种并发症或伴随症。多种感染显然属并发症；酮症酸中毒等可能为本病恶化的严重表现；微血管病变基础上所致的病理如肾脏病变、眼底病变、神经病变等为糖尿病重要的慢性并发症，但大血管病变如动脉粥样硬化及其心、脑、肾等的病变和高血压等与糖尿病关系虽密切，也可见于非糖尿患者，则是否为并发症，尚需具体分析。

（1）心血管病变 心血管病变是糖尿病患者最为严重的并发症之一，其基本病理为动脉硬化及微血管病变。糖尿病中的脂代谢紊乱是动脉硬化发病机理中的重要因素；微血管的病变的发病机理则与血液流变学改变、微血管基膜增厚，血液黏稠度增高及糖化产物聚积导改组织损伤有关。糖尿病中的心血管病变包括心肌病变、心血管自主神经病变、高血压及动脉硬化性心脏病变，统称为糖尿病心脏病。

（2）肾脏病变 肾小球硬化和肾小管病变是糖尿病肾脏病变所特有的病理改变，糖尿病肾病的主要临床表现为蛋白尿、浮肿、肾功能减退，至晚期则出现肾功衰竭的临床表现。

（3）神经病变 以周围神经病变为主，患者早期出现双侧肢体对称性感觉障碍，出现灼痛、麻木、蚁行感、呈袜套及手套状分布，后期常伴发肌张力减低而出现肢体萎软无力及浮肿。

（4）眼病变 包括视网膜病变、白内障、青光眼、屈光改变及虹膜睫状体病变。

（5）感染 糖尿病患者易伴发皮肤感染、结核、泌尿和感染及胆囊炎、牙周炎等各种感染，临床上应引起足够的重视，并积极预防。

【诊断要点】

典型病例有"三多一少"表现提示本病。症状轻或无症状者诊断完全依靠化验，常在健康检查或因其他疾病而偶然发现。不少患者首先发现并发症，然后追溯及本病。但不论有无症状或并发症，关键在于首先考虑到本病的可能性而进行尿、血糖检查，方可确诊。

（一）尿糖

判断尿糖检查结果时应注意下面几种情况。尿糖测定结果仅供诊断参考，而确诊糖尿病需依靠血糖测定。

1. 有少量或微量尿糖，且偶然于饭后出现者应进行血糖与糖耐量试验，另外应注意鉴别是否为假阳性结果。

2. 临床上有糖尿病征象或嫌疑而尿糖反复阴性时，应注意测定空腹及饭后 2 小时血糖，以便除外肾糖阈升高的情况。

（二）血糖

测定血糖的方法常用的有 3 种，即静脉血浆葡萄糖（VPG）、毛细血管全血葡萄糖（CBG）和静脉全血葡萄糖（VBG）。其中以前二者最常采用。以不同方法测得的结果略有差异。VPG 方法测得的结果较 CBG 高 10%，较 VBG 高 15%左右。分析血糖报告时还须注意除外引起葡萄糖浓度增高的其他情况，如注射糖后、各种内分泌疾患、脑部病变及应激性情况等。轻症或早期尤其是 2 型患者空腹血糖可正常，不可轻易除外，必须作餐后 2 小时血糖或糖耐量试验。

（三）糖耐量试验

对于空腹血糖正常或稍偏高而偶有糖尿的患者，或有糖尿病嫌疑的患者（如有阳性家族史，或反复早产、死胎、巨婴、难产、流产的经产妇，或屡发疮疖痈肿者等），须进行葡萄糖耐量试验。但空腹血糖明显增高的重型显性病例则诊断已能确定而无需进行该试验。

1. 口服葡萄糖耐量试验（OGTT）

最常用，以往成人采用 1 次 100g，近年 WHO 建议用 75g（或不论成人或儿童每千克标准体重 1.75g，总量不超过 75g），口服法。于口服糖前及后 0.5、1、2、3 小时抽取静脉血测糖，同时搜集尿标本查尿糖。

（1）结果　正常人（年龄 15～50 岁）空腹血糖为 70～100mg/dl（葡萄糖氧化酶等真糖法），糖吸收高峰见于 30～60 分钟内（50 岁以上者后移），一般不超过 170mg/dl，2 小时血糖浓度恢复正常范围，3 小时可降至正常以下。尿糖阴性。100g 和 75g 法相较差别不大，仅后者血糖较早恢复正常。年逾 50 岁者糖耐量往往生理性减低，于 1 小时峰值每增高 10 岁血糖增加 10mg/dl。

（2）诊断标准　目前多数采用 1985 年 WHO 提出的暂行标准如下：

①有糖尿病症状，任何时候静脉血浆葡萄糖≥200mg/dl（11.1mmol/L）及空腹静脉血浆葡萄糖≥140mg/dl（7.8mmol/L）可确诊为糖尿病。

②如结果可疑，应进行 OGTT（成人口服葡萄糖 75g），儿童每 kg 体重 1.75g，总量

不超过 75g），2 小时血糖≥200mg/dl（11.1mmol 儿）可诊断为糖尿病。血糖＞140mg/dl～＜200mg/dl 为糖耐量减退（IGT）。

③如无糖尿病症状，除上述两项诊断标准外，尚须另加一指标以助诊断，即在 OGTT 曲线上 1° 或 2° 血糖≥200mg/dl 或另 1 次空腹血糖≥140mg/dl。

④妊娠期糖尿病亦可采用此诊断标准。

诊断糖尿病时，尚须除外影响糖耐量的多种因素，包括垂体前叶、肾上腺皮质、甲状腺功能亢进等内分泌病，肥胖，肝病，多种药物（如噻嗪类利尿剂、女性避孕药、糖皮质激素、苯妥英钠、氯苯甲噻二嗪等），应激状态（如发热、感染、急性心肌梗死、手术治疗），失钾等。

2. 饭后 2 小时血糖测定

进食相当于 100g 葡萄糖的糖类食物，如馒头 100g 或米饭等 2 小时后测定血糖，如超过 140mg/dl 者为糖耐量减低，≥200mg/dl 者为糖尿病。

由于低糖饮食或饥饿状态可使糖耐量减低，因此试验前 3 天应注意调整饮食使糖类摄食不少于 250g/d，方可获得可靠结果。

对部分患者需估计其 β 细胞功能或血糖控制状况时，尚可作下列测定：

（1）空腹血浆胰岛素测定　以放射免疫法测定空腹血浆胰岛素正常范围为 5～20μU/ml，1 型患者往往在 5μU/ml 以下，有时低至测不出。2 型患者血浆胰岛素浓度一般正常，少数也有偏低者，肥胖患者常高于正常，增高明显者呈高胰岛素血症，提示有胰岛素抵抗。后者为代谢综合征中的一个组成，可认为是冠心病的危险因素之一，近年来备受关注。胰岛素和胰岛素原有免疫交叉性，因此均能为一般放免测定法测出，而对心血管的不良影响，胰岛素原可能更甚于胰岛素。已有研究胰岛素原的测定应用于临床。

（2）胰岛素释放试验　于进行口服葡萄糖耐量试验时可同时测定血浆胰岛素浓度以反映胰岛 β 细胞贮备功能。1 型患者除空腹水平很低外，糖刺激后胰岛素水平仍很低，呈低扁平曲线，尤其是计算同时的葡萄糖（G）与胰岛素（IRI）比值，提示胰岛素分泌偏低（正常值为 25μU/mg）。2 型患者空腹水平可正常或偏高，刺激后呈延迟释放。葡萄糖刺激后如胰岛素水平无明显上升或低平，提示 β 细胞功能低下。

（3）C 肽测定　从胰岛 β 细胞释放的胰岛素经肝肾后受胰岛素酶等灭活，周围血中每次循环将有 80% 被破坏，且其半寿期仅 4.8 分钟，故血浓度仅能代表其分泌总量的极小部分。C 肽与胰岛素系从胰岛素原分裂而成的等分子肽类物，不受肝脏酶的灭活，仅受肾脏作用而排泄，且其半寿期为 10～11 分钟，故血中浓度可更好地反映胰岛 β 细胞贮备功能。测定 C 肽时不受胰岛素抗体所干扰，与测定胰岛素无交叉免疫反应，也不受外来胰岛素注射的影响，故近年来已利用测定 C 肽血浓度或 24 小时尿中排泄量以反映 β 细胞分泌功能。

①血清 C 肽浓度测定　用放射免疫法测定空腹时正常人血清 C 肽为 1.0±0.23ng/ml，当口服葡萄糖后峰值见于 60 分钟时，浓度为 3.1ng/ml。正常人口服 100g 葡萄糖后血清 C 肽从 1.3±0.3ng/ml 于 60 分钟后上升至 4.4±0.8ng/ml，2 型糖尿病患者 2 小时后仅上升 2.3ng/ml。另 5 例 1 型患者曾以胰岛素治疗 5 年以上，C 肽水平很低，无论空腹时及刺激后均未能测出。

②24 小时尿 C 肽测定　正常人 24 小时尿 C 肽为 36±4μg，1 型糖尿病患者仅 1.1±0.5μg，2 型糖尿病患者为 24±7μg，每日 C 肽的排出量约相当于胰岛素分泌量的 5%，而胰岛素排出量仅占 0.1%。

上述 C 肽测定对胰岛素治疗中的 1 型患者可鉴定 β 细胞功能，目前不仅用于科研，临床也常采用。

（4）HbA1c 测定　对空腹血糖正常而血糖波动较大者可反映近 2～3 个月中血糖情况，正常值 HbA1c 为 6%，HbA1 为 8%，糖尿病患者常高于正常。

（5）果糖胺测定　血清果糖胺正常值为 2.13±0.24mmol/L，可反映近 1～4 周中血糖情况，与 HbA1c 相平行，糖尿病患者不论 1 型、2 型均增高，尤以 1 型为高。

总之，糖尿病的诊断可根据病史、临床表现、辅以上述尿糖、血糖及 OGTT 而确定。此外，尚须查明有否有各种各种并发症和伴随症，并估计其病情轻重、类型、发展阶段和各主要脏器功能状态等，对本病的治疗和预后非常重要。

【针刀治疗】

（一）治疗原则

根据以上我们对该病病因病理的认识，针对慢性软组织损伤及骨关节损伤进行治疗。可以消除该病的致病因素，而达彻底治疗的目的。

（二）操作方法

1. 如属于胸椎骨关节损伤者，根据 X 线片观察 T_7～T_9 有无椎体位置变化，在病变的椎体上、下棘间韧带及其相对应左、右各旁开 1.5 寸定点，共 6 点。在定点处进针刀，松解棘间韧带，切开关节突关节囊。

2. 如在 T_7～T_9 脊椎区带范围内，找到压痛、结节和条索者，即在此处进针刀，刀口线方向和阳性物纵轴线平行切开痛点，纵行剥离或横行剥离。

3. 如属于电生理功能紊乱者，松解下列穴位：

（1）膈俞、脾俞穴　分别在 T_7、T_{11} 棘突下向两侧各旁开 1.5 寸处定点，刀口线和人体纵轴平行，针刀尖斜向棘突根部方向，与矢状面呈 45°角，刺入 0.8cm，纵行剥离 2～3 下（图 6-76）。

（2）足三里穴　在双侧外膝眼下 3 寸，距胫骨前外缘侧一横指处定 2 点，刀口线和人体纵轴平行，垂直刺入 1 寸，纵行剥离 2～3 下（图 6-77）。

（3）三阴交穴　在两小腿内侧，当足内踝尖

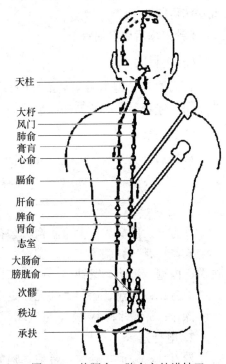

图 6-76　从膈俞、脾俞穴处进针刀

天柱
大杼
风门
肺俞
膏肓
心俞
膈俞
肝俞
脾俞
胃俞
志室
大肠俞
膀胱俞
次髎
秩边
承扶

上 3 寸，胫骨内侧缘后方各定 1 点，刀口线与下肢纵轴平行，垂直刺入 1 寸，纵行剥离 2～3 下（图 6-78）。

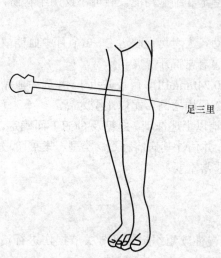

图 7-77　从足三里穴处进针刀示意图

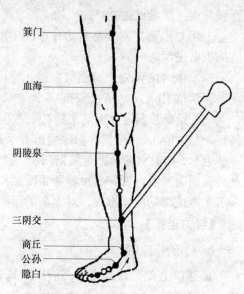

图 6-78　从三阴交穴处进针刀

【针刀术后手法治疗】

椎体有移位者，患者俯卧位，肌肉腰部放松，患者双手拉住床头，一助手立于床尾，两手握两踝部牵引，在牵引的基础上，用力上下抖动数下，连续 3～5 遍，术者立于患者躯干一侧，双手重叠放于错位脊柱的棘突上，当助手用力牵引时，术者向下弹压 1 次。此手法可隔 2～3 日 1 次。

【针刀术后康复治疗】

（一）目的

针刀整体松解术后康复治疗的目的是进一步调节背部及腰腹部的弓弦力学系统的力平衡，促进局部血液循环，加速局部的新陈代谢，有利于损伤组织的早期修复。

（二）原则

糖尿病针刀术后 48～72 小时后可选用下列疗法进行康复治疗。

（三）方法

1. 毫针法

处方一：脾俞、胃俞、膈俞、公孙、内关、内庭、足三里、三阴交。

操作：常规针刺得气后，脾俞、胃俞、膈俞、足三里、三阴交行平补平泻；公孙、内关、内庭行泻法。留针 30 分钟，每日 1 次，20 次为 1 个疗程。

处方二：肾俞、命门、关元、足三里、然谷、三阴交、百会。

操作：常规针刺得气后，诸穴均行补法。留针 30 分钟，每日 1 次，20 次为 1 个疗程。

2. 电针法

处方一：肺俞、脾俞、肾俞、胰俞、足三里、三阴交。

操作：每次选用背俞穴 1 组，足三里、三阴交 1 组，常规针刺得气后，接 G6805 电针治疗仪，采用频率为 50～100Hz 的密波，强度以患者能忍受为度，通电 20 分钟。隔日 1 次，10 次为 1 个疗程。

处方二：①脾俞、肾俞、环跳、飞扬；②气海、关元、丰隆、三阴交。手部麻木加内关、合谷；前臂疼痛、麻木加手三里、外关；瘀血较重者加血海、肝俞；痰浊明显者加阴陵泉、地机；大腿疼痛加伏兔、风市；小腿疼痛、麻木加足三里、中都；足部麻木加太冲、太溪；腹泻或便秘加天枢、大肠俞；尿频、小便不爽加中膂俞、会阳。

操作：两组穴位隔日交替使用，余穴随症而取。诸穴均采用毫针深刺法，要求针感在深部传导或局部扩散。进针徐徐得气后于脾俞、肾俞、气海、关元穴用提插捻转补法，余穴用平补平泻手法。然后于损伤神经支配区域穴位接 G6805 电针仪，连续波，频率 5Hz，强度以患者能耐受为度，留针 30 分钟。隔日 1 次，每周 3 次，连续治疗两个月。

3. 皮肤针法

处方：取颈夹脊、第 3～12 胸椎棘突两侧旁开 1.5 寸的膀胱经。

操作：采用皮肤针以中刺激叩刺，患者可稍觉疼痛，以局部皮肤潮红但无渗血为度。每次治疗约 15 分钟，隔日 1 次，20 次为 1 疗程。

4. 耳针法

处方：胰胆、内分泌、皮质下、心、肝、肾、神门、耳迷根、肺。

操作：每次选 5～7 穴，两耳交替应用，用 0.5 寸毫针，进针后行轻刺激，得气后留针 20～30 分钟，隔日 1 次，10 次 1 个疗程；也可用埋针法或压豆法，每次选 5～7 穴，两耳交替应用，夏天 2～3 日更换 1 次，冬天 5～7 日更换 1 次，治疗期间，患者每日自行按压 3～5 次，每次 3～5 分钟。

5. 灸法

处方一：关元、气海、肾俞、命门、脊中、水道、委阳、照海、列缺。

操作：每次选用 4～6 穴，采用艾条施行温和灸，每穴 5～10 分钟。隔日 1 次，20 次为 1 个疗程。此法适用于阴阳两虚型。

处方二：关元、中极、三阴交、阴陵泉、太溪、肾俞、命门、脾俞、复溜、足三里。

操作：将艾柱置于穴位上点燃，每穴灸治 7～10 壮，每次选用 3～5 个穴位，以上各穴交替使用。每日治疗 1 次，10 次为 1 疗程。

处方三：大椎、神阙。

操作：于每日上午 10 时和下午 4 时分 2 次直接灸，大椎、神阙按先后顺序各灸 30 分钟，15 次为 1 疗程，2 个月为期。

6. 康复锻炼法

（1）挺胸式 10 分钟×2 组，每天 2 次×60 天。

（2）搓腰式 10 分钟×2 组，每天 2 次×60 天。

（3）搓脚心 10 分钟×2 组，每天 2 次×60 天。

【针刀术后护理】

1. 生活起居护理

糖尿病患者体质弱，抵抗力差，除给予一般常规护理外，要保持皮肤清洁，讲究口腔卫生，预防各种感染。根据年龄、体力、病情及有无并发症，指导病人进行长期有规律的体育锻炼，如散步、做操、打拳、做糖尿病养生功等。但应注意循序渐进，持之以恒，每天定时、定量，避免过度疲乏。有严重心、脑、肾及眼病变患者应避免剧烈活动。运动时间宜在餐后半小时至 1 小时左右，不宜空腹过多运动。此外，运动时尤其外出运动时应随身带加餐食物，以预防低血糖反应。

2. 饮食护理

饮食护理是糖尿病综合疗法中的关键。不管何种类型，病情轻重，是否使用降糖药物，做好饮食护理是首要。饮食要少食多餐，定时定量，一日三餐七分饱即可。三餐主食量可按早、午、晚餐各占 1/3，或午餐占 1/5，午餐、晚餐各占 2/5。注射胰岛素或口服降糖药物易出现低血糖者，要在二次正餐之间加 2 次餐，可从正餐中匀一小部分作为加餐用。饮食结构要合理，三大营养素的组成比例要合理，在限制总热量的前提下，以高碳水化合物、低脂肪、适量蛋白质为宜。食物多样化，以植物性食物为主，限制动物脂肪的摄入，少食含胆固醇的食品，如：动物内脏类、蛋黄类。粗细粮搭配，提高纤维饮食，如：粗粮、杂粮、豆类、蔬菜等，蔬菜选用含糖较少的，如绿叶蔬菜等。不宜多食含糖较多的水果，食盐要限量，每日不超过 10g，限制饮酒，忌食葡萄糖、蔗糖、蜜糖及其制品。同时每周测体重 1 次并记录加以比较。

3. 情志护理

甲亢患者焦虑、情绪急躁、易怒，故要关心体贴患者，态度和蔼，耐心向患者解释其易怒、烦躁是由于甲状腺激素过多提高了中枢神经兴奋性所致，告诉患者要耐心治疗，待病情稳定后，症状会逐渐消失。对个别经较长时间服药病情仍控制不好而产生悲观心理的患者，要帮助患者分析原因，帮助患者建立信心，只要遵照医生的嘱咐调整药物剂量，就一定能较好控制病情。

4. 对症处理和护理

针刀术前对于精神过度紧张或失眠的患者可适当应用镇静和安眠药以消除患者的恐惧心理。同时监测患者体温、脉搏、血压、呼吸、心率、心律，血糖高低，注意肝肾功能变化。术中要特别注意进针刀的部位、方向、深度及刀口的方向；术中若出现心慌、血压升高等情况时，应立即停止针刀术并进行相应处理。术后 2 日内针刀部位应禁止接触水，以免伤口感染。

5. 健康教育

帮助患者家庭正确认识及掌握疾病相关知识。指导口服降糖药物的患者，应按时按剂量服药，不可随意增量或减量。宜在进餐前半小时口服。双胍类药物应与饮食同服或饭后服用，以减少胃肠道的刺激。指导患者学会正确使用胰岛素及自测血糖、尿糖。注意有无皮肤感染和其他感染发生，观察注射部位有无红、肿、溃疡等。注意脚部护理，穿纯棉袜和尺度适度的鞋子，不要光脚行走，坚持每日用温热水泡脚，保持清洁干燥，修剪趾甲，避免发生糖尿病足。每 2~3 个月复查 GHB，每 3 周复查 FA，了解病情控制情况，及时调整用药剂量，每月检查血脂、肾功能、眼底等，以尽早防治慢性并发症。

第十四节　慢性前列腺炎

【概述】

慢性前列腺炎是男性泌尿生殖系统的常见病，发病率高，占泌尿科男性患者的 35%～40%，多发于 20～40 岁的青壮年。本病发病缓慢，经久难愈。分为细菌性慢性前列腺炎和非菌性慢性前列腺炎两种，且以后者较多见。

【临床应用解剖】

前列腺是位于膀胱与尿生殖膈之间的不成对的实质性器官，由腺组织和肌组织构成。表面包有筋膜鞘，称为前列腺囊。囊与前列腺之间有前列腺静脉丛。前列腺的分泌物是精液的主要组成部分。前列腺呈前后稍扁的栗子形，上端宽大称为前列腺底，邻接膀胱颈。下端尖细，位于尿生殖膈上，称为前列腺尖。底与尖之间的部分称为前列腺体。体的后面较平坦，在正中线上有一纵行浅沟，称为前列腺沟。男性尿道在腺底近前缘处穿入前列腺，经腺实质前部，由前列腺尖穿出。近底的后缘处，有一对射精管穿入前列腺，开口于尿道前列腺部后壁的精阜上。前列腺的排泄管开口于尿道前列腺部的后壁。前列腺有阴部内动脉、膀胱下动脉、直肠下（中）动脉的分支分布；前列腺底及两侧分布有前列腺静脉丛，此丛经膀胱下静脉入髂内静脉；前列腺淋巴管较发达，主要入髂内淋巴和骶淋巴结；前列腺有下腹下神经丛下部（盆丛）的分支分布，并构成前列腺神经丛。

前列腺一般分为 5 个叶，即前叶、中叶、后叶和两侧叶（图 6-79）。中叶呈楔形，位于尿道与射精管之间。40 岁以后，中叶可变肥大，向上凸顶膀胱，使膀胱垂明显隆起，并压迫尿道引起排尿困难。两侧叶的肥大可从两侧压迫尿道，而致尿潴留。

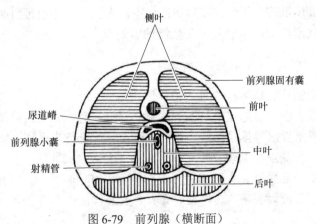

图 6-79　前列腺（横断面）

前列腺为复管泡状腺，腺周围有结缔组织和平滑肌组成的被膜，并伸入腺内构成隔，其内含有大量平滑肌，收缩时可促进腺体分泌。腺腔较大多皱襞，上皮高低不一，有呈立方、扁平、柱状或假复层柱状，这表示各种不同阶段的分泌活动。前列腺分泌物系黏稠蛋白液，呈碱性，具有特殊臭味。男性激素睾酮可促进前列腺的生长发育，摘除睾丸后，前列腺有相应的改变，分泌物消失。

【病因病理】

1. 病因

慢性前列腺炎可分为两种类型，即细菌性慢性前列腺炎和非细菌性慢性前列腺炎。

（1）细菌性慢性前列腺炎　多数由尿道的逆行感染所致。前列腺分内层与周围层，内层腺管为顺行性，而周围层腺管为逆行倒流。因此，在射精时如后尿道有感染，可使大量致病菌挤向周围层腺管。下尿路或结肠的炎症也可通过淋巴管感染前列腺。另外，性欲过旺、前列腺充血、会阴部及尿道损伤，其他泌尿生殖系统病变，如尿道狭窄、前列腺增生、下尿路梗阻，都可成为慢性细菌性前列腺炎的诱因。

（2）非细菌性慢性前列腺炎　盆腔充血、中断性交、长途骑车、经常坐位工作常可诱发，使前列腺经常反复或长时间充血，而引发非细菌性慢性前列腺炎。

2. 病理

慢性前列腺炎的病理变化为腺泡、腺管和间质呈炎性反应，有多核细胞、淋巴细胞、浆细胞和巨噬细胞浸润和结缔组织增生，坏死灶纤维化、腺管管径狭窄或小管被脓细胞或上皮细胞堵塞引起腺泡扩张，使腺体结构破坏、皱缩、纤维化，而变小变硬。细菌性前列腺炎患者前列腺周围层可见大量致病菌。因多数抗生素不能透入前列腺，故本病不易根治。

3. 针刀医学的病因病理

从病因和组织结构的病理变化来看，该病由内因和外因两方面共同作用而引起。

（1）内因　性生活过度，前列腺频繁强烈收缩，使前列腺及周围组织发生疲劳性损伤，大量瘢痕组织堆积，导致前列腺腺体增大，外层包膜增生。增生的包膜又可刺激前列腺，使其变硬变厚，失去弹性。增大的前列腺腺体会压迫尿道和精道管，使之缩窄，甚至堵塞。

（2）外因　机体抵抗力下降，致病菌的侵害。内因反复作用可引起非细菌性慢性前列腺炎，内外因共同作用就可引起细菌性慢性前列腺炎。

【临床表现】

1. 症状

慢性前列腺炎症状表现多样，且无特异性。

（1）排尿症状　由于后尿道炎可引起尿频、轻度尿急，尿痛或尿道烧灼感，并可放射到阴茎头部。严重者出现排尿困难，甚至尿潴留。可见终末血尿。细菌性慢性前列腺炎患者清晨尿道口有黏液、黏丝及脓液分泌。

（2）局部症状　后尿道、会阴部和肛门部钝痛，肛门坠胀感，下蹲或大便时加重。下腰部有反射痛，可放射至阴茎、精索、睾丸、腹股沟部、耻骨上区、大腿内侧、臀部等处。

（3）性功能障碍　性欲减退或消失、射精痛、血精、阳痿、遗精、早泄以及不育。

（4）精神症状　患者情绪低落，甚或并发神经官能症，表现为乏力、头晕、眼花、失眠、精神抑郁。

2. 体征

肛门指诊可扪及前列腺表面大小不同的结节。它可以有一定弹性和活动度，或完全硬固，腺体周围粘连固定，大多数有轻度压痛。

3. 实验室及其他检查

慢性前列腺炎的临床症状和体征比较复杂而又无特异性，仅根据症状和体征作出诊断是不可靠的。实验室及其他检查对提高慢性前列腺炎诊断水平有决定性的意义。

（1）尿液检查　尿的常规检查和培养意义不大。尿三杯试验有较大诊断价值。前列腺炎常在第 1 杯出现碎屑，第 2 杯清晰，第 3 杯继续有碎片、白细胞及上皮细胞。

（2）前列腺液检查　对慢性前列腺炎的诊断目前仍以前列腺液中白细胞的多少作为主要依据。正常前列腺液镜检每一高倍视野白细胞不超过 10 个，还可看到许多黄色屈光的卵磷脂小体；若每高倍视野细胞超过 10 个以上，即可诊断，此时磷脂小体也显著减少或消失。

（3）前列腺液培养　在慢性前列腺炎诊断，特别是鉴别细菌性或非细菌性前列腺炎有诊断价值。

（4）尿液或前列腺液分段定位培养和菌落计数（Meares-stamey 检查法）　按要求无菌操作下分别收集按摩前列腺前首先排出的 10ml 尿（VB1），代表尿道标本；排尿 200ml 弃去，留取 10ml 中段尿（VB2），代表膀胱标本；经按摩后排出的纯前列腺液（EPS）以及前列腺按摩后立即排出的 10ml 尿（VB3），代表前列腺及后尿道标本。将收集的各标本作培养及定量菌落计数和药敏试验。若 VB2 菌落数多而超出 1000 个/ml，为膀胱炎；VB1 菌落之最高污染极限为 100 菌落/ml，在 VB2 无菌时，VB1 菌落数明显>EPS 或 VB3，为尿道炎；若 VB1 及 VB2 阴性，或<3000 个菌落数/ml，而 EPS 或 VB3 超过 5000 个菌落数/ml，即 VB3 超过 VB2 2 倍时，就可诊断为细菌性前列腺炎；VB1 等 4 个标本均无菌时可诊断为非细菌性前列腺炎。

（5）精液检查　前列腺感染严重时，在精液中可发现大量脓细胞和细菌，对不愿作前列腺按摩或按摩失败者，精液检查有一定参考价值。

（6）前列腺液 pH 值测定　目前一般认为前列腺液的 pH 值为 6~7，即呈弱酸性。在慢性前列腺炎，前列腺液 pH 值则明显增高；并观察到前列腺治愈之程度和前列腺液 pH 值恢复正常成正比。因此前列腺液 pH 值的测定不仅可作为慢性前列腺炎诊断的参考，而且还可作为衡量疗效的一项指标。

（7）前列腺液免疫球蛋白测定　在慢性前列腺炎的前列腺液中 3 种免疫球蛋白都有不同程度的增加，其中 IgA 最明显，其次为 IgG，而且这种增加在细菌性前列腺炎比非细菌性前列腺炎更明显。

（8）尿流动力学检查　慢性前列腺炎中层最高尿流率偏低，尿流曲线高峰多呈锯齿状，曲线升段和降段呈长斜坡状。

4. 并发症

（1）过敏反应　由细菌毒素引起，主要表现在神经炎、神经痛、虹膜炎、结膜或关节炎。

（2）细菌性前列腺炎可继发附睾炎，致病菌经输精管逆行进入附睾造成炎症反应，可有周身不适及发热，阴囊红肿，附睾肿大触痛等症。

（3）继发不育　前列腺炎可减少精子数量，降低其活动力；前列腺液有细菌存在，可引起精细胞分解，精子寿命缩短及精子凝集等现象，可以导致不育。

【诊断要点】

本病诊断主要依据病史、症状、体征，辅以实验室检查。一般说来，如果无尿路感染及全身症状，而前列腺液检查每一高倍视野有 10 个以上白细胞，前列腺液培养找到一定量的致病菌即可作出细菌性前列腺炎诊断；若症状像慢性前列腺炎，前列腺液有白细胞增多，但前列腺液涂片及培养都没有细菌，尿液检查细菌阴性者，则可诊为无菌性慢性前列腺炎。本病须与慢性尿道炎、膀胱炎、前列腺化脓性感染，前列腺淋菌感染，前列腺结核、前列腺结石、前列腺增生症、前列腺癌及某些肛门疾病等进行鉴别。

【针刀治疗】

（一）治疗原则

依据关于针刀医学慢性内脏软组织损伤理论，用针刀治疗局部软组织损伤和松解穴位，配合药物，从根本上予以治疗。

（二）操作方法

1. 第 1 次针刀松解下列穴位

（1）中极穴：在脐正下方 4 寸，刀口线与身体纵轴平行，针刀体与进针刀点皮肤表面垂直刺激入 0.5～1cm，用纵行剥离法，剥离 2～3 下，速度宜慢（图 6-80）。

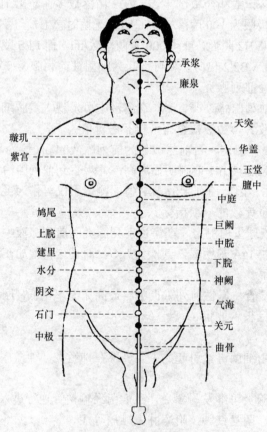

图 6-80　从中极穴处进针刀

（2）三阴交穴：在双侧小腿内侧面的下部，内踝尖缘上 3 寸，刀口线与下肢纵轴平行，针刀体与进针刀点皮肤平面垂直刺入，纵行剥离 2～3下（图 6-81）。

（3）秩边穴：在双侧臀部第 4 骶椎下方凹陷的旁开 3 寸处，刀口线与脊柱纵轴平行，针刀体与进针部位皮肤垂直刺入 1.2cm，纵行剥离 2～3下，速度宜慢（图 6-82）。

（4）水道穴：在脐下 3 寸，前正中线左右各旁开 2 寸，刀口线与人体前正中线平行，针刀体与腹部皮肤平面垂直刺入 1.2cm，纵行剥离 2～3下，速度宜慢（图 6-83）。

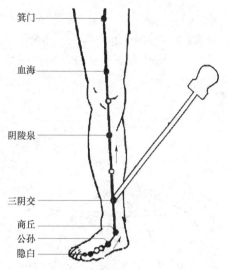

图 6-81 从三阴交穴处进针刀

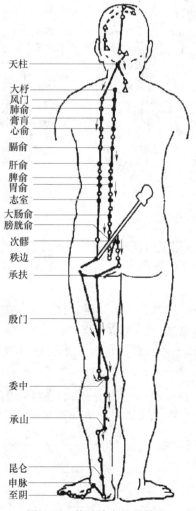

图 6-82 从秩边穴处进针刀

（5）天枢穴：在平脐左右各旁开 2 寸处，刀口线与前正中线平行，针刀体与腹部皮肤平面垂直刺入 1.2cm，用横行剥离法，剥离 2～3 下（图 6-83）。

（6）如伴有下腹坠胀、精神疲惫的，可加用：

①关元穴　脐正下方 3 寸。在此纵行剥离 2～3 下，速度宜慢（图 6-84）。

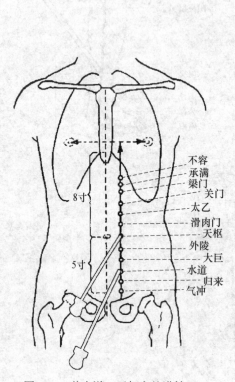

图 6-83　从水道、天枢穴处进针刀

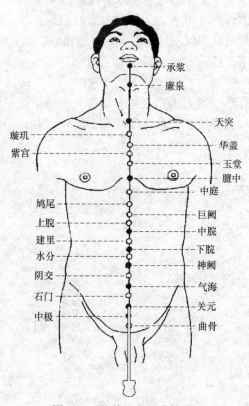

图 6-84　从关元穴处进针刀

②脾俞穴　第 11 胸椎棘突下向左右各旁开 1.5 寸。在此 2 穴处各定一点，刀口线与脊柱纵轴平行，针刀体与背部平面垂直，刺入 1cm，纵行剥离 2～3 下，速度宜慢（图 6-85）。

（7）如会阴部酸胀，分泌物减少，前列腺硬化，可加如下治疗：

①血海穴　屈膝，在大腿内侧，髌底内侧端上 2 寸，当股四头肌内侧头的隆起处定点，刀口线与大腿纵轴平行，针刀体垂直于进针部位皮肤刺入纵行剥离 2～3 下（图 6-86）。

②行间穴　在足背侧，当第 1、2 趾间，趾蹼缘的后方赤白肉际处定点，刀口线方向与趾骨纵轴方向平行，针刀体与皮肤平面垂直刺入 0.3cm，纵行剥离 2～3 下，速度易慢（图 6-87）。

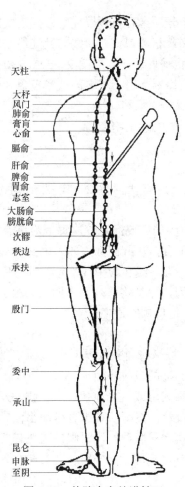

天柱
大杼
风门
肺俞
膏肓
心俞
膈俞
肝俞
脾俞
胃俞
志室
大肠俞
膀胱俞
次髎
秩边
承扶
殷门
委中
承山
昆仑
申脉
至阴

图 6-85　从脾俞穴处进针刀

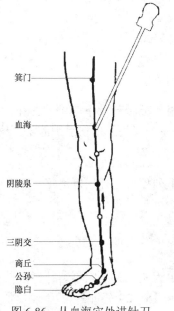

箕门
血海
阴陵泉
三阴交
商丘
公孙
隐白

图 6-86　从血海穴处进针刀

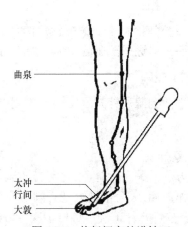

曲泉
太冲
行间
大敦

图 6-87　从行间穴处进针刀

③会阴穴　患者跪位，充分暴露会阴囊根部与肛门连线的中点处，在此处定点。备皮后严格消毒，刀口线与其连线方向平行，针刀体与进针部位皮肤垂直进针，深度 2～3cm，横行剥离 2～3 下，出针刀，按压片刻，用小块无菌纱布覆盖（图6-88）。

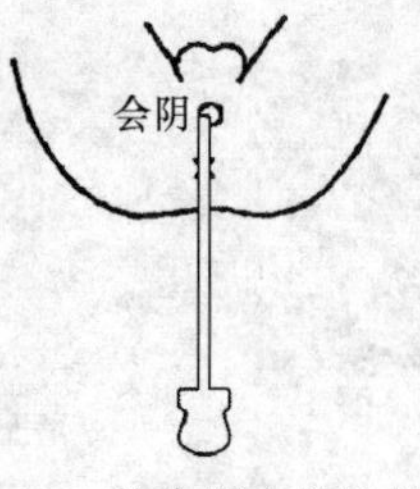

2. 第 2 次针刀松解前列腺包膜的挛缩

（1）体位　俯卧位。

（2）体表定位　下腹部。

图 6-88　从会阴穴处进针刀

（3）消毒　在施术部位，用碘伏消毒 2 遍，然后铺无菌洞巾，使治疗点正对洞巾中间。

（4）麻醉　用 1%利多卡因局部浸润麻醉，每个治疗点注药 1ml。

（5）针刀操作　医生左手食指从肛门插入即可触到前列腺，用食指将前列腺推顶至小腹腹壁，用针刀刺穿腹壁，刀口线和腹中线平行，针刀体和进针部位垂直，刀锋达前列腺表面，纵行切开 3～4 刀，即是将前列腺表面张力很大的包膜切开。拔出针刀后，用力压迫针孔 3～5 分钟，小便可顿时通畅。

【针刀术后手法治疗】

针刀术后进行手法治疗，按摩前列腺每周 1 次，以促进前列腺内炎性分泌物的排出，改善前列腺血液循环，加速炎症的吸收和消退。

前列腺按摩术通常采用膝胸位或直立前伏位（下肢分开站立，胸部伏于检查台上），体质虚弱者可用侧卧位或仰卧位。按摩前嘱患者排净小便。术者立于患者左侧，指套及肛门处涂以石蜡油，末节指腹轻压肛门，同时嘱患者张口呼吸以缓解肛门括约肌痉挛。食指伸入直肠约 5cm 深，摸到前列腺后，分别从左右两叶外侧由上而下向中线按压，再沿中线向尿道方向推挤。如此反复 2～3 次，即可见前列腺液由尿道外口滴出。操作时用力要轻柔均匀，每次 3～5 分钟，若患者疼痛难忍，应停止操作，每周 1 次，6～8 次为 1 疗程。

急性前列腺炎时，按摩可促使炎症扩散，应当禁忌。

【针刀术后康复治疗】

（一）目的

针刀整体松解术后康复治疗的目的是进一步调节腰骶部及下腹部的弓弦力学系统的力平衡，促进局部血液循环，加速局部的新陈代谢，有利于损伤组织的早期修复。

（二）原则

慢性前列腺炎针刀术后 48～72 小时后可选用下列疗法进行康复治疗。

（三）方法

1. 毫针法

处方一：关元、肾俞、会阴。

操作：用 28 号毫针分别直刺不同深度，针刺用泻法，关元穴不留针，余穴留针 20 分钟，5 分钟行针 1 次，每日 1 次。每晚用热水坐浴 15～20 分钟。

处方二：秩边、三阴交。

操作：秩边穴用泻法，每隔 5 分钟行针 1～2 分钟，要求针感传至阴部，体弱或晕针者，用震颤法；三阴交穴用补法，每隔 10 分钟行针 1～2 分钟，均留针 40 分钟，每日 1 次。15 次为 1 疗程。

处方三：关元、中极、水道、膀胱俞、三焦俞、阴陵泉、太溪。

操作：常规消毒，然后用毫针迅速刺入皮下，得气后一般留针 20～30 分钟，选用平补平泻手法，每日治疗 1 次，治疗 14 天为 1 个疗程，一般针刺 1～2 个疗程，疗程之间休息 3 天。

2. 电针法

处方一：①中极、关元、归来、足三里、三阴交、太冲；②肾俞、气海俞、次髎、阴陵泉、三阴交、太溪。

操作：两组穴位交替使用，排空小便后，平补平泻法，接 G6805 电针仪，选用疏密波，留针 30 分钟，2 日 1 次，共治 30 日。

处方二：曲骨、中极、气海、肾俞、膀胱俞、曲泉、阴陵泉、足三里、三阴交、太溪、大敦、水泉。

操作：采用长时间留针法。用 0.40mm×50mm 不锈钢毫针，用 75 %酒精常规消毒后，将针刺入穴位，行针有针感后，然后选取两个主穴接 G6805 型电针仪，正极接中极穴，负极接曲骨穴，波形为连续波，频率为 40～80Hz，强度以病人能耐受为度，每次留针 30 分钟，每日 1 次，10 次为 1 疗程，休息 2 天后，开始下 1 疗程，连续治疗两个疗程。

3. 耳针法

处方一：肾、膀胱、肾上腺、皮质下、三焦、神门、内分泌、肝俞。

操作：取上穴用王不留行子贴压，每日按压 3～5 次，3 日更换 1 次，4 周为 1 疗程，共治 3 疗程。

处方二：前列腺、肝、肾、膀胱、尿道、脑点。

操作：局部用 2%碘酒涂擦，继以 75%酒精涂抹脱碘，左手固定耳廓，绷紧埋针处的皮肤，右手用消毒过的镊子夹起环形揿针（高压消毒，一次性使用），对准穴位刺入压紧，然后用小方块胶布固定，每次选一侧耳廓，埋穴 3～5 个。嘱患者每日自行按压 3～5 次，以局部微痛为度，每次留针 3～5 天，5 次为 1 疗程，疗程间隔 1 周。起针时，针眼处常规消毒，埋针过程中如出现疼痛影响睡眠，可适当调整针尖方向和深度，埋针处不要淋湿或浸泡，夏季埋针时间不宜过长。

4. 穴位注射法

处方一：主穴：关元、曲骨、会阴、肾俞；配穴：上髎、命门、足三里。

操作：取复方麝香注射液、鱼腥草注射液及维生素 B_{12} 250mg 三种药物混合使用。每次取 2～3 穴，针刺后再用药液 5ml 注射。每日 1 次，10 次为 1 疗程，共治 3 个疗程。

处方二：主穴有关元、曲骨、会阴；配穴有肾俞、上髎、命门、足三里。

操作：用 5ml 注射器，5 号注射针头，将复方麝香注射液 1 支及鱼腥草注射液 2 支配液抽取 5ml，患者取仰卧位，每次取主穴 2 个，配穴 2～3 个交替使用，将需注射穴位常规消毒，快速垂直刺入，患者有酸胀感时，回抽无血后方可注入药物，腹部腧穴注药 1ml，腰部腧穴注药 1ml，每日 1 次，10 次为 1 疗程，疗程之间休息 1 周后继续下 1 个疗程。

5. 康复锻炼法

（1）鼓胸式　10 分钟×2 组，每天 2 次×60 天。

（2）挺胸式　10 分钟×2 组，每天 2 次×60 天。

（3）搓腰式　10 分钟×2 组，每天 2 次×60 天。

（4）搓脚心　10 分钟×2 组，每天 2 次×60 天。

【针刀术后护理】

1. 生活起居护理

要生活规律，起居有常。坚持适当的体育锻炼，如打球、短跑、饭后散步等，能改善血液循环，有利于局部炎症的吸收，增强内在抵抗力。鼓励患者多参加娱乐活动，多看一些有益于身心健康的书报、杂志、电视，开扩视野，提高自身素质，保证充足的睡眠。戒手淫，不看黄色录像、书刊，培养良好的情操。合理的性生活，房事后应清洗阴茎及会阴部，防止感染。每日清洗会阴部，更换内裤。养成每晚热水坐浴的良好习惯，平时不穿紧身裤（尤其是睡眠时）。平时应多饮水，增加尿量，通过尿液经常冲洗尿道，帮助前列腺分泌物排出以利于预防重复感染。

2. 饮食护理

烟酒、辛辣等刺激性食物均可引起前列腺血管扩张及充血。因此指导患者禁烟酒、辛辣等刺激性食物，以避免前列腺组织长期反复慢性充血，减少诱发前列腺炎的因素；少食醇酒厚味之物，以免内生湿热；多进食新鲜蔬菜水果，进食含锌量高的食物，如肉类、蛋类、海产品、动物肝脏、芝麻等。

3. 情志护理

患者多有害羞心理，难以启齿，故医护人员必须严肃认真、庄重含蓄，使患者产生信赖感，并保护患者隐私。由于慢性前列腺炎病程较长，反复发作，难以彻底根治，久之还可影响性功能，甚至引起不育，造成患者心理产生较大压力。因此指导患者保持轻松愉快的心情，告知患者恐惧忧虑、烦躁易怒等不良情绪均对康复不利，慢性前列腺炎并非不治之症，只要认真治疗，保持良好的生活习惯和心态，是完全可以治愈的。

4. 对症处理和护理

对于排尿困难，小便不能自解，腹胀明显的重症慢性前列腺炎合并前列腺增生患者应考虑外科手术治疗为主，不宜行针刀术。术前应给予抗菌药物口服，以预防感染。

5. 健康教育

注意个人卫生，勤换内裤，穿较宽松柔软内裤，以免减少摩擦引起疼痛，指导患者生活要有规律性，劳逸结合，寒温适调，起居有常，房事要节制，频繁手淫也是易发前列腺炎；要在医生的指导下合理用药，不要相信广告，自己私自用药；嘱患者多饮水，饮水不少于 1000ml/d；定期复查前列腺液常规（RT）和前列腺液（EFS）；要适量锻炼身体，养成好的生活道德情操，培养健康的兴趣爱好。

第七章

常见内科疾病临证医案精选

第一节 慢性支气管炎临证医案精选

患者：杨某，男，57岁，退休，于2015年6月19日来我院就诊。

主诉：反复咳嗽、咳痰伴喘息5年，加重1个月。

现病史：患者5年前冬天落入水中受凉后，开始出现咳嗽、咳痰，咳厉害了就喘，两个多月后才恢复。以后每年冬天就犯，每次都是中药、西药吃很多。近2年来持续时间越来越长，从去年冬天到现在就没有好过，1个月前稍受凉就发作的厉害，至今没有好转。现在症：咳嗽，吐灰白浓痰伴喘息，胸闷，背部怕凉。

查体：$T_2 \sim T_5$ 棘突，棘旁有压痛。在肺底部可听到湿性和干性啰音，偶伴有哮鸣音。

影像学检查：胸片示：见两肺下部纹理增粗。胸椎正侧位片：以 T_3 为顶点轻度侧弯。

诊断：慢性支气管炎。

治疗：第1次局部麻醉下针刀松解 $T_2 \sim T_4$ 棘上韧带、棘间韧带及多裂肌止点和肋横突关节囊韧带的粘连瘢痕。针刀术后用俯卧推压整复手法进行整复。抗生素常规预防感染3日。48小时后予以中频治疗，每次20分钟，每日1次，连续3日。

2015年6月23日二诊：针刀松解 $C_7 \sim T_2$ 棘上韧带、棘间韧带及多裂肌止点和肋横突关节囊韧带的粘连瘢痕。针刀术后用俯卧推压整复手法进行整复。抗生素常规预防感染3日。48小时后予以中频治疗，每次20分钟，每日1次，连续3日。

2015年6月23日三诊：经过2次针刀治疗咳喘均好转，偶尔有咳嗽。针刀松解 $T_4 \sim T_6$ 棘上韧带、棘间韧带及多裂肌止点和肋横突关节囊韧带的粘连瘢痕。针刀术后用俯卧推压整复手法进行整复。抗生素常规预防感染3日。48小时后予以中频治疗，每次20分钟，每日1次，连续3日。同时服用中药汤剂：山萸肉10g，熟地10g，淮山药10g，泽泻10g，丹皮10g，茯苓10g，紫菀10g，五味子5g，枸杞子10g，杏仁10g，干姜10g，细辛3g、半夏10g。每日1剂，每剂煎2次，共服10～15日。

2016年3月23日电话随访：中药吃完后就好了，整个冬天都没有犯，也没有以前那样怕冷了。

【案语】对于慢性支气管炎的病因认识，一直认为是支气管发生感染或非感染性炎症，所以在治疗上主要是采取抗感染、解痉挛等对症治疗措施，疗效不够理想。我们针刀医学通过对慢性支气管炎病因、病理的深入研究，并通过大量临床实践验证，认为慢性支气管炎的最根本原因不在于肺脏本身，而在于控制肺脏的自主神经功能紊乱，因为肺脏的功能活动主要受迷走神经和从脊髓 $T_1 \sim T_5$ 段发出的交感神经支配，当自主神经功能紊乱时，引起内脏功能失调，使肺部的抵抗力下降，此时就会遭受感染或致病因素的侵袭，反复发生侵害，渐渐就形成慢性炎症性病变。

依据弓弦理论和网眼理论，引起自主神经功能紊乱的进一步原因则是由于胸背部的软组织损伤，产生粘连、瘢痕、挛缩、阻塞，造成骨关节的微小错位，卡压、牵拉自主神经而造成的。基于以上的认识，从引起慢性支气管炎的最根本病因入手，采用针刀整体松解胸背部的软组织，来调节自主神经功能紊乱，并配合术后手法和康复手段，以达到治疗的目的。根据我们的临床观察，用针刀疗法治疗慢性支气管炎疗效快、疗程短、不易复发，并有很好的远期效果。

第二节　支气管哮喘临证医案精选

患者：沈某，女，29 岁，职员，于 2015 年 1 月 9 日来我院就诊。

主诉：反复发作哮喘 20 年发作 1 个月余。

现病史：患者 9 岁患哮喘，每年秋冬季发作，到夏季缓解，经过多方治疗，效果不明显。1 个月余前又发作，每日起床时即大发作，呼吸困难，张口抬肩，吐大量白泡沫痰，端坐呼吸，面色苍白，口唇及指甲紫绀，只能依靠氨茶碱控制，嗅到异味，烟雾刺激、稍微运动即诱发。述上背部常有疼痛不适感，发作时加重。

查体：触诊 $T_1 \sim T_5$ 棘突及两侧压痛，伴有软组织条索样改变。双肺可闻及广泛哮鸣音。

影像学检查：X 线片显示 $T_1 \sim T_2$ 棘突向左偏，$T_3 \sim T_5$ 棘突向右偏，并以 T_2 为顶点轻度侧弯。

诊断：支气管哮喘。

治疗：第 1 次针刀治疗取大椎穴、肺俞穴、膏肓穴。术后每日清晨饭前服如下食品 30～45 日，即百合干 50g、白果仁（即将银杏外层硬壳剥去）50g、冰糖 50g，3 种食品放在一起加水炖熟，连汤及该 3 种食品空腹顿服。

2015 年 1 月 13 日二诊：针刀松解 $C_7 \sim T_2$ 棘上韧带、棘间韧带及多裂肌止点和肋横突关节囊韧带的粘连瘢痕。针刀术后用俯卧推压整复手法进行整复。抗生素常规预防感染 3 日。48 小时后予以中频治疗，每次 20 分钟，每日 1 次，连续 3 日。

2015 年 1 月 17 日三诊：针刀松解 $T_3 \sim T_5$ 棘上韧带、棘间韧带及多裂肌止点和肋横突关节囊韧带的粘连瘢痕。针刀术后用俯卧推压整复手法进行整复。抗生素常规预防感染 3 日。48 小时后予以中频治疗，每次 20 分钟，每日 1 次，连续 3 日。

2015 年 1 月 21 日四诊：患者已 3 日完全不喘了。嘱坚持食疗，并按胸背部康复操锻炼。

2016 年 3 月 21 日随访，患者述一直没有犯病，感觉体质增强，感冒都没有犯过。

【案语】根据针刀医学关于脊柱区带病因病理学的新理论，针刀医学认为支气管哮喘是由于有关椎体的移位，软组织损伤变性而牵拉、挤压，导致主要支配肺脏功能活动的迷走神经和胸髓（$T_1 \sim T_5$）侧角发出的交感神经的功能紊乱引起。

根据胸背部弓弦力学系统和网眼理论，我们很容易就可以找到病变关键点，通过3次针刀整体松解，配合适当的手法、理疗、食疗，使损伤变性的软组织重新获得动态平衡，使移位的椎体得以恢复，最终使支配肺功能活动的迷走神经和交感神经的功能恢复，哮喘可以彻底治愈。实践证明：针刀医学对哮喘病发病机制的认识是科学的，疗效满意，值得临床推广应用。

第三节　慢性胃炎临证医案精选

患者：蒋某，女，26岁，职员，于2015年7月9日来我院就诊。

主诉：上腹部反复疼痛1年余。

现病史：患者自诉1年前无明显诱因出现上腹部隐隐作痛，遇劳加重，饥饿时痛甚，食后痛减。伴有胃胀、嘈杂、嗳气，偶有恶心呕吐、口干口苦、有吞咽梗塞感，大便时干时稀，胸闷气短，身困乏力、心烦易躁、发冷。曾在当地医院就诊，被诊断为慢性胃炎，予以中西药物治疗，效果不明显，症状逐渐加重而来求治。

查体：第6~8胸椎周围软组织有压痛或结节。

影像学检查：胃镜显示，慢性浅表性胃炎（中度），伴胆汁反流。胸段正侧位X线片示第6、7胸椎棘突向左偏。

诊断：慢性浅表性胃炎。

治疗：第1次局部麻醉下针刀松解 $T_6 \sim T_8$ 棘上韧带、棘间韧带及多裂肌止点和肋横突关节囊韧带的粘连瘢痕。针刀术后用俯卧推压整复手法进行整复。抗生素常规预防感染3日。48小时后予以中频治疗，每次20分钟，每日1次，连续3日。

2015年7月13日二诊：针刀松解 $T_5 \sim T_8$ 上、下、左、右的阳性点（如压痛、结节、条索等）。针刀术后，在各个进针点处，指压20秒钟，以促进局部的微循环。抗生素常规预防感染3日。48小时后颈部予以中频治疗，每次20分钟，每日1次，连续3日。

2015年7月17日三诊：经过2次针刀治疗上腹部疼痛减轻，食欲增加。针刀调节中脘、内关、胃俞、脾俞穴。48小时后予以中频治疗，每次20分钟，每日1次，连续3日。同时服用中药汤剂：炒蒲黄10g，五灵脂10g，香附10g，乌药10g，当归10g，赤芍12g，甘草6g，桃仁10g，陈皮10g，党参10g，红花10g，良姜6g，红豆蔻6g。水煎服，每日1剂，每剂煎2次，空腹服，连服10剂。

2016年6月23日电话随访：中药吃完后就好了，一直没有犯病，食欲很好，大便也很规律。

【案语】对于慢性胃炎的病因认识，一直认为是胃因为物理化学因素，细菌感染等外因刺激所致，所以在治疗上主要是采取抗感染、解痉、制酸等对症治疗措施，疗效不够理想。我们针刀医学通过对慢性胃炎病因、病理的深入研究，并通过大量临床实践验证，认为一部分慢性胃炎的根本原因不在于胃本身，而在于控制胃的自主神经功能紊乱，因为胃的功能活动主要受迷走神经和从脊髓 $T_6 \sim T_8$ 段发出的交感神经支配，当自主神经功能紊乱时，引起内脏功能失调，使胃部的抵抗力下降，此时就会遭受感染或物理化学刺激，反复发生侵害，渐渐就形成慢性胃炎。

依据弓弦理论和网眼理论，引起自主神经功能紊乱的进一步原因则是由于胸背部的软组织损伤，产生粘连、瘢痕、挛缩、阻塞，造成骨关节的微小错位，卡压、牵拉自主神经而造成的。基于以上的认识，从引起慢性胃炎的最根本病因入手，采用针刀整体松解胸背部的软组织，来调节自主神经功能紊乱，并配合术后手法和康复手段，以达到治疗的目的。

第四节　消化性溃疡临证医案精选

患者：周某，女，46岁，工人，于2015年8月19日来我院就诊。

主诉：胃脘疼痛反复发作3年，加剧近1个月。

现病史：患者3年前即有胃脘疼痛，时发时止，每因饮食失调或饥饿而发作，得食稍缓，每次因痛作而求医诊治，一稍痛止则不再继续治疗。1个月前因天气变化，胃脘即感嘈杂不适，疼痛绵绵，并伴有嗳气、泛酸，食欲减退而前往医院就诊，经胃镜检查示"十二指肠球部溃疡"。经近1个月的中西药物治疗疗效不明显而来我院就诊。

查体：第6~8胸椎周围软组织有压痛和结节。

影像学检查：胃镜显示为十二指肠球部溃疡。胸段正侧位X线片示第7、8胸椎棘突向右偏。

诊断：十二指肠球部溃疡。

治疗：第1次局部麻醉下针刀松解 $T_6 \sim T_8$ 棘上韧带、棘间韧带及多裂肌止点和肋横突关节囊韧带的粘连瘢痕。针刀术后用俯卧推压整复手法进行整复。抗生素常规预防感染3日。48小时后予以中频治疗，每次20分钟，每日1次，连续3日。

2015年8月23日二诊：针刀松解 $T_5 \sim T_8$ 上、下、左、右的阳性点（如压痛、结节、条索等）。针刀术后，在各个进针点处，指压20秒钟。以促进局部的微循环。抗生素常规预防感染3日。48小时后颈部予以中频治疗，每次20分钟，每日1次，连续3日。

2015年8月27日三诊：经过2次针刀治疗上腹部疼痛减轻，食欲增加。针刀调节中脘、内关、胃俞、脾俞穴。48小时后予以中频治疗，每次20分钟，每日1次，连续3日。同时服用中药汤剂：党参9g，当归9g，石斛9g，白术12g，鸡内金6g，黄连6g，陈皮6g，枳壳6g，黄芪15g，山药12g，焦三仙各10g，川牛膝10g，白蔻5g，半夏5g，白芍15g，甘草3g，桃仁10g，红花10g。水煎服，每日1剂，每剂煎2次，空腹服，连服10剂。

2016年7月13日电话随访：中药吃完后就好了，一直没有犯病，食欲很好。

【案语】对于消化性溃疡的病因认识，一直认为是胃因为物理化学因素，细菌感染等外因刺激所致，所以在治疗上主要是采取抗感染、解痉、制酸等对症治疗措施，疗效不够理想。我们针刀医学通过对消化性溃疡病因、病理的深入研究，并通过大量临床实践验证，认为一部分消化性溃疡的根本原因不在于胃本身，而在于控制胃的自主神经功能紊乱，因为胃的功能活动主要受迷走神经和从脊髓 $T_6 \sim T_8$ 段发出的交感神经支配，当自主神经功能紊乱时，引起内脏功能失调，使胃部的抵抗力下降，此时就会遭受感染或物理化学刺激，反复发生侵害，渐渐就形成消化性溃疡。

依据弓弦理论和网眼理论，引起自主神经功能紊乱的进一步原因则是由于胸背部的软组织损伤，产生粘连、瘢痕、挛缩、阻塞，造成骨关节的微小错位，卡压、牵拉自主神经而造成的。基于以上的认识，从引起消化性溃疡的最根本病因入手，采用针刀整体松解胸背部的软组织，来调节自主神经功能紊乱，并配合术后手法和康复手段，以达到治疗的目的。

第五节 慢性溃疡性结肠炎临证医案精选

患者：罗某，女，39岁，职员，于2015年4月7日来我院就诊。

主诉：腹泻黏胨3年，加重6个月。

现病史：患者腹泻粘胨3年，因受凉后引起，大便日行5～6次，质溏，夹有黏胨或少量血液，在当地医院拟慢性菌痢治疗，病情时有反复，每因饮食不节，贪凉饮冷而反复发作。近10个月来病情加重，大便日行4～5次，夹有黏液和新鲜血液，左下腹痛，经朋友介绍来我院就诊。

查体：背部肌肉紧张，第11、12胸椎棘突旁有痛性结节。

检查：

大便常规：棕色糊状，黏液（+），脓细胞（8/HP），红细胞（9/HP）。

结肠镜检查：50cm以下肠黏膜水肿明显，血管纹理不清，16cm以下肠黏膜充血水肿，有散在出血点，10cm以下肠黏膜出血糜烂，粗糙易出血。

影像学检查：胸段正侧位X线片示第12胸椎棘突向左偏。

诊断：慢性溃疡性结肠炎。

治疗：第1次局部麻醉下针刀松解T_{11}～L_1棘上韧带、棘间韧带及多裂肌止点和肋横突关节囊韧带的粘连瘢痕。针刀术后患者俯卧位，肌肉腰部放松，双手拉住床头，一助手立于床尾，两手握两踝部牵引，在牵引的基础上，用力上下抖动数下，连续作3～5遍，术者立于患者躯干一侧，双手合十，重叠放于胸T_{12}～L_1棘突上，当助手用力牵引时，术者向下弹压。抗生素常规预防感染3日。48小时后予以中频治疗，每次20分钟，每日1次，连续3日。

2015年4月11日二诊：针刀调节大肠俞、足三里、天枢、关元穴。嘱术后要坚持做腰腹部康复操锻炼，并配合中药治疗：当归10g，赤芍10g，红花10g，赤茯苓10g，炙大黄10g，炒枳壳10g，川厚朴10g，桃仁10g，水煎服，1日1剂，分两次服，连服15剂。

2015年4月16日三诊：患者述每日大便1～2次，没有黏胨，感觉很轻松。嘱术后一定要坚持做腰腹部康复操锻炼，注意饮食。

2016年3月16日随访：一切正常，大便每日1次。

【案语】对于慢性溃疡性结肠炎的病因认识，目前认为是外源物质引起宿主反应，基因和免疫影响三者相互作用的结果。

而针对三者治疗的疗效不够理想。我们针刀医学通过对慢性溃疡性结肠炎病因、病理的深入研究，并通过大量临床实践验证，认为一部分慢性溃疡性结肠炎的根本原因不在于结肠本身，而在于控制结肠的自主神经功能紊乱，因为结肠的功能活动主要受从脊髓 T_{11}～L_1 段发出的交感神经支配，当自主神经功能紊乱时，引起内脏功能失调，使结肠部的抵抗力下降，此时就会遭受感染或物理化学刺激，反复发生侵害，渐渐就形成慢性溃疡性结肠炎。

依据弓弦理论和网眼理论，引起自主神经功能紊乱的进一步原因则是由于胸腰部的软组织损伤，产生粘连、瘢痕、挛缩、阻塞，造成骨关节的微小错位，卡压、牵拉自主神经而造成的。基于以上的认识，从引起慢性溃疡性结肠炎的最根本病因入手，采用针刀整体松解胸腰部的软组织，来调节自主神经功能紊乱，并配合术后手法和康复手段，以达到治疗的目的。

第六节　贲门失弛缓症临证医案精选

患者：郑某，女，28 岁，职员，于 2015 年 5 月 12 日来我院就诊。

主诉：吞咽困难，食入即吐 2 年。

现病史：患者 2 年前无明显原因出现吞咽困难，食入稍快就立即会吐出来，只能吃软的或流质的食物，而且只能慢慢地吞咽，少吃多餐，食量每餐 1～2 两。经过针灸、正脊等治疗，没有明显效果。而来我院就诊。

查体：第 6～8 胸椎棘旁有压痛。

影像学检查：X 线正侧位片：T_6、T_7 棘突明显左偏。X 线食管钡餐检查，可见食管下段扩大，其下端呈角状尖形狭窄。

诊断：贲门失弛缓症。

治疗：局部麻醉下针刀松解 T_6～T_8 棘上韧带、棘间韧带及多裂肌止点和肋横突关节囊韧带的粘连瘢痕。针刀术后用俯卧推压整复手法进行整复。抗生素常规预防感染 3 日。48 小时后予以中频治疗，每次 20 分钟，每日 1 次，连续 3 日。

2015 年 5 月 15 日二诊：局部麻醉下针刀松解 T_4～T_5 棘上韧带、棘间韧带及多裂肌止点和肋横突关节囊韧带的粘连瘢痕。针刀术后用俯卧推压整复手法进行整复。抗生素常规预防感染 3 日。48 小时后予以中频治疗，每次 20 分钟，每日 1 次，连续 3 日。

2015 年 5 月 18 日三诊：局部麻醉下针刀松解 T_9～T_{10} 棘上韧带、棘间韧带及多裂肌止点和肋横突关节囊韧带的粘连瘢痕。针刀术后用俯卧推压整复手法进行整复。抗生素常规预防感染 3 日。48 小时后予以中频治疗，每次 20 分钟，每日 1 次，连续 3 日。

2015 年 5 月 23 日四诊：经过 3 次针刀整体松解，吞咽困难，食入即吐明显好转，可以吃稍硬的食物，一餐可以吃 3 两左右。针刀调节上脘、内关、胃俞、膈俞、足三里穴。嘱坚持服用中药汤剂香砂六君子汤，每日 1 剂，分 2 次服，共 20 日。并坚持按胸背部康复操锻炼。

2016 年 3 月 14 随访：现在可以正常进食了。

【案语】该病发病缓慢，具有以情绪波动和辛辣饮食为诱因的特点。根据针刀医学的原理，情绪性损伤和饮食不节造成的疲劳性损伤和刺激性食物等引起的侵害性损伤，使贲门处的组织发生慢性软组织损伤的病理改变（粘连、瘢痕、挛缩、堵塞），使该处组织的正常蠕动减弱或消失；或由躯干的疲劳性损伤、暴力损伤、不良姿态引起的积累性损伤、隐蔽性损伤等因素使脊柱区带范围的慢性软组织损伤和骨关节移位（第 6～8 胸椎）等，使支配贲门部位的自主神经受牵拉或卡压，引起功能紊乱。

所以通过 3 次针刀整体松解调节胸背部的弓弦力学系统，以解除支配贲门部位的自主神经受牵拉或卡压，以促进食管蠕动，食管贲门扩张肌弛张，而治愈了该病。

第七节　便秘临证医案精选

患者：袁某，女，24 岁，大学生。于 2015 年 9 月 11 日来我院就诊。

主诉：便秘 4 年。

现病史：患者在高中三年级时因学习紧张、生活不规律产生便秘。未经治疗，自行服用蜂蜜水可缓解。在上大学后症状逐渐加重，大便由 2～3 日一行变为 3～5 日一行，甚则一周一行。大便干燥，排出不畅，痛苦不堪。饮食尚可，但不敢大量进食。平时可伴见腹胀、恶心、乏力、头昏等症状。

查体：腹部胀痛，可在其左下腹触及粪块和痉挛的结肠。

实验室检查：粪便镜检和粪潜血试验检查均正常。

诊断：便秘。

治疗：2015 年 9 月 11 日行第 1 次针刀治疗：患者俯卧位，在 1%利多卡因局部麻醉下运用 I 型针刀分别松解上腰段 L_1～L_2 关节突关节韧带的挛缩、粘连和瘢痕。针刀术毕进行手法治疗，腰部针刀术后进行抖牵法。患者俯卧位，腰部肌肉放松，患者双手拉住床头，一助手立于床尾，两手握两踝部牵引，在牵引的基础上，用力上下抖动数下，连续作 3～5 遍，术者立于患者躯干一侧，双手重叠放于 T_{12}～L_1 棘突上，当助手用力牵引时，术者向下弹压 1 次。术毕抗生素常规预防感染 3 日。48 小时后，依腰腹部康复操进行康复锻炼 7 日，并予以中药 7 付内服。中药处方：火麻仁 15g，枳壳 15g，生大黄 10g，杏仁 10g，白芍 15g，厚朴 10g，郁金 10g，沙参 10g，玉竹 15g，麦冬 10g。每日一付，煎取汁 600ml，分 3 次服用。

2015 年 9 月 18 日患者诉：第 1 次针刀治疗后当天晚上即大便通畅，感到身上前所未有的舒服。续行第 2 次针刀治疗：患者坐位，在 1%利多卡因局部麻醉下运用 I 型针刀调节足三里穴。术后抗生素常规预防感染 3 日。48 小时后，依腰腹部康复操进行康复锻炼 15 日，并予以上方中药内服 7 日。

2015 年 9 月 25 日第 1 次随诊，患者诉：第 2 次针刀治疗后便秘完全消失。仍时有乏力、头昏等症状。查体：腹部平软无胀痛，未触及粪块和痉挛的结肠。嘱患者依腰腹部康复操继续康复锻炼。中药麻仁丸内服 14 日。

2016 年 3 月 15 日第 2 次随诊，患者诉：半年来便秘一直未发，饮食恢复正常。腹胀、恶心、乏力、头昏等症状均消失。已经顺利考取研究生。

【案语】依据针刀医学的脊柱相关疾病理论及慢性软组织损伤病因病理学理论和软组织损伤病理构架的网眼理论，长期便秘是由于支配胃肠的内脏神经在行径途中被卡压，使肠道长期处于半麻痹状态。依据上述理论，针刀整体松解后腰部软组织慢性损伤的粘连、瘢痕，解除被卡压的内脏神经，使肠道尽快恢复动态平衡状态。中药内服润肠泻热、行气通便，配合腰腹部康复操康复锻炼能够能强筋健骨，恢复腰部软组织的动态平衡，减轻对内脏神经的影响，此病就得到治愈。

第八节　慢性腹泻临证医案精选

患者：黄某，男，48岁，工人。于2015年7月11日来我院就诊。

主诉：慢性腹泻21年。

现病史：患者于1985年因上夜班劳累之后又食用不洁食物，发生急性食物中毒，上吐下泻。经抗生素治疗缓解，后逐渐发展为每天肠鸣，慢性腹泻。大便平常每日1次，多在清晨起床后和早餐后发生，为溏便，有时含大量黏液。不能吃冷东西及受凉，不能吃油荤，吃了油荤就要上厕所。紧张或情绪激动时可引起急性发作。伴随症状有口干，但不欲饮水。时有腰酸、腰痛、腰部无力及冷感。

查体：腹部平软，按之未及疼痛和包块。听诊肠鸣音亢进。腰部肌肉僵硬，活动范围正常。

影像学检查：粪便镜检及乙状结肠镜、纤维结肠镜检查均正常。

诊断：慢性腹泻。

治疗：2015年7月11日行第1次针刀治疗：患者俯卧位，在1%利多卡因局部麻醉下运用Ⅰ型针刀分别松解$T_{12} \sim L_1$关节突关节韧带的挛缩、粘连和瘢痕。术后抗生素常规预防感染3日。48小时后，依腰腹部康复操进行康复锻炼7日，并予以中药7付内服。中药处方：补骨脂15g，吴茱萸15g，肉豆蔻10g，五味子10g，云苓15g，桂枝10g，焦白术10g，炙甘草10g，杜仲15g，续断10g，牛膝10g，苡米10g，法夏10g，黄连10g。每日1付，煎取汁600ml，分3次服用。

2015年7月18日行第2次针刀治疗：患者坐位，在1%利多卡因局部麻醉下运用Ⅰ型针刀调节足三里穴。术后抗生素常规预防感染3日。48小时后，依腰腹部康复操进行康复锻炼15日，并予以上方中药内服7日。

2015年8月8日第1次随诊，患者诉：第2次针刀治疗后即肠鸣、腹泻大为减轻。查体：听诊肠鸣音无亢进，腰部肌肉仍僵硬，但较前缓解。嘱患者依腰腹部康复操继续康复锻炼。上方中药去法夏、黄连，加徐长卿15g，刘寄奴15g，内服14日。

2016年1月15日第2次随诊，患者诉：半年来腹泻一直未发，受凉、吃油荤、吃冷东西均可，情绪变化亦无影响。腰酸、腰痛、腰部无力及冷感均消失。

【案语】依据针刀医学的脊柱相关疾病理论及慢性软组织损伤病因病理学理论和软组织损伤病理构架的网眼理论，慢性腹泻是由于支配胃肠的内脏神经在行径途中被卡压，使肠道长期处于高蠕动状态。依据上述理论，针刀整体松解后腰部软组织慢性损伤的粘连、瘢痕，解除被卡压的内脏神经，使肠道尽快恢复动态平衡状态。中药内服健脾除湿、涩肠止泻，配合腰腹部康复操康复锻炼能够能强筋健骨，恢复腰部弓弦力学系统的动态平衡，减轻对内脏神经的影响，此病就得到治愈。

第九节　阵发性心动过速临证医案精选

患者：陈某，男，23 岁，学生，于 2015 年 6 月 9 日来我院就诊。

主诉：阵发性心悸、心前区不适 3 年。

现病史：患者 3 年前大量运动后出现心悸、心前区不适，伴头颈部发胀、头晕、乏力、出汗。后时不时的发作，每次于运动、过度疲劳、情绪激动、饮酒时发作。近 2 个月发作频繁，以前 1 个月才发作几次，发作时间只有 1 分钟左右，现在有时 1 天就发作几次，发作时间也增加到十几分钟。

查体：触诊 $T_4 \sim T_6$ 棘突及两侧压痛，伴有软组织条索样改变。心率：188 次每分钟。

影像学检查：X 线片显示 T_5 棘突明显向左偏。心电图示室上性阵发性心动过速。

诊断：阵发性心动过速。

治疗：第 1 次针刀松解 $T_2 \sim T_4$ 棘上韧带、棘间韧带及多裂肌止点和肋横突关节囊韧带的粘连瘢痕。针刀术后用俯卧推压整复手法进行整复。抗生素常规预防感染 3 日。48 小时后予以中频治疗，每次 20 分钟，每日 1 次，连续 3 日。

2015 年 6 月 13 日二诊：针刀松解 $T_5 \sim T_7$ 棘上韧带、棘间韧带及多裂肌止点和肋横突关节囊韧带的粘连瘢痕。针刀术后用俯卧推压整复手法进行整复。抗生素常规预防感染 3 日。48 小时后予以中频治疗，每次 20 分钟，每日 1 次，连续 3 日。

2015 年 6 月 17 日三诊：患者述犯病的次数和时间明显减少。针刀调节厥阴俞、心俞、间使穴。嘱术后坚持胸背部康复操锻炼，并用中药巩固治疗：磁石 30g，朱砂 10g，莲子心 60g，柏子仁 50g，火麻仁 30g，炙甘草 10g，松仁 10g，当归 50g，防风 50g，赤芍 50g，龟甲 50g，鳖甲 50g，珍珠母 50g。以上药物研极细末，炼蜜为丸，如黄豆大，分成 100 次服，1 日 2 次。

2016 年 3 月 14 日随访，患者述吃完中药后就基本没有犯病了，现在毕业了，已经上班了。

【案语】对于阵发性心动过速的病因认识，一直认为是心脏的异位起搏点的自律性增高或形成折返激动而致，所以在治疗上主要是采取药物、直流电同步复律等对症治疗措施，疗效不够理想。我们针刀医学通过对阵发性心动过速病因、病理的深入研究，并通过大量临床实践验证，认为一部分阵发性心动过速的根本原因不在于心脏本身，而在于控制心脏的自主神经功能紊乱，因为心脏的功能活动主要受迷走神经和从脊髓 $T_1 \sim T_8$ 段发出的交感神经支配，当自主神经功能紊乱时，引起心脏的功能紊乱而发作阵发性心动过速。

依据弓弦理论和网眼理论，引起自主神经功能紊乱的进一步原因则是由于胸背部的软组织损伤，产生粘连、瘢痕、挛缩、阻塞，造成骨关节的微小错位，卡压、牵拉主神经而造成的。基于以上的认识，从引起阵发性心动过速的根本病因入手，采用针刀整体松解胸背部的软组织，来调节自主神经功能紊乱，并配合术后手法和康复手段，以达到治疗的目的。

第十节　窦性心动过缓临证医案精选

患者：刘某，女，61 岁，退休，于 2015 年 4 月 12 日来我院就诊。

主诉：乏力，头昏，眼花 3 年。

现病史：患者 3 年前出现全身乏力，头昏，眼花。经医院确诊为窦性心动过缓，经过阿托品、麻黄素以及温补心肾阳气的中药治疗，刚开始的时候效果不错，吃的时间长了，效果不明显了。听说针刀很神奇，故来看看。

查体：触诊 $T_5 \sim T_6$ 棘间增宽，棘突及两侧压痛，伴有软组织条索样改变。心率：42 次/分。

影像学检查：X 线片显示 T_5 俯旋移位。心电图示窦性心动过缓。

诊断：窦性心动过缓。

治疗：首次针刀松解 $T_4 \sim T_6$ 棘上韧带、棘间韧带及多裂肌止点和肋横突关节囊韧带的粘连瘢痕。针刀术后用俯卧推压整复手法进行整复。抗生素常规预防感染 3 日。48 小时后予以中频治疗，每次 20 分钟，每日 1 次，连续 3 日。

2015 年 4 月 16 日二诊：患者述精神不错，心率 50 次/分左右。针刀调节厥阴俞、心俞穴位。术后嘱中药巩固治疗：人参 10g，制附片 10g，红花 10g，银花藤 20g，当归 10g，五味子 10g，炙黄芪 30g，桂枝 10g，川芎 10g，炙甘草 6g。水煎服，1 日 1 剂，分 2 次服，服用 20 日；并坚持胸背部康复操锻炼。

2016 年 5 月 14 日随访，患者述吃完中药后就基本没有症状，心率也总在每分钟 60 多次，精神很好。

【案语】对于窦性心动过缓的病因认识，一直认为是心脏的窦房结功能不全而致，所以在治疗上主要是针对心脏本身，疗效不够理想。我们针刀医学通过对窦性心动过缓病因、病理的深入研究，并通过大量临床实践验证，认为一部分窦性心动过缓的根本原因不在于心脏本身，而在于控制心脏的自主神经功能紊乱，因为心脏的功能活动主要受迷走神经和从脊髓 $T_1 \sim T_8$ 段发出的交感神经支配，当自主神经功能紊乱时，引起心脏的功能紊乱而发作窦性心动过缓。

依据弓弦理论和网眼理论，引起自主神经功能紊乱的进一步原因则是由于胸背部的软组织损伤，产生粘连、瘢痕、挛缩、阻塞，造成骨关节的微小错位，卡压、牵拉自主神经而造成的。基于以上的认识，从引起窦性心动过缓的根本病因入手，采用针刀整体松解胸背部的软组织，来调节自主神经功能紊乱，并配合术后手法和康复手段，以达到治疗的目的。

第十一节 中风后遗症临证医案精选

患者：谢某，男，53 岁，工人，于 2015 年 9 月 13 日来我院就诊。

主诉：中风后遗右侧偏瘫 1 年余。

现病史：患者在 2016 年 8 月 9 日患脑出血，经中西医治疗，脱离了生命危险。虽经积极的康复锻炼，但仍后遗右侧痉挛性偏瘫。走起路来，右上肢屈曲、内收，下肢呈直伸位，足内翻。语言低怯无力，诉右侧肢体沉重无力。

查体：右上肢屈曲呈 90° 内收，肌力 3 级，右下肢足内翻 40°，偏瘫步态，肌力 4 级，肌张力亢进，左侧健反射亢进，巴彬斯基征阳性。

诊断：中风后遗症。

治疗：2015 年 9 月 13 日初诊：针刀松解胫骨前肌，胫骨后肌起点的粘连瘢痕和踝关节内、外侧关节囊，相关韧带及周围的粘连瘢痕。针刀术毕，做踝关节背伸及跖屈数次。抗生素常规预防感染 3 日。口服补阳还五汤口服液，每次 10ml，每日 3 次，服用 1 个月。

2015 年 9 月 17 日二诊：针刀松解腓肠肌内外侧头起点的粘连瘢痕及腓肠肌与比目鱼肌肌腹之间的粘连瘢痕。针刀术毕，做踝关节背伸及跖屈数次。抗生素常规预防感染 3 日。

2015 年 9 月 21 日三诊：患者通过 2 次治疗足内翻减轻，自觉下肢沉重感缓解，行走有力。针刀松解肩、肘关节周围挛缩肌肉起止点的粘连瘢痕。包括：喙肱肌起点、胸大肌止点、肩胛下肌止点、肩关节囊、肱桡肌止点、肘关节囊、前臂屈肌起点、旋前圆肌起点。针刀术后被动屈伸肘关节和外展肩关节数次，在屈伸肘关节到达最大位置时，再做一次针刀手法学的弹压手法。抗生素常规预防感染 3 日。24 小时后行主动外展肩关节和屈伸肘关节锻炼。

2015 年 9 月 25 日四诊：经过 3 次治疗，自觉沉重感缓解，行走有力。让患者自行活动，足内翻＜10°，上肢屈曲＜20°。嘱患者坚持按康复操锻炼。

2016 年 4 月 22 日随访：经过坚持康复训练，患者已经可以很正常的行走，手臂活动正常。

【案语】偏瘫患者痉挛期，一般从偏瘫第 2 周末始，它标志着中枢性偏瘫后的脊髓"休克期"已经过去，但大脑病变使皮质高级中枢对脊髓低级中枢的抑制作用及运动功能的控制尚未恢复，表现为肌张力增高，肌肉协调异常的特定模式。在上肢表现为肩部内收肌群、前臂屈肌群、旋前肌肌张力增高，呈屈曲模式；下肢表现为伸肌群、足内旋肌和大腿内收肌群张力增高，呈伸展模式。通过弓弦力学系统分析，其中肩关节内收，前臂屈曲、内收，是通过喙肱肌、胸大肌、肩胛下肌、肱二头肌、肱桡肌、旋前圆肌的挛缩而表现出来的；足内翻是胫骨前肌、胫骨后肌、比目鱼肌、腓肠肌、拇长屈肌、趾长屈肌的挛缩而表现出来的。通过针刀对这些病变关键点的整体松解，达到肢体的力平衡从而治愈本病。所以该患者通过 3 次治疗而收到了好的疗效就不奇怪了。

另外，脑卒中病人早期阶段麻痹通常是松弛性的，姿势不良可产生畸形，所以脑卒中后摆正下肢的姿势、活动范围练习在恢复的早期阶段就应开始，主要的治疗目标是防止关节出现挛缩。在患者全身情况允许的条件下，尽可能早的站立和行走对防止下肢畸形有极大帮助。

第十二节　甲状腺功能亢进症临证医案精选

患者：王某，女，46 岁，教师，于 2015 年 8 月 14 日来我院就诊。

主诉：颈部不适，心悸，多汗一年余。

现病史：2005 年 5 月无任何诱因出现颈部不适，心悸，多汗，就诊于当地医院，诊断为甲状腺功能亢进症，给予口服药物治疗，服药不规律，且药疹明显，病情无好转，近来病情加重，为进一步诊治来我院就诊。

查体：T 37°，P 110 次/分钟，双侧眼裂不等大，轻度突眼，无眼震，颈部对称无畸形，项部肌肉僵硬，气管居中，双侧甲状腺肿大，可触及结节，质软，无触痛，可闻及显著血管杂音。

检查：查血：T_3：7.37 ng/ml（正常参考值 0.9～2.2ng/ml），T_4：284.3 ng/ml（正常参考值 45～135 ng/ml）。

影像学检查：颈椎 X 线片示第 6、7 颈椎棘突向右偏。

甲状腺彩超检查示：甲状腺左叶约 5.4cm×2.3cm×2.2cm，右叶约 5.1cm×3.0cm×2.2cm，峡部厚约 0.5cm，形态饱满，实质回声不均，略呈结节样改变，内可见血流信号明显增多呈火海征，血流速度快，为 50cm/s。

诊断：甲状腺功能亢进症。

治疗：第 1 次在局部麻醉下行颈椎大"T"形针刀松解术。针刀术毕，嘱患者俯卧位，助手牵拉患者肩部作对抗，术者正对头顶，左手前臂尺侧压在病人枕部，右手托住患者下颌作屈颈弹压手法，进一步松解颈部的粘连和瘢痕。颈托固定保护。抗生素常规预防感染 3 日。48 小时后予以中频治疗，每次 20 分钟，每日 1 次，连续 3 日。

2015 年 8 月 18 日二诊：针刀松解肿大的甲状腺，在肿块中心定 1 点，用左手固定一侧肿物、右手持针刀从肿块腺体中心进针刀，刀口线与人体纵轴一致，垂直肿块腺体刺入，针刀经皮肤、皮下组织，刺破肿块包膜时有落空感，用提插刀法继续进针刀达肿块对侧壁有韧性感，穿过对侧包膜有落空感时停止进针刀。退针刀退至皮下，再向肿块上下左右刺四针，深度均穿过对侧壁，出针后指压止血。另一侧的针刀操作方法相同。抗生素常规预防感染 3 日。

2015 年 8 月 22 日三诊：针刀调节廉泉、内关、攒竹、心俞穴。

2016 年 3 月 21 日随访，已无颈部不适，心悸，多汗等症状，甲状腺肿大和突眼都不明显了，复查 T_3：2.80 ng/ml、T_4：53 ng/ml。

【案语】依据慢性软组织损伤病因病理学理论，慢性软组织损伤病理构架的网眼理论和关于脊柱区带病因病理学的理论。针刀医学认为甲状腺功能亢进症是因为长期的郁怒、忧愁、焦虑等情绪性损伤和其他疲劳性损伤导致颈部弓弦力学系统受损和甲状腺局部的软组织损伤，而甲状腺又受到颈部交感神经的支配，当颈部弓弦力学系统受损影响到这些交感神经时，甲状腺功能就进一步的紊乱，亢进，局部产生粘连、瘢痕、挛缩和堵塞而肿大。

所以通过颈部和甲状腺局部的软组织松解和相关穴位的调节，3 次针刀松解，使损伤变性的软组织重新获得动态平衡，治愈该病就不足为奇了。

第十三节　糖尿病临证医案精选

患者：张某，男，48 岁，干部，于 2015 年 9 月 9 日来我院就诊。

主诉：口干、多饮、多尿四年。

现病史：患者于 4 年前无明显诱因出现口干、多饮、多尿症状，在单位体检时，空腹血糖：11.3mmol/L，尿糖：（+++），确诊为：糖尿病。在当地医院给予口服"优降糖""拜糖平"西药治疗（具体用量不详），血糖控制尚可，近 1 年来出现全身乏力、头晕、下肢异物感。10 日前查随意血糖：21.7mmol/L。经人介绍特来我院求治。

查体：体型肥胖，第 7～9 胸椎周围软组织有压痛和结节。

影像学检查：胸段正侧位 X 线片示第 8 胸椎棘突向左偏，第 9 胸椎棘突向右偏。空腹血糖：12.3mmol/L。

诊断：2 型糖尿病。

治疗：第 1 次局部麻醉下针刀松解 T$_7$～T$_9$ 棘上韧带、棘间韧带及多裂肌止点和肋横突关节囊韧带的粘连瘢痕。针刀术后用俯卧推压整复手法进行整复。抗生素常规预防感染 3 日。48 小时后予以中频治疗，每次 20 分钟，每日 1 次，连续 3 日。

2015 年 9 月 14 日二诊：针刀调节膈俞、脾俞、足三里、三阴交、中脘、天枢、关元穴。嘱术后要坚持做腰腹部康复操锻炼，并配合中药治疗：天花粉 15g，麦冬 10g，生地 10g，葛根 10g，黄连 6g，元参 10g，知母 10g，生石膏 10g，枸杞 10g，桑螵蛸 10g，蛤粉 10g，每日 1 剂，每剂煎 2 次，共服 15 日。

2015 年 9 月 20 日三诊：患者述体重减轻了 4kg，感觉很轻松。查空腹血糖 8.3mmol/L。嘱术后一定要坚持做腰腹部康复操锻炼，注意饮食。

2016 年 8 月 23 日电话随访：通过饮食和锻炼现在不吃任何药血糖都正常了，还有体重已不超重了。

【案语】近 20 年来，肥胖症的发病率明显上升，后果之一是 2 型糖尿病的发病率亦迅速上升。肥胖与 2 型糖尿病已成为危害人类健康的重要疾病。中心型肥胖与 2 型糖尿病关系更为密切。肥胖与 2 型糖尿病是独立的两种疾病，肥胖患者并不一定都发生 2 型糖尿病，2 型糖尿病患者发病时也并不一定都呈肥胖状态，但流行病学证据显示，肥胖程度越严重，2 型糖尿病的发病概率越高。肥胖患者减轻体重有利于防止 2 型糖尿病的发生。而对肥胖型 2 型糖尿病病人，降低其体重将明显改善血糖、血脂的控制水平，还可以减少降糖药物的用量。

针刀治疗 2 型糖尿病在血糖得到控制的同时，好多患者的体重也得到了减轻。针刀医学从临床上也证实了糖尿病与肥胖的相关性。

针刀医学的弓弦力学系统、网眼理论和脊柱区带理论一样可以分析两者的相关性。

针刀医学认为糖尿病是由于胸腰结合部的软组织受损和骨关节微小错位，导致了支配胰腺的自主神经紊乱引起的；针刀医学认为肥胖的病因是由于代谢缓慢，运动量小，腰腹部筋膜、肌肉松弛，造成腰腹部的弓弦力学单元的损伤无力引起腰腹部的皮下脂肪堆积而致肥胖；两者有着共同的病因，即腰部的弓弦力学单元的损伤，所以两者有着明确的相关性。所以本例患者通过针刀的整体松解而使血糖、体重得到控制。

第十四节 慢性前列腺炎临证医案精选

患者：李某，男，39岁，经理，于2015年12月9日来我院就诊。

主诉：反复发作尿频、尿痛4年。

现病史：患者大约4年前出现尿频、尿痛，曾在数家医院诊断为前列腺炎。经过反复治疗，如抗生素注射，尿道微波等治疗后，症状稍有改善，这几年仍反复发作。近半年来患者出现下腹隐痛、肛门坠胀、尿等待、夜尿增多、早泄等症状，经朋友介绍来我院就诊。

查体：肛门指诊双侧前列腺明显增大、压痛、质偏硬，中央沟变浅。

检查：实验室检查：前列腺液常规卵磷脂小体30%，白细胞满视野、红细胞++；B超检查：前列腺增大。

诊断：慢性前列腺炎。

治疗：首次针刀松解中极、三阴交、秩边、水道、天枢、关元、脾俞、血海、行间穴。

2015年12月12日二诊：针刀松解前列腺包膜的挛缩，患者仰卧位，医生左手食指从肛门插入即可触到前列腺，用食指将前列腺推顶至小腹腹壁，用针刀刺穿腹壁，刀口线和腹中线平行，针体和进针部位垂直，刀锋达前列腺表面，纵行切开3~4刀，即是将前列腺表面张力很大的包膜切开，拔出针刀后，用力压迫针孔3~5分钟。术后立即肌注止血敏，术后3日开始按摩前列腺，每周1次，同时服用中药汤剂：丹参10g，赤芍10g，红花10g，桃仁10g，泽兰10g，没药10g，山甲10g，王不留行15g，川楝子10g，败酱草15g，蒲公英15g，石韦10g。水煎服，1日1剂，分2次服用，连用20日。

2008年1月5日三诊：患者述已没有明显的不适。嘱每周按摩前列腺4次，并加强身体锻炼，增强体质。

2008年12月6日随访，一切正常。复查前列腺液常规，卵磷脂小体（+++），白细胞（3个/HP），pH7.2。

【案语】针刀医学认为慢性前列腺炎是由于前列腺的频繁强烈的收缩，使前列腺及周边的软组织发生疲劳性损伤，大量的瘢痕组织生成，使前列腺增大，增大的前列腺又压迫尿道和输精管，使之狭窄甚至闭塞。当人体抵抗力下降，病菌侵入时，狭窄甚至闭塞的尿道和输精管又成了病菌的温床。人体与病菌反复的交战而致慢性前列腺炎。

所以首先用针刀调节相关的穴位，增强人体和局部的抵抗力，再用针刀松解前列腺的粘连、瘢痕，使狭窄甚至闭塞的尿道和输精管恢复通畅，再加上中药和前列腺按摩，就可以使慢性前列腺炎得以恢复正常。

第八章

常见内科疾病针刀临床研究进展

内科疾病病种繁多，治疗颇为复杂，近年来，由于医用生物化学、医用物理学、计算机技术和基础医学的理论和技术的快速发展，内科疾病的诊断和治疗亦取得了长足的进步，对于内科疾病通常采取药物治疗，虽取得一定的疗效，但由于药物本身对人体的副作用，导致机体出现不同程度的损害，而且停药后易复发，给患者本人及家庭、社会带来不必要的经济、心理负担。因此寻找一种疗效好、见效快、费用低廉的治疗方法迫在眉睫。

针刀疗法是近 40 年来在国内兴起的一种治疗常见疾病的新兴疗法，它将中医的针刺疗法和西医骨科的手术疗法融为一体，在治疗内科疾病中取得满意疗效。其治疗原理是根据脊柱区带病因学以及人体弓弦力学系统与网眼理论，发挥了针刀的长处，通过剥离、松解、刺激，使经脉疏通、气血流畅、解痉止痛、祛除外邪，调整脏腑功能，维持体内动态平衡，达到治愈疾病的目的。针刀医学从临床疗效论证了其理论的正确性，从根本上解决了西医学所遇到的无法解决的矛盾和困惑，作为一种新型治疗手段，具有切口小、剥离少、痛苦小、见效快、不易复发等特点，深受广大患者好评。但是，针刀医学毕竟是一门年轻的学科，有许多问题还要大家共同探讨。现就所收集到用针刀治疗临床常见的 10 余种内科疾病综述如下。

第一节　针刀治疗慢性支气管炎临床研究进展

一、对病因病理的探讨

以往对慢性支气管炎的认识，是支气管发生感染性或非感染性的炎症所致。从关于肺脏和自主神经关系的叙述，可见肺脏的功能活动是受自主神经控制的。从解剖位置我们知道这些控制肺脏的自主神经来自迷走神经和 $T_1 \sim T_5$ 节段。针刀医学通过对慢性支气管炎的病因、病理的深入研究，并通过大量的临床实践验证，本病根本原因不在肺脏的本身，而在于控制它的自主神经的功能紊乱，如慢性支气管炎反复发作后支气管黏膜的迷走神经感受器反应性增高，副交感神经功能亢进，从而出现过敏现象而发生喘息。而引起自主神经功能紊乱的进一步原因是，$T_5 \sim T_{12}$ 部位的慢性软组织损伤、骨关节损伤及迷走神经在颈部走行部位的慢性软组织损伤。

二、慢性支气管炎的损伤机制

人体由于受到大气污染、吸烟、感染、过敏因素等影响，导致气道上皮细胞的纤毛发生粘连、倒伏、脱失，上皮细胞空泡变性、坏死、增生、鳞状上皮化生。黏膜发生萎缩性改变，气管周围纤维组织增生，造成管腔的僵硬或塌陷，破坏了肺组织的正常结构。由于慢性软组织损伤和骨关节损伤导致自主神经被牵拉和卡压，是自主神经功能紊乱的本质，导致患者出现"咳""痰""喘"等相关症状。

三、影像学诊断

通常采用 X 线，早期无异常。病情反复，引起支气管管壁增厚，细支气管或肺泡间质细胞浸润或纤维化，可见两肺纹理增粗、紊乱，呈网状或条索状、斑点状阴影，若合并支气管周围炎，可有斑点阴影重叠其上。必须摄 T_3 为中心的胸椎正侧位片，根据针刀医学影像学有关读片方法，仔细阅读 X 线片，检查 T_3 有无旋转移位和前后移位，有无以 T_3 为中心的轻度侧弯。通过 X 线检查，针刀能够迅速找到最佳手术入路，极大地提高手术治疗效果。

四、针刀治疗作用机理[1]

（1）改善呼吸系统功能：可调整呼吸频率、幅度、拮抗乙酰胆碱、组织胺对支气管平滑肌的兴奋性，缓解支气管痉挛，并可使气量增加，气道阻力明显下降。

（2）调节神经系统功能：针刀疗法通过神经传导至中枢，使之产生兴奋或抑制，兴奋者使之减弱，低落者使之兴奋，慢支患者在疾病发展过程中，迷走神经处于兴奋状态，故喘息反复发作，针刺可使升高的副交感神经兴奋性降低，还可使不正常的植物神经功能恢复。

（3）调节免疫系统功能：针刀疗法对血液 T 细胞和 B 细胞的活性有调整作用，使之趋于正常，增强全身的抵抗力，增加食欲，改善患者精神状态。

（4）调节内分泌功能：包括垂体-肾上腺皮质及性腺功能，临床研究发现，长期依赖激素或肾上腺皮质功能低下的病人，经过针刀治疗 1~2 个疗程后，肾上腺皮质功能有明显改善。

（5）提高血浆 cAMP 的含量，从而调整 cAMP/cGMP 的比值，有利于支气管炎的缓解。

五、针刀手术入路

（1）定点　①T_3 椎体旋转移位或前后方移位，患者采取俯卧位，在 T_2~T_3 和 T_3~T_4 棘突间各定一点和此二点旁开 1.5cm 定 4 个点，总共 6 点；②T_3 的上、下、左、右有压痛或结节、条索处定若干点；③若 T_3 区无位置变化，又无压痛等病理变化，定点为 C_7 和 T_1 棘突间点，T_3~T_4 棘突间旁开 1.5 寸两侧各定一点，T_4~T_5 棘突间旁开 3 寸两侧各定 1 点。

（2）方法　在定好的治疗点上用记号笔作好标记，按四步进针规程进针刀，按胸椎的手术入路和手术方法进行治疗，出针刀后压迫针孔片刻，用创可贴覆盖。

六、临床疗效观察

陈明涛等[2]用针刀疗法结合痹通药酒治疗慢性支气管炎取得较好疗效，用针刀松解背部有硬结压痛的双肺俞穴、双定喘穴，针刀刺入到骨面纵横松解患者有酸胀感，医者针下有疏松感为度。针刀治疗结束后，患者胸闷、喉痒、鼻塞之症状明显减轻，术后饮用痹通药酒，一周即见明显疗效。

成树江[1]用针刀配合中药治疗慢性支气管炎 100 例，选取膻中、天突、丰隆、肾俞、三阴交、孔最、肺俞、定喘。每次取 4～6 穴，常规消毒后，按照四步规程进针刀，行纵行、横行剥离 2～3 下，每隔 3 日治疗 1 次，一般治疗 4～6 次。经治疗 1 个疗程，基本治愈率达 55%。

赵以乔等[3]分别采用金水宝胶囊、针刀松解术和金水宝胶囊联合针刀松解术治疗慢性支气管炎，共 90 例患者，分为综合治疗组（金水宝胶囊联合针刀松解术）、针刀组、金水宝组，每组 30 例。其中，针刀松解术治疗，使用 4 号针刀对 C_7～L_5 之间肺、肾、脾区椎体棘突旁开 4cm 范围内软组织进行切割、松解、疏通、剥离，1 周一次，4 次为1 个疗程，连续 2 个疗程。三组对比观察疗效，综合治疗组明显优于另外两个对照组。可见，金水宝联合针刀治疗慢性支气管炎具有较好临床疗效。

方海洲等[4]分别采用针刀整体松解术和盐酸赛庚啶片治疗慢性支气管炎，患者总共52 例，观察组和对照组各 26 例。观察组，采用针刀整体松解术，分三次治疗；对照组，服用盐酸赛庚啶片治疗。三次针刀整体松解术治疗的具体内容如下。第 1 次针刀松解T_2～T_4 周围的粘连瘢痕，选取 T_2、T_3、T_4 棘突顶点及其左右两侧的肋横突关节（棘间旁开 2～3cm）共 9 个治疗点。患者俯卧位，肩关节及髂嵴部置棉垫，每个治疗点 1% 利多卡因局部麻醉。使用 I 型 4 号针刀，按针刀四步进针规程进针刀，第 1 支针刀松解T_3 棘突顶点，刀口线与人体纵轴一致，刀体先向头侧倾斜 45°，与胸椎棘突呈 60° 角，针刀经皮肤、皮下组织，直达棘突骨面，纵疏横剥 2～3 刀，范围不超过 0.5cm，然后将针刀体逐渐向脚侧倾斜与胸椎棘突走行方向一致，先沿棘突骨面分别从棘突左、右侧向椎板方向铲剥 2～3 刀，深度达棘突根部。再退针刀到棘突表面，调转刀口线 90°，沿T_3 棘突上缘骨面向上用提插刀法切割 2～3 刀，范围不超过 0.5cm。第 2 支针刀松解左侧 T_4 肋横突关节囊韧带，刀口线与人体纵轴一致，针刀体与皮肤呈 90° 角，按针刀四步进针规程进针刀，针刀经皮肤、皮下组织、胸腰筋膜浅层、骶棘肌达横突骨面，沿横突骨面向外到横突尖部，纵疏横剥 2～3 刀，范围不超过 2mm。第 3 支针刀松解 T_4 右侧肋横突关节囊韧带，针刀松解方法同第 2 支针刀。其余部位的针刀松解参照上述针刀松解方法进行；第 2 次针刀松解 C_7～T_2 周围的粘连瘢痕，选取 C_7、T_1 棘突顶点及 T_1 的肋横突关节共 4 个治疗点。针刀操作参照第 1 次针刀松解方法；第 3 次针刀松解 T_4～T_5、T_5～T_6 周围的粘连瘢痕，选取 T_5、T_6 棘突顶点及其肋横突关节共 6 个治疗点。针刀操作参照第 1 次针刀松解方法。第 1 次针刀治疗后间隔 5 日行第 2 次针刀治疗，每次治疗后口服阿莫西林胶囊 500mg，每日 3 次，连续服用 3 日以预防感染。3 次治疗结束后进行疗效评价。经治疗后发现，①两组近期临床疗效比较，观察组总有效率高于对照组，观察组总有效率为 92.3%，对照组总有效率为 80.8%；②两组患者治疗 1 年后随访疗效比较，观察组总有效率高于对照组，观察组总有效率达 96.2%，对照组总有效率为 65.3%。

由此可见，在近期疗效和远期疗效方面，针刀整体松解术对慢性支气管炎都具有良好的疗效。

任海涛等[5]分别采用针刀整体松解术和针灸配合电针的方法对慢性支气管炎进行治疗。针刀整体松解术的治疗方法如下。总共进行 6 次针刀，主要松解以下部分软组织的粘连、瘢痕：①$T_7 \sim T_{10}$ 棘上韧带以及棘间韧带和关节突关节韧带；②$T_{11} \sim T_{12}$ 棘上韧带以及棘间韧带和关节突关节韧带；③$L_2 \sim L_5$ 棘上韧带以及棘间韧带和关节突关节韧带；④左侧第 5～9 肋腋中线部的胸腰筋膜；⑤右侧第 5～9 肋腋中线部的胸腰筋膜；⑥腹直肌起止点。1%浓度的利多卡因注射液局部退出式麻醉，每一个治疗点注射 1ml 麻药。使用Ⅰ型 3 号或者 4 号直形针刀进行操作。在上述所选定施术点进针刀。刀口线必须与患者下肢所在的纵轴方向保持一致，针刀体应与患者皮肤垂直，必须遵照针刀医学所规定的四步进针刀规程进针刀，针刀经过皮肤、皮下组织、筋膜，当针刀到达病变部位时，运用纵疏横剥或铲剥刀法，松解 2～3 刀，范围不超过 0.5cm。操作完成后，拔出所有针刀，并在施术部位的局部进行按压止血 3 分钟，然后再用创可贴覆盖针刀口。治疗后一个月，进行临床疗效和肺通气功能比较。通过比较两组的临床疗效发现，针刀治疗组的总有效率达 93.10%。对照组的总有效率为 79.31%，针刀治疗的总有效率明显高于对照组（P＜0.05）；对两组肺通气功能比较发现，两组患者治疗前后 MVV、Raw、MMF、PIMAX、PE-MAX、DLco 等各项指标在进行治疗之后较进行治疗之前均有明显改善（P＜0.05）。治疗结果表明，针刀整体松解术能够有效改善慢性支气管炎患者临床症状以及肺通气和换气功能。

参考文献：

[1] 成树江. 小针刀疗法配合中药治疗慢性气管炎 100 例体会 [C]. 第四届全国针刀医学学术交流大会论文集，1996.

[2] 陈明涛，吕合群，崔秋凤，等. 针刀疗法结合痹通药酒治疗慢性支气管炎 [C]. 第三届国际针刀医学学术交流大会.2007：279-280.

[3] 赵以乔，刘龙忠. 金水宝胶囊联合针刀治疗慢性支气管炎 30 例临床观察 [J]. 遵义医学院学报，2009，32（5）：500-501.

[4] 方海洲，祝红梅，石云平，等. 针刀整体松解术治疗慢性支气管炎临床观察 [J]. 湖北中医杂志，2014（5）：62-63.

[5] 任海涛，张天民. 针刀整体松解术治疗慢性支气管炎 29 例 [J]. 中医外治杂志，2016，25（2）：26-27.

第二节　针刀治疗支气管哮喘临床研究进展

一、对病因病理的探讨

针刀医学认为，主要支配肺脏功能活动的是迷走神经和从胸髓（$T_1 \sim T_5$）侧角发出的交感神经，由于有关椎体的移位，软组织损伤变性而受到牵拉、挤压，导致去神经敏感性，最终致使交感神经 P 受体功能低下。用针刀直达病所，使损伤变性的软组织重新获得动态平衡，使移位的椎体得以整复，最终使支配肺脏功能活动的迷走神经和交感神经的功能恢复，保持 cAMP 和 cGMP 的相对平衡，以维持支气管平滑肌的正常张力。

二、影像学诊断

哮喘在发作早期，可见两肺透亮度增加，呈过度充气状态；在缓解期多无明显异常。如并发呼吸道感染，可见肺纹理增加及炎性浸润阴影。同时要注意肺不张、气胸或纵隔气肿等并发症的存在。

三、针刀治疗手术入路

支气管哮喘的针刀手术入路及手术方法同慢性支气管炎。

四、临床疗效观察

车兆勤等[1]采用针刀治疗脊柱源性支气管哮喘 16 例，其治疗方法如下。让患者俯卧位，胸下垫薄枕，在 C_4~T_5 段依照针刀医学影像学读片方法 X 线片提示椎体移位的相应节段，在移位椎体的上下棘突间及旁开 1.5cm 处分别定点，常规消毒，铺无菌洞巾，按照四步进针规程进针刀，刺入达到棘间韧带、椎间关节囊、肋横关节囊、软组织异常改变处，并施切割剥离，疏通手法，拔出针刀，创可贴封贴针刀口，7 日 1 次，3 次为一个疗程。经治疗后，基本治愈 7 例，显效 7 例，好转 2 例。从整体的治疗效果来看，针刀对治疗脊柱源性支气管哮喘疗效较好。

田金虎[2]采用针刀配合整脊治疗支气管哮喘 1 例。其治疗方法如下。①患者取俯卧位，暴露肩背部。②在 T_1 和 T_2、T_2 和 T_3、T_3 和 T_4 棘突间分别各定一点，并在相应的两侧各旁开 1~1.5cm 定 6 点。③外科消毒后，戴无菌手套，用 I 型 4 号针刀在所定 9 点分别垂直于皮肤表面进针刀，刀口线和人体纵轴平行，棘突间 3 点将棘间韧带切开松解 2~3 刀，两侧 6 点将肋横突关节囊切开 2~3 刀，术后创可贴贴敷。④行整脊治疗，纠正棘突偏歪，并给予棘突体表固定，嘱患者避免体力劳动，10 日后解除固定。行针刀配合整脊治疗后，患者立刻自觉呼吸通畅，哮喘已不发作，胸闷、头痛等症状均大有缓解。随访 3 个月，患者哮喘未再发作，生活质量显著提高。由此可见，针刀配合整脊治疗在缓解支气管哮喘临床症状方面取效良好。

周到[3]采用中药熏蒸配合针刀治疗支气管哮喘 1 例。其治疗方法如下。①患者取俯卧位，暴露肩背部。②在 T_1 和 T_2、T_2 和 T_3、T_3 和 T_4 棘突间分别各定一点，并在相应的两侧各旁开 1~1.5cm 定 6 点。③外科消毒后，戴无菌手套，用 I 型 4 号针刀在所定 9 点分别垂直于皮肤表面进针刀，刀口线和人体纵轴平行，棘突间 3 点将棘间韧带切开松解 2~3 刀，两侧 6 点将肋横突关节囊切开 2~3 刀，术后创可贴贴敷。5 日后，进行中药熏蒸（鱼腥草、黄芪、麦冬、何首乌、女贞子、枸杞，五味子、麻黄、白术、淫羊藿、制半夏、车前草、当归、连翘各 45g），时间为 20 分钟到半小时。每日 1 次，连续治疗 15 日。行针刀配合中药熏蒸治疗后，患者自觉呼吸通畅，哮喘已不发作，胸闷、头痛等症状均有缓解。随访 3 个月，患者哮喘未再发作。通过患者治疗后的症状缓解情况及随访情况来看，中药熏蒸配合针刀具有良好的临床疗效。

刘国望[4]采用针刀为主结合西医疗法治疗支气管哮喘 60 例，其治疗方法如下。对照组给予常规治疗。给氧、抗感染、对症治疗，加用氟美松 5mg，氨茶碱 0.25g 静脉点滴，每日 1 次，两周为 1 疗程；治疗组在对照组的基础上行中医微创针刀治疗。患者取俯卧位，前胸下垫一约 5cm 小枕，依据 CT 或 MRI 显示的 $C_4 \sim T_5$ 椎体对照，在椎体移位的相应节段，椎体旁开 1～1.5cm 处或移位椎体上下棘突间，分别采用三步进针法将针刀刺入病灶，针达棘间韧带、肋横和椎间关节囊及软组织异常结节痉挛处，通过横行剥离和纵行疏通及铲切等针刀手法予以松解局部组织，完成后拔出针刀，针眼以创可贴局部封盖。①颈椎。以松解铲剥 $C_2 \sim C_4$ 两个椎体旁关节突、囊与棘间部位。a. 椎体棘突点中心旁开 1.5～2.5cm 为关节突和关节囊的针刀进针点，刀口线与正中线平行，垂直刺入达关节囊和关节突上以此为原点找到关节间隙，沿骨缘斜向外切 1～3 刀打开关节囊，继续向内切 1～3 刀，以达到针刺关节囊内壁为宜。b. 于患椎棘突上缘进刀，刀口线应与人体纵轴线平行，垂直进针直达骨面，再依次至皮下筋膜、椎前筋膜、项韧带和棘间韧带，针刀刃口与棘间韧带纤维垂直，顺着棘突上缘治疗点，切 2～3 刀松棘间韧带迅速出针完成手术。②胸椎。以松解刺激 $T_2 \sim T_4$ 两椎体旁棘间隙和肋横突关节点为主。在 T_2 与 $T_3 \sim T_4$ 棘突间分别定位一个点，在两侧肋横突关节囊的部位定四点垂直进针刀，针刀刃口线和人体纵轴线平行，椎管外 3mm 处为棘突间进刀深度，到达相应部位后摆正刀口，使之与人体纵轴线垂直，继续在棘间韧带松解铲剥数刀，两侧肋横突关节囊处分别铲切 4 刀，以切开其囊壁为宜。针刀术后，中颈段使用两点一面复位手法，上胸段使用掌推冲压复位法。每周 1 次，连续 3 次为 1 疗程。经治疗 1～3 个疗程后，治疗组总有效率为93.75%，对照组总有效率为75.0%，治疗组显著优于对照组（P＜0.05）。由此可见，针刀结合西医疗法治疗支气管哮喘的疗效显著，有简、便、验、廉优势，值得推广应用。

樊兴海等[5]采用水针刀平衡三针法治疗支气管哮喘 176 例，其治疗方法如下。按水针刀法"十六字要领"操作规程，令患者俯卧位，在患者肺病相关诊区的内脏神经治疗线、脊神经后支内侧支外线，脊神经后支外侧支及对应区，选取治疗点。皮肤常规消毒后，取药磁线水针刀，按纵行留线法，在治疗点斜行进针刀（45°），达肌膜层后，平推进针一定深度，采用水针刀筋膜扇形分离法，松解 3～6 刀，注射哮喘四联针 3ml，若有结节，加大松解力度和次数，针刀下有松动感时，患者局部酸、胀感明显时，回抽无血，边推线边退水针刀，把线送到治疗点的肌筋膜的下层，不使药磁线外漏、打结。出水针刀后，消毒针眼，贴创可贴；然后选择患者双侧肺病治疗点，按水针刀法在四肢"十六字操作要领"操作规程，在双侧肺病治疗点，注入哮喘四联针 2～3ml，后留药磁线。每 15 日治疗一次，3～5 次一疗程。观察疗效，176 例患者的治疗有效率达 90%。可见，运用水针刀平衡三针法治疗支气管哮喘的疗效明显。

王远庆[6]选取 80 例哮喘患者，应用超微针刀立体松解术松解颈、胸、背部病变筋结点。治疗方法如下。超微针刀立体松解术治疗，所有门诊患者均采取站立位，拍摄颈椎正侧双斜位、胸椎正侧位 X 线片，在《针刀医学》"颈、胸椎 X 线片的读片方法"指导下，根据椎体移位的相应节段和脊柱弓弦理论选定治疗点。超微针刀立体松解术治疗点，a 点，$C_3 \sim T_3$ 棘突旁筋结点；b 点，$C_6 \sim C_7$ 棘突旁点（相当于定喘穴）；c 点，C_7 横突尖上方筋结点（相当于肩井穴）；d 点：C_7 棘突下点（相当于大椎穴）；e 点，$T_5 \sim T_6$ 棘突旁筋结点；f 点，胸骨角中点（相当于华盖穴）；g 点，胸骨体中下 1/3 筋结点（相当于膻中穴）；h 点，第 1 肋间隙，前正中线旁开 4 寸点（相当于库房穴）；i 点，剑突结节点（相当于鸠尾穴）。超微针刀立体松解术操作方法如下。①对 a、b、c、d、e 点进行超微针刀治疗时，患者取俯卧位，颈前屈，两手叠压置于前额下，暴露治疗部位，术者站在患者正前方。常规消毒，戴无菌手套，按超微针刀进刀法操作。a、d、e 点治疗时，左手拇指摸准局部筋节点，刀口线与身体纵轴平行，沿左手拇指指甲边缘进刀 0.5 ~ 1cm，呈扇形切割 2 ~ 3 刀，当感觉到指下的痉挛结节缓解或消除时出刀，用干棉球按压针眼 1 分钟即可；b、c 点治疗时，刀口线与指下筋节的走行方向垂直进行切割、剥离松解，在结节或钙化点上重点松解。②对 f、g、h、i 点治疗时患者取仰卧位，术者站在患者右侧前方。f、g 点治疗方法同 a、d 点，术毕用拇指指腹将局部发生粘连的特殊筋膜彻底松解。h 点治疗时刀口线与身体纵轴平行，进刀深度约 0.1cm，为确保安全，术者将库房穴处的特殊筋膜下拉到第 2 肋骨骨面，左手食指置于第 1 和第 2 肋骨间隙，中指置于第 2 和第 3 肋间隙，在第 2 肋骨骨面探索式缓慢进刀，当出现黏滞感时，即到达特殊筋膜层。其余操作方法同 a、d 点。i 点治疗时嘱患者屏住呼吸，以剑突缘与肋弓缘夹角处为进刀点，进刀深度 0.3 ~ 0.5cm，刀口线与局部筋结点垂直进行切割、剥离松解，在结节或钙化点上重点松解。术后每个刀口敷创可贴，超微针刀每隔 5 日治疗 1 次，2 次为 1 疗程。此外，在哮喘急性发作期，采用 1 种或 2 种抗生素，并用静脉点滴氨茶碱、激素及其他对症支持治疗，每日 1 次，直至临床症状缓解。观察患者的治疗前后综合疗效、肺功能及生化指标。经治疗后，治愈 35 例，显效 38 例，有效 7 例，总有效率为 100%；治疗后 Vpeak 明显增高（P<0.01）；外周嗜酸性粒细胞数、免疫球蛋白、血氧浓度及 CO_2CP 均明显改善（P<0.01）。可见，超微针刀立体松解术可明显改善哮喘患者的各项临床指标，有较高的治愈率，值得进一步临床推广及运用。

参考文献：

[1]　车兆勤，刘运法，付敏. 针刀治疗脊柱源性支气管哮喘 16 例体会 [C]. 2007 年学术年会论文集. 中华中医药学会针刀医学分会 2007 年学术年会. 2007.

[2]　田金虎. 小针刀配合整脊治疗支气管哮喘 1 例 [J]. 中国社区医师，2008，（21）：40.

[3]　周到. 中药熏蒸配合小针刀治疗支气管哮喘 1 例 [J]. 大家健康（学术版），2012，6（23）：96-97.

[4]　刘国望，刘仁旺，彭静，钟吉富. 中医微创小针刀为主结合西医治疗支气管哮喘 60 例临床观察 [J]. 蛇志，2017，29（1）：36-37.

[5]　樊兴海. 水针刀平衡三针法治疗支气管哮喘 176 例 [C]. 2012 全国第三届骨伤疼痛新疗法学术年会论文集，2012.

[6]　王远庆. 超微针刀立体松解术治疗哮喘 80 例探析 [J]. 中国中医急症，2014，23（11）：2117-2118.

第三节 针刀治疗慢性胃炎临床研究进展

（一）对病因病理的探讨

针刀医学认为，慢性胃炎的产生，炎性反应只是表面现象，根本原因是由于胸椎部分节段的位移，使控制胃的交感神经和迷走神经受到牵拉和卡压，导致胃的生理活动功能下降所引起的；或是由于脊柱区带内的软组织损伤形成瘢痕、挛缩，牵拉卡压到胃的神经，导致胃的功能损伤，或是有毒性的化学物质对胃造成的侵害性损伤。在自我修复过程中，使胃组织广泛形成细小的粘连、挛缩，继而发生胃的微循环障碍，使胃内侧壁营养供应遭到破坏，从而影响了胃对自身修复的能力。

大量的临床实践证明，慢性软组织损伤，导致了椎体动态平衡失调。关节在异常应力的作用下，发生了不正常的移位，随着软组织损伤的程度逐渐增加，关节的不正常移位随之加大。如果忽略或未给予有效的治疗，慢性软组织损伤造成的粘连、结疤、挛缩、堵塞的变性组织，则会维持和加大关节微小移位的状态，造成关节力平衡失调。也即软组织损伤致关节面间或关节内结构在原来位置上发生的轻度改变，随着病程的延长，椎体小关节移位的程度不断加大，刺激压迫胃的神经的病理因素进一步加重，致使慢性胃炎反复发作，缠绵难愈。

（二）影像学检查

由于胃镜检查的广泛运用，临床上已较少使用 X 线检查来诊断胃炎。相当一部分患者作气钡双重对比造影时并无异常改变，或在萎缩性胃炎时见有黏膜皱襞相对平坦和减少；胃窦炎症时可见局部痉挛性收缩、皱襞增粗、迂曲等。

（三）针刀治疗作用机理

针刀疗法是根据脊柱区带病因学理论、内脏软组织损伤理论，治疗与慢性胃炎有关的软组织损伤，消除粘连、挛缩、瘢痕、堵塞等病理因素，手法整复位移的胸椎以使受牵拉、卡压的神经末梢生理功能得以恢复，使调节胃功能的交感神经和副交感神经恢复正常功能，达到消炎、镇痉、镇痛、活血，加强局部血液循环，改善胃的功能，加强全身和局部新陈代谢，从而达到治愈疾病的目的。

（四）针刀手术入路

根据胸椎的正侧位片，如在 T_5、T_6、T_7 有任何一个方向的微小移位，即在此椎体棘突上和下相邻棘突的中点定两点，以此两点作 2 条与脊柱中线垂直的线，并在此 2 条线上以上述相邻棘突的中点为起点，向两侧各旁开 1.5cm 各定两点，共 6 点。刀口线均和脊柱中线平行，针体均垂直于背部位的平面，棘突间的两针刺入后，将针体略向下倾斜刺入 0.3～0.5cm，然后将刀口线转动 90°，沿刀口线纵行切开 2～3 刀。脊柱两侧 4 点刺入深度达肋横突关节囊，沿关节间隙切开 2～3 刀。

（五）临床疗效观察

马东生等[1]采用针刀治疗 60 例顽固性胃炎患者，让患者俯卧位，胸部垫枕，在第 6～10 胸椎，正中及椎旁寻找敏感压痛点，结节，条索，对各病变压痛点进行常规皮肤消毒，用 4 号针刀在定点处垂直刺入，刀口线与脊柱纵轴平行，针刀深入至有病变组织时，进行切割，剥离松解，出针后，用无菌纱布按压片刻，创可贴覆盖。平均治疗次数为 3 次。经治疗后，总有效率达 96%。可见，针刀治疗顽固性胃炎疗效明显。

王令习等[2]分别采用针刀和药物治疗慢性浅表性胃炎，对比发现，针刀组有效率达 90%，而药物组有效率为 80%，两组疗效比较，具有统计学意义。

洪成贵[3]采用推拿正骨针刀治脊疗法治疗慢性胃炎 30 例，治疗方法如下。①推拿正骨疗法包括放松手法、正骨手法、强壮手法和痛区手法。A.放松手法。以掌揉法、拇指揉法交替进行，以患椎为中心，包括其上、下六个椎间以内的软组织，对棘突、横突附着的肌腱疼痛敏感区按法或震法，手法要柔和、轻松。B.正骨手法。分为快速复位法和缓慢复位法使"定点"与"动点"之间的椎间关节，以多次生理性运动形式在"动中求正"而复位，前后滑脱或错位加牵抖冲压法，纠正 $T_{5\sim8}$ 错位，每周 1 次。C.强壮手法。捏拿法、弹拨法、拍打法。D. 痛区手法：作为结束手法。②针刀疗法。在病变的脊椎旁压痛点处行针刀松解、剥离、切割等手法。③脊神经阻滞符合抗炎止痛注射疗法。在病变之椎旁压痛点注射阻滞复合抗炎止痛药阻断异常痛觉冲动，打断疼痛的恶性循环，药物复合液有 2%利多卡因，确炎舒松 A 混悬液，维生素 B_1、B_{12} 等，此疗法可与针刀疗法配合应用，先作针刀后注射，视病情可用 10%葡萄糖注射液加 30%胎盘组织液或丹参注射液等。通过观察患者的症状、体征、食欲变化以及有无背区的异常疼痛来判定疗效。经治疗，痊愈 21 例，为 70%，好转 6 例，为 20%，无效 3 例，为 10%，总有效率达 90%。且本组病例经 1 年随诊未复发。总有效率及随诊情况表明，推拿正骨针刀治脊疗法具有较好的疗效。

李金平等[4]通过针刀治疗 61 例慢性胃炎病人，治疗方法如下。根据 X 线胸椎的正侧位片，如属相应椎体有移位者，如 T_5、T_6、T_7 有任何一个方向微小移位（根据针刀学影像学原理读片），即在此椎体棘突上和下相邻棘突的中点定两点，两侧旁开 1～1.5cm 各定两点进针做松解治疗；如属脊柱区带的软组织损伤，其范围在 T_5、T_6、T_7 上下左右，在触诊有阳性点（如有压痛、结节、条索等）处进针刀治疗；如属生理功能紊乱者，取脾俞、肾俞、三焦俞以 0.6mm 针刀穿刺调节。针刀松解治疗配合手法效果更好，一般治疗两至三次即可。经治疗，总有效率达 93.3%，且见效快，未见并发症。因而可知，慢性胃炎用针刀治疗疗效明显。

周朝进[5]分别采用针刀和电针治疗慢性非萎缩性胃炎（CANG）患者 60 例，按入院的先后顺序，随机分为针刀治疗组和电针对照组，每组各 30 例。针刀治疗组采用针刀整体松解术治疗，选择 T_4～L_1 脊柱节段相应的针刀治疗点进行治疗。第 1 次针刀松解 T_4～T_7 节段棘突、棘间、肋横突关节的粘连；第 2 次针刀松解 T_7～T_{10} 节段棘突、棘间、肋横突关节的粘连；第 3 次针刀松解 T_{10}～L_1 节段棘突、棘间、肋横突关节及 T_{12}、L_1 关节突关节的粘连。具体针刀操作：患者俯卧位，选取上述相应脊柱节段的针刀治疗点，用 0.5%碘伏消毒 2 遍，而后铺无菌洞巾，1%利多卡因局部退出式浸润麻醉，每个治疗点注射 1%利多卡因 1ml，选用Ⅰ型 4 号直形针刀，进针刀时刀口线与人体纵轴一致，按照四步进针刀规程进针刀。①棘上、棘间韧带的松解以 $T_6 \sim T_7$ 为例。在 T_7 棘突顶点定位，针刀体先向头侧倾斜与胸椎棘突根部呈 60°角，穿过皮肤、皮下，达 T_7 棘突顶点骨面，采用纵疏横剥刀法切割 3 刀，范围 0.5cm 以内；然后保持针刀体刀口线方向不变，将针刀体向脚侧逐渐倾斜，直到与胸椎棘突走行一致为止。此时先沿 T_7 棘突顶点骨面左侧向椎板方向铲剥 3 刀，进针刀深度达 T_7 棘突根部，以松解多裂肌止点的粘连、瘢痕；然后退针刀至棘突骨面，保持刀口线方向不变，再沿 T_7 棘突顶点骨面右侧向椎板方向铲剥 3 刀，深度同左侧达 T_7 棘突根部。再退针刀到 T_7 棘突顶点骨面，调转刀口线 90°，此时刀口线方向与人体横断面一致，从 T_7 棘突上缘骨面向上沿 T_6 和 T_7 棘突间方向用提插刀法切割棘间韧带 3 刀，范围 0.5cm 以内。②肋横突关节囊韧带及关节突关节囊韧带的松解以 T_7 为例。从 $T_6 \sim T_7$ 棘突间中点旁开 2.5~3cm 进针刀，针刀体与皮肤呈 90°角，穿过皮肤、皮下、胸腰筋膜浅层、竖脊肌，直达横突骨面，此时针刀体略向棘突方向倾斜，刀刃端沿横突骨面缓慢向外移动，当有落空感时，即到横突尖部，采用纵疏横剥刀法，切割 3 刀，范围 0.2cm。治疗结束后，拔出全部针刀，针眼处无菌纱块压迫止血 3 分钟后，再用 0.5%碘伏消毒一遍，创可贴覆盖针眼。每周治疗 1 次，共治疗 3 次。对照组采用电针治疗。电针治疗的穴位选取中脘、内关、脾俞、胃俞、足三里、太冲，每次 20 分钟，每日治疗 1 次，连续 6 日为 1 疗程，每个疗程结束后休息 1 日，共治 3 个疗程后，对临床疗效进行评定。每日 1 次，每周 6 次，共治疗 3 周。3 周治疗结束后，观察两组临床疗效、胃镜检查疗效，以及两组治疗前后胃黏膜血流量（GMBF）和自主神经功能的变化并进行对比分析。①观察两组治疗后的临床疗效发现，针刀治疗组的总有效率（93.3%）高于电针对照组的总有效率（80.0%）（P＜0.05），针刀治疗组临床疗效明显优于电针对照组；②两组胃镜检查疗效比较发现，针刀治疗组总有效率（86.7%）高于电针对照组（73.3%）（P＜0.05），表明针刀整体松解术治疗在改善 CNAG 患者胃黏膜炎症方面疗效明显优于电针对照组；③两组 GMBF 变化的比较发现，两组治疗后，GMBF 均明显增加。与治疗前比较，针刀治疗组有极显著性差异（P＜0.01），电针对照组有显著性差异（P＜0.05）。与电针对照组比较，针刀治疗组治疗后 GMBF 改善更明显（P＜0.05）。表明针刀整体松解术治疗在改善 CNAG 患者 GMBF 方面的作用明显优于电针对照组。④两组的自主神经功能变化比较发现，治疗后两组 LF、LF/HF 均降低，HF 均升高。与治疗前相比，针刀治疗组 LF、HF、LF/HF 变化经统计学分析，均有极显著性差异（P＜0.01）；电针对照组 LF、HF 变化有显著性差异（P＜0.05），LF/HF 变化有极显著性差异（P＜0.01）。与电针对照组相比，针刀治疗组治疗后 LF、HF 变化经统计学分析，有显著性差异（P＜0.05），LF/HF 变化经统计学分析有显著性差异（P＜0.01）。表明针刀整体松解术治疗在恢复 CNAG 患者自主神经功能方面的作用优于电针对照组。由此可见，针刀整体松解术治疗 CNAG，临床疗效及胃镜检查疗效均明显优于电针对照组，具有疗效好、疗程短的优点，为 CNAG 的治疗提供了一种新的有效方法。针刀整体松解术治疗能使 CNAG 患者 GMBF 显著增加，从而改善胃黏膜局部血液循环障碍，以促进胃黏膜的修复。针刀整体松解术治疗能使 CNAG 患者自主神经功能恢复平衡，从而改善控制胃的交感神经和迷走神经的活性，使胃的生理功能恢复正常。

吕小桃等[6]采用针刀治疗慢性胃炎 206 例。属相应椎体有移位者做如下治疗。根据 X 线胸椎正侧位片，如在 T_6、T_7、T_8 有任何一个方向的微小移位（根据针刀医学影像学原理读片）即在此椎体棘突上和下相邻棘突连线的中点定两点，以此两点作两条与脊柱中线垂直的线，并在此两条线上以上述相邻棘突的中点为起点，向两侧各旁开 1.5cm 各定两点，在此六点上进针刀，刀口线均和脊柱线平行，针体均垂直皮肤进针，棘突间的两针刺入后。将针体略向下倾斜，刺入 0.3～0.5cm，然后将针刀口线转动 90°，沿棘间韧带横切 2～3 刀即可。脊柱两侧 4 点刺入深度达肋横突关节囊，沿关节间隙切开数刀即可。如属于脊柱区带的软组织损伤，其范围在 T_6、T_7、T_8 上、下、左、右在触诊有阳性点（如压痛、结节、条索等）处进针刀，将根据阳性反应的走向决定刀口线的方向，如有结节、条索务必将其切开、刮碎。经治疗，206 例病人中，痊愈者 51 人，好转者 61 例，总有效率为 90.8%。病人停止治疗后 3～5 年内对治疗总有效人数 187 例患者进行随访。调查结果表明痊愈者复发者为 12 例，复发率为 9%。可见，针刀治疗慢性胃炎疗效明显。

李改兰等[7]采用针刀松解术治疗慢性胃炎 12 例。治疗方法如下。①患者取俯卧位，先在背部反应区（T_5～T_{12}）棘突间隙及棘突两侧触诊、按压，寻找压痛点、结节或条索等阳性反应点，并用定点笔作标记。一般以棘突的两侧多见，有的右侧较著，而对侧较轻，有的反之，有的两侧均显著（一般位于 T_5～T_{10} 之间）。此点，为棘突旁点，棘突间压痛点为棘间点，条索多位于脊柱中线外侧 3cm 左右，并与脊柱平行，此点称为脊柱侧外点，每次治疗选择 6～10 个点。术毕压迫创口 3～5 分钟，无出血后行创可贴覆盖。而后行手法治疗，使移位的胸椎复位。每次治疗间隔 5～7 日，3 次为 1 疗程，1～2 个疗程为一个阶段，根据胃镜结果，决定是否继续治疗。②消毒方法。治疗区常规用碘伏消毒 2 遍，消毒范围以治疗区为中心，消毒半径为 10cm 以上。③局部麻醉方法。每一治疗点用细注射针注射局麻镇痛液 1.2～1.5ml，总量控制在 20ml 以内。④操作方法。A.棘突旁点治疗。右手持针刀，沿棘突，刀口线与棘突平衡，针体与皮肤呈 90° 角，直刺 2～3cm，纵行切开 3～5 刀，将硬化筋膜、结节、条索状反应物切开。B.棘间点的针刀治疗。右手持针刀，沿棘突，刀口线与棘突平行，针体与皮肤呈 90° 角，直刺入皮下，针刀体旋转 90° 角，与棘突垂直，将棘间韧带切开，以松解棘突间粘连。C.脊柱外点松解法。右手持针刀，刀口线与脊柱平行，针刀体与皮肤呈 90° 角，直刺入皮下，针刀体旋转 90° 角，与脊柱垂直，将紧张的筋膜切开，以松解紧张筋膜张力。深部是胸腔，刺入不宜深，以防刺破胸膜，引起气胸。⑤中药治疗。一般慢性胃炎是虚寒性胃炎，必要时辅助中药治疗。基本方剂如下。白花蛇舌草 30g，公英 20g，桔梗 10g，白芍 20g，桂枝 10g，粉葛根 20g，肉桂 3g，炒鸡内金 10g，六神曲 30g，砂仁 10g。根据病情随证加减。治疗结束后评定其疗效。12 例患者中临床治愈 6 例，占 50%。可见，局麻下用针刀松解背部反应区是治疗慢性胃炎的有效方法。

龚新宇等[8]分别采取针刀松解术结合穴位埋线法和常规西药治疗慢性胃炎 112 例，随机分为观察组 57 例和对照组 55 例。观察组采用针刀松解术配合穴位埋线治疗，对照组采用常规西药治疗，治疗 14 日后比较 2 组临床疗效。治疗方法如下。观察组进行针刀松解术结合穴位埋线治疗。①针刀松解术。第 1 次针刀松解 T_5～T_{10} 关节突关节囊；

第 2 次针刀松解 $T_7 \sim T_{12}$ 肋横突关节囊。每周治疗 1 次，共治疗 2 次。患者俯卧位，关节突关节囊以棘间旁开 2cm 定位，肋横突关节囊以棘间旁开 3cm 定位。选取上述针刀治疗点，常规消毒、铺洞巾，用 1% 利多卡因每个治疗点注药 1ml 行局部浸润麻醉，选用 I 型 4 号直形针刀治疗。刀口线与人体纵轴一致，按 4 步进针规程进针刀。关节突关节囊的松解以 $T_5 \sim T_6$ 为例，在 $T_5 \sim T_6$ 棘间中点左右各旁开 2cm 垂直皮肤进针刀，经皮肤、皮下组织，达关节突关节骨面，采用提插刀法切割关节囊韧带 3 刀。肋横突关节囊的松解以 $T_7 \sim T_8$ 为例，从 $T_7 \sim T_8$ 棘间中点左右各旁开 3cm 垂直皮肤进针刀，经皮肤、皮下组织、胸腰筋膜浅层、竖脊肌达横突骨面，沿横突骨面达肋横突关节，纵疏横剥 3 刀。术毕，拔出全部针刀，局部压迫止血 3 分钟后，创可贴覆盖针眼。②穴位埋线。于第 2 次针刀松解术后 7 日，进行穴位埋线治疗。取中脘、肝俞、胆俞、脾俞、胃俞。操作：中脘穴取仰卧位，其他穴位取俯卧位。局部活力碘常规消毒后，戴口罩及无菌手套，取长约 1.5cm 的 2-0 铬制无菌羊肠线，反向穿入 12 号埋线针针管内前端，刺入穴位，出现针感后，边推针芯，边退针管，将羊肠线埋植在穴位处的肌层内。再次消毒后，针孔处创可贴覆盖，患处保持干燥 3 日，治疗结束后 14 日评定疗效。对照组进行常规西药口服治疗。兰索拉唑 30mg，2 次/日；莫沙必利 5mg，3 次日；铝碳酸镁 1g，1 日 4 次，早、中、晚 3 餐前、睡前 30 分钟空腹咀嚼后咽下。上述药物连续口服 14 日后评定疗效。经治疗后，观察组有效率 96.5%，对照组有效率 85.5%，观察组优于对照组。可见，针刀松解术结合穴位埋线治疗慢性胃炎临床疗效明显，值得临床推广。

参考文献：

[1] 马东生，苏志林. 针刀综合治疗顽固性胃炎的临床探讨 [J]. 科学之友，2007，（4）：229-229.

[2] 王令习，王晶. 针刀治疗浅表性胃炎的临床随机对照观察 [J]. 世界科学技术：中医药现代化，2007，（8）：124-127.

[3] 洪成贵. 推拿正骨针刀治脊疗法治疗慢性胃炎 30 例 [C]. 中华中医药学会针刀医学分会 2008 年度学术会议论文集，2008.

[4] 李金平，贺晓敏，李金福. 慢性胃炎小针刀治疗的临床疗效观察 [J]. 按摩与康复医学，2012，3（32）：393-393.

[5] 周朝进. 针刀整体松解术治疗慢性非萎缩性胃炎临床研究 [D]. 湖北中医药大学，2015.

[6] 吕小桃，段文杰. 针刀治疗慢性胃炎 206 例临床观察 [C]. 中华中医药学会针刀医学分会 2009 年度学术会议，2009.

[7] 李改兰，王星. 针刀松解背部反应区治疗慢性胃炎疗效观察 [J]. 世界中西医结合杂志，2013，8（10）：1052-1053.

[8] 龚新宇，饶贞权，张教明，等. 针刀松解术结合穴位埋线治疗慢性胃炎临床观察 [J]. 中医药临床杂志，2016，28（1）：83-85.

第四节　针刀治疗消化性溃疡临床研究进展

一、对病因与发病机制的探讨

消化性溃疡的病因与发病机制尚未完全明了，腺体分泌失调是其主要病因之一。胃及十二指肠是由 $T_5 \sim T_8$ 交感神经支配，若支配区脊神经后支受到刺激，可将刺激信号由窦椎神经及交通支神经传递给该段植物神经，引起胃及十二指肠发病。

二、针刀治疗作用机理

按照脊柱区带病因学理论，在 $T_5 \sim T_8$ 段脊椎外周软组织及后关节区有目的地进行针刀松解，配合手法及护理，对消化性溃疡的恢复取得了明显疗效。消化性溃疡的发病机制虽说复杂，概括起来亦是胃与十二指肠黏膜的损害与保护因素平衡失调有关[7]。通过针刀刺激相应脊柱节段腧穴，松解压痛及软组织异常改变处的变性软组织，松解无菌性炎症改变的软组织来调节所造成植物神经功能紊乱。

三、针刀治疗方法

针刀在脊柱区带 $T_5 \sim T_8$ 段软组织中主要针对阳性疼点、结节、条索行切开或纵行剥离，通透剥离，对病程长，症状反复发作的患者，可由 $T_4 \sim T_7$ 棘突中点旁开 1.5cm，刀口线与脊椎轴线平行直达骨面，先纵行移动，找到上位椎板下缘时斜向内后下方松解剥离，目的在于对该部位脊神经后支松解，往往可收到满意的疗效。

四、临床疗效观察

翟爱军[1]采用针刀为主治疗消化性溃疡 200 例。让患者俯卧位，充分暴露背部，医者在脊柱区带 $T_5 \sim T_8$ 段软组织触摸寻找阳性压痛点及粘连、条索、硬结部位，用 3 号针刀行针刀松解，在注射点垂直进针刀。直达治疗部位，先纵向剥离，感到手下松动后再横向剥离 2 次出针刀，对硬结切开松解。经治疗后，针刀治疗组 84 例中，临床治愈 42 例，占 50.0%，显效 32 例，占 38.1%，有效 8 例，占 9.5%，无效 2 例，占 2.4%。可见，针刀为主治疗消化性溃疡疗效较佳。

陈五锁[2]在脊柱胃病诊疗区运用三针法治疗胃溃疡 39 例。具体操作如下。首先按比例配好胃炎四联针。其次，准备治疗用具。用不锈医用盒内装留线水针刀一套，止血钳、镊子剪刀各一把，高压消毒后备用；创可贴数张备用；取 3～5 支胃炎灵磁线备用。按吴氏九区疗四联三刀法的"十六字要领"规程，令患者俯卧位，在患者胃疾病相关诊治区，内脏神经治疗线，脊神经后支内侧支外线，脊神经后支外侧支处作为治疗点，皮肤常规消毒后，取留线水针刀，按纵行留线法，在治疗点斜行进针刀（45°），达肌膜下层后，平推进针一定深度，推注胃炎四联针，然后旋转针刀在上述部位充分摇摆剥离左三刀右三刀，若有结节，加大摇摆力度，觉针刀下有松动感，患者有酸、胀感时，回抽无血，边推线边退水针刀，把线送到治疗点的肌筋膜的下层，不使线外露打结。出水针刀后，消毒针眼，贴创可贴。对于腹胀，可在腹前筋膜区时应治疗区中上段，行纵形留线法，同时可在患者胃病治疗点按四肢十六字操作要领，在足三里注入胃炎四联针，后留药磁线。2周治疗1次，2~3次为一疗程。经治疗，治愈35例，占89.7%，好转4例，占10.3%，总有效率达100%。通过在脊柱胃病诊疗区行针刀手法治疗胃溃疡，作用明显，疗效显著。

胡少瑾[3]等分别采用针刀与奥美拉唑治疗消化性溃疡患者137例。将消化性溃疡患者分为两组。治疗组68例，给予针刀治疗；对照组69例，给予奥美拉唑治疗。具体治疗如下。治疗组患者取俯卧位，胸前放一薄枕，在第5胸椎棘突及其稍偏左侧定准压痛点（对可疑压痛点按揉2分钟，若症状减轻时可定为针刀治疗点）。选择肌腱、韧带粘连处（即压痛明显部位，重压后症状缓解）局部常规消毒，刀口线与肌纤维、韧带方向一致，快速进刀至皮下，然后再缓慢深进，操作中患者若出现锐痛应调整针刀方向避开之。待患者有酸困感觉时再行纵行切割和横行剥离2~3刀，松解完毕后拔出针刀，以消毒棉签压迫针孔，并敷以创可贴。对照组患者服用奥美拉唑20mg，每日1次，早餐前服用，疗程7日。记录治疗前和用药期间的腹痛、反酸、腹胀和嗳气症状的变化及有无不良反应。经治疗，治疗组和对照组的腹痛消失率分别为58.8%和11.6%，差异有显著性（P＜0.01）。用药第1日治疗组腹痛缓解率89.7%，明显高于对照组的18.8%（P＜0.05）。治疗组第7日的腹痛消失率98.5%，明显高于对照组的89.9%（P＜0.05）。均无不良反应发生。由此可见，针刀对消化性溃疡患者的症状具有良好的缓解作用，其腹痛和反酸的缓解作用优于奥美拉唑。

参考文献：

[1] 翟爱军. 针刀为主治疗消化性溃疡200例 [J]. 中医外治杂志，2008，17（5）：23-24.

[2] 陈五锁. 脊柱胃病诊疗区三针法治疗胃溃疡 39 例 [C]. 中国针灸学会微创针刀专业委员会学术研讨会，2010.

[3] 胡少瑾，杨顺，胡龙宝. 小针刀与奥美拉唑对消化性溃疡患者的短期疗效比较 [J]. 中国民康医学，2011，23（2）：176.

第五节 针刀治疗慢性溃疡性结肠炎临床研究进展

一、对病因病机的探讨

本病病因多与湿邪热毒侵及，恣食生冷肥甘之品及郁怒思虑，情志不遂等有关。其病机如下：

（1）湿热内蕴 因感受湿邪热毒，蓄积大肠；或饮食不节，壅滞肠胃，郁久则热毒壅盛，湿热互相搏结，伤及气血，化为脓血而下泄。气滞血瘀，多系情怀不畅，郁怒伤肝，气滞血涩，饮食难化，日久胶结而致。

（2）脾胃虚弱 久痢不愈，必使脾胃受损，亦可因禀赋不足，脾胃素虚，感受寒湿或饮食生冷，伤及脾脏阳气，病程过久，继而损伤及肾而发病。

二、针刀治疗方法

（1）椎体有移位者，参见 X 线片，观察 T_{11}～T_{12} 及 L_1 是否存在上、下、左、右的移位，在病变椎体与上下椎体棘突连线的中点，以及相对应的左右旁开 1.5cm 处定 6 点，刀口线方向与脊柱纵轴平行，垂直刺入，松解棘间韧带，两旁刺入深度达骨面，纵行切开关节突关节囊。

（2）属于脊柱区带有阳性反应物者，在 T_{11}～T_{12} 及 L_1 的上、下、左、右触及到压痛条索、结节者，在此处进针刀，刀口线方向与阳性反应物方向一致，纵行剥离 2～3 下，并将条索和结节切开，进针刀深度达 2～3cm。

（3）属于单纯电生理功能紊乱者，在双侧髋韧带外侧缘凹陷处下 3 寸，胫骨前肌和伸趾长肌之间各定一点，刀口线和人体纵轴平行，垂直刺入 1 寸，纵行剥离 2～3 下；在 L_4～L_5 棘突连线的中点旁开 1.5 寸，定 2 点，刀口线和人体纵轴平行，刺入 1.5cm，纵行剥离 2～3 下。

三、临床疗效观察

叶新苗等[1]采用针刀配合枝川注射液治疗慢性溃疡性结肠炎31例。其治疗方法如下。针刀沿小腿前胫腓骨间足阳明胃经径路上触摸肌硬结，予以标记定位，如无硬结则在足三里穴定位。按照四步进针规程进针刀，于硬结处及足三里部进行纵向疏剥2～3刀即出针，每周 1 次。针刀治疗的部位大多位于肾俞、气海俞、大肠俞、关元俞、天枢等穴附近。经针刀治疗2～4次，枝川注射1～3次治疗，近期治愈18例，占58.1%；好转11例，占35.5%；无效2例，占6.52%；总有效率93.6%。可见，以针刀为主的总体治疗效果较好。

车兆勤[2]运用针刀治疗溃疡性结肠炎患者。于患者 T_{12}～L_1 棘突中间各定一点，于 L_1～L_2 棘突旁开 3cm 处在左右各定一点，行针刀闭合性手术。隔 7 日 1 次，共治疗 5 次。同时口服中药六味地黄汤加桃仁 10g，红花 10g，枳壳 20g，服用 30 剂后病愈。随访 3 年，未复发。可见，针刀配合中药治疗溃疡性结肠炎取效良好，值得推广。

参考文献：

[1] 叶新苗，杨威凤，孟永久. 枝川疗法加小针刀治疗慢性溃疡性结肠炎31例 [J]. 浙江中医药大学学报，2003，27（2）：63-63.

[2] 车兆勤，刘运法，苏伟等. 针刀配中药治疗内科病举隅 [C]. 中医药学术发展大会论文集，2005：426.

第六节　针刀治疗贲门失弛缓症临床研究进展

一、对病因病理的探讨

贲门失弛缓症是植物神经功能失调，致使食道下端及贲门部功能障碍造成。贲门失弛缓以致食管扩张，食道张力和蠕动减弱，食物反流等症状是由于交感神经过度兴奋。目前认为长短呼吸能提高迷走神经（由副交感神经组成）兴奋性，而肺脏的功能活动又主要受从脊髓 $T_3 \sim T_4$ 节段发出的交感神经支配，故选取 $T_3 \sim T_4$ 为治疗点能使贲门松弛。$T_8 \sim T_9$ 支配胃丛神经通过刺激直接作用到胃的平滑肌和腺体促进蠕动，加强张力）。胃肠功能活动受到来自交感神经和副交感神经的双重支配。迷走神经以兴奋为主，而交感神经则以抑制为主。

二、针刀治疗作用机理

应用针刀整体松解胸段脊柱，胸腰结合部、颈胸结合部弦的行经路线及弓弦结合部的粘连瘢痕和挛缩，调节脊柱弓弦力学系统，达到治疗目的。

三、针刀手术入路

定位与操作

一组：$T_3 \sim T_4$ 连线中间处作一点，通过这一点作一垂直于脊柱纵轴线的横线，并从该点沿此横线向两侧各旁开 3 寸为进针点。刀口线和背部皮肤呈 80° 夹角刺入，深部达肋骨背面。

二组：$T_6 \sim T_8$ 棘突连线中点，左右各旁开 1.5 寸为进针点。刀口线与人体纵轴平行，针体与背部皮肤平面垂直刺入 1cm，纵行剥离 2～3 下，速度宜快。

三组：足三里、内关、中脘、膻中为进针点。针体与进针点部位皮肤平面垂直刺入，纵行剥离 2～3 下。

上述三组交替使用。术后用创可贴贴敷针眼。

四、临床疗效观察

吕小桃[1]用针刀治疗食管贲门失弛缓症 11 例。经治疗，治疗组 11 例，临床治愈 5 例，显效 3 例，好转 2 例，无效 1 例。

参考文献：

[1] 吕小桃. 针刀治疗食管贲门失弛缓症 11 例［C］. 全国针刀医学学术交流大会论文集，2005.

第七节 针刀治疗便秘临床研究进展

一、对病因病理的探讨

针刀医学认为是脊柱区带病理变化所造成。本病病位在大肠，而支配大肠的交感神经节大多位于脊柱区带内，由于脊柱区带韧带、肌肉、关节囊的病理改变造成对控制大肠功能的交感神经和迷走神经牵拉、卡压，引起该神经的功能紊乱，直接影响大肠功能。

二、针刀治疗作用机制

对于便秘的治疗，西医学一般采用改变饮食结构、服泻药、用开塞露等治疗，但停药后易复发。针刀治疗具有独特效果，而且不损伤健康软组织。其治疗机制可能是松解有关病变的软组织，消除粘连、挛缩、瘢痕、堵塞等病理因素，使受牵拉、卡压的神经末梢生理功能得以恢复，使植物神经功能恢复正常，从而达到治疗本病的目的。

三、临床疗效观察

张晓华等[1]采用针刀治疗慢性便秘 25 例。让患者俯卧于手术台上，检查患者 T_1～L_5 脊柱区带触及压痛条索、结节，龙胆紫定点，局部常规消毒，医者左手拇指固定病变处，右手持针刀，刀口线方向与阳性反应物方向一致，纵行剥离 2～3 下，将条索和结节切开，深度达 2～3cm，患者有酸胀感或传导感，即出针刀。10 日治疗 1 次，2 次为一疗程。治疗 1 个疗程后统计疗效。经治疗后，治愈 17 例，好转 8 例。可见，针刀治疗慢性便秘取效明显。

范瑞文等[2]用针刀治疗便秘 16 例。术者以左手食指插入肛内，于尾骨部触到痉挛的耻骨直肠肌，右手持针刀于尾骨尖上部插入皮下，在左手食指引导下，在两处垂直切断部分耻骨直肠肌肌束，两处相距约 1cm，左手食指感到松解感出针。经治疗，结果优良 10 例，好转 6 例。

张义等[3]采用针刀结合生物反馈疗法治疗耻骨直肠肌综合征所致便秘 70 例，分为研究组 37 例和对照组 33 例。研究组采用针刀结合生物反馈疗法治疗，对照组采用单纯生物反馈疗法治疗，疗程均为 20 日。研究组治疗方法如下。①针刀疗法。患者取右侧卧位，常规消毒铺巾，局部麻醉。右手持Ⅳ型针刀，选择尾骨尖前距肛缘 1.5cm 中点的皮肤为刺入点，沿肛管直肠后侧闭合性纵深插入，然后将左手食指伸入肛管直肠腔内作引导，首先触及尾骨尖确定是耻骨直肠肌上缘的标志，顺之将肥厚的呈硬板状的耻骨直肠肌全束向上托顶，加强固定在直肠后壁。右手持针刀从直肠后壁处闭合性纵行切开肥厚的耻骨直肠肌 1.5～2cm，此时左手食指有明显的松弛感，随之用力向后加压，钝性扩大已切断的耻骨直肠肌，再用双手食指交叉向前后左右进行扩肛，防止术后耻骨直肠肌纤维粘连，从原路退出针刀，肛门外用塔形纱布压迫固定。②生物反馈疗法。针刀治疗后第 2 日即可行生物反馈治疗。使用生物反馈治疗仪，采用 3 种模式行生物反馈治疗，即被动电刺激、肌电主动触发电刺激和放松训练。患者取半仰卧位（约 135°），医者将治疗电极插入其肛管和直肠，根据屏幕指示肌电曲线，用通俗易懂的语言，指导患者学会观察屏幕上肌电变化，指出其不良动作，每次治疗 30 分钟，每日 1 次，共治疗 20 次。治疗 10 次后进行 Glazer 评估，最终根据不同病情优化组合治疗方案。对照组采用单纯生物反馈疗法，治疗方法同研究组。经治疗，研究组总有效率 91.9%，对照组总有效率为 66.7%，表明研究组的疗效显著优于对照组。由此可见，针刀结合生物反馈疗法是治疗耻骨直肠肌综合征所致便秘的有效方法。

刘卫国等[2]采用针刀对肛直环行部分切断术结合扩肛疗法治疗便秘 20 例。治疗方法如下。病人屈膝右侧卧位，暴露肛门部位，消毒麻醉成功后以左手食、中指涂抹石蜡油后放入肛内并撑开肛管，使之有一定张力，并了解肛门大小。用针刀从 3 点或 5 点及

7 点或 11 点肛缘 1.5cm 处刺入，经皮下潜行达齿线平面上 0.5～1.0cm，缓慢用力平衡均匀切断部分肛直环肌束，左手两指感觉肛直环已完全松解为度。用双手食指中指缓慢扩肛达 4 指，压迫约 5 分钟，术毕用油纱条肛门填塞压迫。术后给予输液、抗生素治疗 3～5 日，7 日后进行手法扩肛，以后每 5～7 日扩肛一次，手法扩肛治疗 3～5 次为一疗程。通过对患者进行临床观察、术后疼痛评定和临床疗效评定来评定患者便秘治疗效果。治疗后，20 例患者术后 24 小时内均为 I 度疼痛。术后 7 日内排便时疼痛明显减轻，术后排便时间小于 5 分钟 5 例，小于 10 分钟 12 例，其余 3 例小于 30 分钟。所有病例排便时间均较术前明显缩短。且排便时无滴血，无手纸带血。无尿潴留发生。气体失禁 6 例，液体失禁 2 例，无固体失禁，且症状均在 7 日后消失。愈合时间 5～15 日，无一例创面感染，随访无再次发生肛门狭窄及肛门畸形等并发症。根据国家中医药管理局 1994 年发布的《中医病证诊断疗效标准》进行疗效评估。治疗后，20 例全部治愈，无并发症及后遗症。由此可见，针刀治疗便秘具有显著的疗效。

参考文献：

[1] 张晓华，邓秋生. 小针刀治疗慢性便秘 25 例 [J]. 中国针灸，2009，29（1）：39-39.

[2] 范瑞文，郁文，范瑞康. 小针刀治疗便秘 16 例 [C]. 针刀医学论文精选，1999.

[3] 张义，徐静. 小针刀结合生物反馈疗法治疗耻骨直肠肌综合征所致便秘的临床观察 [J]. 中国肛肠病杂志，2013，33（9）：20-21.

[4] 刘卫国，朱晶瑜，冯石强，等. 针刀结合扩肛术治疗出口梗阻性便秘 20 例临床观察 [J]. 医药前沿，2015，（16）：77-78.

第八节　针刀治疗阵发性心动过速临床研究进展

一、对病因病理的探讨

针刀医学认为迷走神经张力降低，交感神经兴奋性加强均能引起阵发性心动过速。慢性软组织损伤和骨关节损伤导致的自主神经牵拉及卡压均可使自主神经功能紊乱。

二、针刀治疗作用机制

针刀通过调节背部及腹部的弓弦力学系统的力平衡，促进局部血液循环，加速局部的新陈代谢，有利于损伤组织的早期修复。

三、临床疗效观察

1. 针刀治疗

杨俊荣[1]采用针刀治疗脊源性心律失常 28 例，治疗方法如下。C_2～T_7 棘突旁及膻中穴附近压痛点及软组织硬结，常规消毒皮肤，用 I 型 4 号针刀切开后再纵疏横剥 2～3 次出针。心俞、厥阴俞、膈俞、内关、足三里，每次取 6～8 个穴位，用 I 型 4 号针刀切开；心俞、厥阴俞、膈俞斜向剥向脊柱，纵行疏解，横行剥离，令产生强烈针感，以向胸部放射的针感为最佳。遇到硬结切开。内关、足三里直刺，纵疏横剥 2～3 次。术后可贴敷贴针孔。针刺完毕后用颈部仰卧位牵扳法矫正颈椎微小错位，恢复正常解剖位置。术者左手托住患者枕部，右手扶下颌做颈前倾牵引，将颈椎小关节锁紧后稳力一扳，即可闻及"咔嚓"声，再向左做同样牵扳 1 次。每 7 日 1 次。4 次为一疗程。经治疗，治愈 16 例，占 57%；有效 10 例，占 36%；无效 2 例，占 7%；总有效率 93%。治疗最短 1 个疗程，最长 4 个疗程。针刀可疏通松解粘连挛缩病灶，配合手法矫正椎体微小关节错位，恢复正常解剖关系，使颈、胸交感神经节受到刺激的病因解除，从而达到治愈疾病的目的。

许毅强[2]采用针刀治疗颈性心律失常 26 例，治疗方法如下。先在患者颈椎或上胸椎棘突旁或棘突上寻找压痛点及软组织硬节（通常窦性心动过速多见于 C_1～C_3 错位或交感神经节受累，心动过缓多见于 C_4～C_6，而室性早搏、房性早搏者常见 T_3～T_5），每次选择 2～4 个压痛点及软组织硬节，常规皮肤消毒，用 I 型 4 号针刀进针深达骨面，进行纵行疏通、剥离、切割，松解局部软组织，术毕用颈部仰卧位牵扳法矫正椎体移位或微小关节错位，恢复正常解剖位置。5～7 日治疗 1 次，3 次为一疗程，治疗 1 个疗程后统计疗效。经治疗，痊愈 15 例，有效 8 例，无效 3 例，总有效率 88.5%。

许毅强[3]采用针刀针刺法治疗颈性心律失常 56 例。阿是穴（相当于华佗夹脊穴、督脉穴）、心俞、厥阴俞、内关、足三里。每次取 3～6 穴，用 I 型 4 号针刀进针，华佗夹脊穴、心俞、厥阴俞斜刺向脊柱，其他穴位直刺，操作中遇到硬结时用提插手法，令患者产生强烈的针感，以向胸部放射的针感为佳，不留针，术毕用颈部仰卧位牵扳法矫正椎体移位或微小关节错位，恢复正常解剖位置。2～3 日 1 次，7 次为 1 疗程。经治疗，治愈 18 例，有效 10 例，无效 2 例，总有效率 93.3%。可见，针刀治疗颈性心律失常疗效显著。

2. 针刀配合手法治疗

董俊峰[4]采用针刀加手法治疗脊源性心律失常 50 例。按朱汉章教授针刀疗法治疗原则每次在棘突旁或棘突上选择 2～4 个压痛点及软组织硬节，常规皮肤消毒，用 I 型 4 号针刀按同步针程序深达骨面，纵行疏通、剥离、切割、横行摆动，松解病灶软组织，同时配合手法，患者取仰卧位，术者左手托患者枕部，右手扶下颌作颈前倾牵引，将颈椎关节锁紧后稳力一扳，即可闻及咔嗒声，再向左作同样牵扳 1 次，施手法后患者即感颈、肩、臂松适，自觉心律明显规整，5 日 1 次，6 次 1 疗程。经治疗，治愈 41 例，随访 1 年无异常。有效 8 例，无效 1 例。总有效率为 98%。可见，通过针刀和手法复位是治疗脊源性心律失常行之有效的方法，此方法简便，值得临床推广。

3. 针刀结合西药治疗

何正保等[5]采用针刀结合酒石酸美托洛尔治疗脊柱源性心律失常 60 例。方法：治疗组 30 人，在口服酒石酸美托洛尔抗心律失常药物的基础上行针刀软组织松解。对照组 30 人，给予常规口服酒石酸美托洛尔药物治疗。经治疗，治疗组优良率（43.3%）和总有效率（90%）均高于对照组优良率（30%）和总有效率（66.6%），$P < 0.05$。动态心电图改善情况，治疗组优良率（40%）和总有效率（86.6%）均高于对照组优良率（26.8%）和总有效率（63.3%），$P < 0.05$。可见，对脊柱功能紊乱或局部软组织变性导致相关脊柱的植物神经功能紊乱而引起的心律失常，针刀软组织松解治疗结合抗心律失常药物的

治疗效果较佳。

参考文献：

[1] 杨俊荣. 小针刀治疗脊源性心律失常 28 例 [J]. 实用中医药杂志，2013（8）：673-673.

[2] 许毅强. 针刀治疗颈性心律失常 26 例 [J]. 中国针灸，2007，27（5）：348-348.

[3] 许毅强. 针刀针刺法治疗颈性心律失常 56 例 [J]. 上海针灸杂志，2007，26（7）：18-18.

[4] 董俊峰. 针刀加手法治疗脊源性心律失常 50 例 [C]. 全国针刀医学学术交流大会论文集，2006：214-215.

[5] 何正保，陈南萍，马久力，等. 小针刀联合酒石酸美托洛尔片治疗脊柱源性心律失常临床疗效观察 [J]. 中国中医药现代远程教育，2016，14（18）：90-92.

第九节　针刀治疗中风后遗症临床研究进展

一、对病因病机的探讨

本病起因复杂，多由内伤积损、劳欲过度、饮食不节、情志所伤、气虚邪中所致。西医学认为是脑出血或脑缺血引起脑组织坏死导致肢体功能受限。中医学认为是在阴阳失调的情况下，加之忧思恼怒等原因导致风痰流窜经络，气血运行阻滞而发病。针刀疗法通过松解棘突、横突及调节手足明经经气，能起到活血通络的作用，并能使麻痹的神经功能能得到恢复，临床取得较好疗效。

二、影像学诊断

中风后遗症临床表现明确，结合 CT 或 MRI 较易确诊，并常规行脊柱 X 片检查，所见颈胸腰椎有不同程度异常改变。根据触诊及影像学资料，能够运用最佳手术入路，极大地提高针刀治疗效果。

三、针刀手术入路

对于中风后遗症的针刀治疗，通常采取下述方法，定点一般位于脊柱各椎体、椎周软组织棘间、棘旁、关节突、横突尖、明显压痛点、肥厚结节处。针刀治疗目的，在于松解椎周软组织高应力点、劳损处、粘连卡压处，解除病侧韧带的挛缩及瘢痕。使脊柱两侧生物力学平衡恢复。

四、临床疗效观察

1. 针刀治疗

张勇等[1]用针刀治疗中风偏瘫肌张力增高 32 例，其治疗方法是，选择足内翻定位，胫骨前肌上，胫骨后肌上；前臂内收定位，肱桡肌，旋前圆肌上，喙肱肌上，在以上施术部位细心按压，寻找能引起足内翻或前臂屈曲、内收的最敏感点。局部消毒后，选用 4 号针刀，刀口线顺神经、血管方向进针，至所要治疗的部位。变刀口线方向与上述肌肉成 90°角，切割 3～5 下出针，按压针孔 3 分钟，外贴创可贴，一般 1 次即可明显缓解临床症状，若 1 次效果不甚理想，3 日后重复 1 次。经治疗，上肢 9 例中，显效 2 例，有效 5 例，无效 2 例；下肢 32 例中，显效 28 例，有效 3 例，无效 1 例。

李瑞国等[2]运用针刀治疗脑卒中后遗症患者 45 例。临床表现为吞咽困难，易呛咳 3 例，左侧肢体偏瘫 25 例，右侧肢体偏瘫 20 例。其中，并发肩关节半脱位 2 例，肩痛 5 例；骨质疏松及骨折 6 例，膝反张 21 例；垂足 25 例，尿失禁 1 例，便秘 2 例，痴呆 1 例。据针灸学及针刀医学理论选治疗点，常规取穴 48 个，风池、哑门、大杼、心俞、肺俞、膈俞、肝俞、脾俞、胃俞、肾俞、大肠俞、气海俞、八髎、肩髃、曲池、手三里、外关、合谷、伏兔、梁丘、足三里、丰隆、悬钟、太冲等以膀胱经和阳明经为主。从上到下依次进行针刀治疗，每日针刀治疗八个穴位，所有穴位治疗完毕为一疗程，并常规配合 TDP 理疗，共 4～5 个疗程。操作时针刀快速透皮入穴，手法轻巧，缓慢推进至患者有明显酸胀感处，采用纵行疏通、横行摆动、推动、铲剥等达到刺激穴位，平衡阴阳，疏通经络，松解挛缩目的。治疗分期分批进行，视病人体质情况安排治疗量，不可操之过急，术后常规配合 TDP 理疗，一般每 6 日一疗程，共 4～5 个疗程。经治疗，痊愈 5 例，显效 7 例，有效 33 例。由此可见，针刀治疗脑卒中后遗症疗效好，见效快，疗程短，有效率高，值得推广。

郭煌辉[3]分别采用针刀和针刺治疗中风后遗症患者 180 例，分为针刀组和对照组（体针组）每组 90 例。治疗方法如下。针刀组：从人体肌、腱、腱周围组织结构损伤、神经卡压综合征、骨关节病三个方面依次按头颈部、颈肩部、胸背部、胸腰结合部、腰腹部、腰骶部、四肢实行针刀操作。对照组主穴取合谷、足三里、环跳、阴陵泉；配穴上肢不遂可加肩髃、外关、后溪，下肢不遂取阳陵泉、绝骨、太溪、昆仑，语言不利加廉泉、承浆，口眼歪斜加地仓透颊车、四白、迎香、翳风。选用 30 号 1～3 寸毫针，病人侧卧位，取患侧穴位。常规消毒后，地仓透颊车，迎香采用平刺法，四白、承浆向下斜刺，廉泉向舌根部斜刺，余穴采用直刺法。进针得气后，留针 30 分钟，留针期间行针 2～4 次，出针时干棉球按压数秒钟。每日针刺 1 次，10 次为一疗程，疗程间休息 4 日。两组均治疗 28 日后观察疗效。经治疗，对肢体瘫痪疗效有显著性差异，针刀组疗效优于对照组（P＜0.05）；而对语言障碍及中枢性面瘫疗效无显著性差异（均 P＞0.05）。

2. 配合疗法

（1）针刀配合针灸　张辉[4]用针刀配合针灸治疗中风偏瘫后遗症 58 例。治疗方法如下。①用针刀松解 C_1～C_7 的棘突，C_5～C_7 横突，10 日治疗 1 次；②取阳明经穴为主，辅以膀胱经与胆经穴位与百会、风池、肩髃、曲池、手三里、外关、合谷、秩边、环跳等穴。用 28 号毫针，平补平泻，温针灸 2 次，配合电针 30 分钟，10 日为 1 疗程，每疗程中间休息 1 周，一般治疗 3 个疗程。经治疗，痊愈 27 例，占 46.55%；显效 17 例，占 29.31%；好转 14 例，占 24.14%，总有效率达 100%，可见其疗效良好。

（2）针刀配合头皮带针刺及注射　孙景涵等[5]分别采用针刀联合头皮带针刺及注射、常规药物治疗配合针刺疗法治疗脑卒中后遗症 76 例，分为治疗组与对照组，每组 38 例。治疗方法如下。所有纳入病例均按《中国脑血管疾病防治指南》予吸氧控制血压，纠正血糖，必要时防止感染，控制水电解质紊乱，脱水降颅压等对症治疗，并配合康复训练。在上述治疗的基础上，观察组进行针刀联合头皮带针刺及注射。①头皮带针刺治疗。选用 0.16～0.45mm、针具长度规格 13～100mm、(华佗牌)产品标准号 GB2024-1994 针具进行治疗。选取额中带、额旁 1 带(双侧)、额顶带后 1/3、顶颞前带(对侧相应部位)为主治疗带，用小幅度提插泻法。额中带、额旁 1 带均宜由上向下刺，并同时行针，宜先用轻手法再用重手法，应嘱患者吸气闭息，用两手按压左胸部，然后行胸式呼吸，既可镇静安神，固护心脏，又可助肺行气，促进血液循环。偏瘫患者，额顶带后 1/3 宜由前向后刺，顶颞前斜带宜用 4 根毫针由上向下沿带接力透刺；肢瘫者，应取顶颞带前斜带双侧，在行刺时嘱患者尽量主动活动或被动活动，但不可过量，对有风心病及心功能不全者尤应注意，每次行针 3～5 分钟，间隔 15 分钟再行 1 次，2 小时后取针。②头皮带穴位注射。取用上海产丹参注射液 2ml，维生素 B_{12} 1ml，一次性无菌注射器 5ml，抽取上述诸药，混匀后注入额顶带 1/3、颞前斜带，由上向下沿带接力注入 0.2ml，抽取无回血，方可注入药液，每日 1 次，10 日为 1 个疗程。③针刀治疗。采用 I 型 4 号针刀治疗半身不遂肢体活动不便致肌肉挛缩，造成患侧动态平衡失调，病程进展期时有严重水肿、渗出，刺激末梢神经使症状疼痛和拘挛加剧者。使患者平卧找出痛点，条索状，结节点，定点定向垂直刺入剥离，完毕后被动活动上肢、肩、肘腕关节和下肢髋关节、膝、踝关节，旋转摆动，保持关节松弛状态，保持关节的活动功能。对照组在常规药物治疗基础上进行针刺疗法，加上常规康复训练。治疗后比较两组疗效。经治疗，治疗组治愈 11 例，总有效率为 97.4%，对照组的治愈 5 例，总有效率为 70%。两组在痊愈率、总有效率方面差异据有统计学意义(P＜0.05)，治疗组疗效明显优于对照组。

孙景涵等[6]采用早期中药内服、头皮针针刺、穴位注射、针刀松解结合康复锻炼治疗急慢性的脑血管偏瘫患者，将符合纳入标准的患者按入院时间随机分为治疗组和对照组，治疗组 40 例，对照组 20 例，治疗方法如下。治疗组治疗方案为早期中药内服、头皮针刺头皮带注射及患侧肌肉痉挛动态平衡失调采用针刀松解。其中，中药选用补阳还五汤加减内服黄芪 60g、当归尾 15g、赤芍 15g、地龙 10g、川芎 15g、红花 10g、桃仁 15g。肝阳上亢者加天麻、牛膝；偏痰浊内阻加胆南星、制半夏；偏气虚血瘀加党参、石菖蒲；口角歪斜者加僵蚕、全蝎；语言不利者加远志、石菖蒲；血脂偏高者加山楂、决明子。每日 1 剂分两次服，水煎 200ml，10 日 1 个疗程，连服 2 个疗程。对照组在常规药物治疗基础上进行针刺疗法，常规康复训练。观察两组临床疗效。经治疗，治疗组 40 例治愈 11 例、好转 28 例、无效 1 例，有效率 97.5%；对照组 20 例治愈 5 例、好转 9 例、无效 6 例，总有效率 70.0%。该结果表明，治疗组的疗效优于对照组，针刀治疗配合其他多种治疗手段对于偏瘫患者的康复具有一定优势。

(3)针刀配合颞三针　谈会录等[7]采用针刀配合颞三针治疗脑中风后遗症 45 例。其中，合并肩痛 6 例，骨质疏松性骨折 2 例，膝紧张 23 例，垂足 27 例，尿失禁 1 例，痴呆 3 例。根据触诊及影像学资料确诊治疗点。治疗点一般位于脊柱各椎体正中旁开 1.5～3cm 棘旁软组织有明显压痛点及肥厚结节处。针刀治疗以松解椎骨软组织高应力点、劳损处、粘连卡压处，解除病侧韧带的挛缩，使脊柱两侧生物力学平衡恢复，通过针刀纵行疏通，横行摆动、推动、铲剥等达到松解挛缩，并通过颞三针针刺治疗，一般左侧偏瘫选右侧颞部，右侧偏瘫选左侧颞部，这样通过针刺重建或修复全身各器官的神经传导通路，血流通路，针刀每隔 10 日一次，针刺连续 10 日为 1 个疗程，并常规消炎活血，配合被动功能训练，每疗程间隔 5 日，一般治疗 4～5 个疗程。经治疗，愈合 9

例，显效 7 例，有效 29 例。由此可见，针刀配合颞三针治疗脑中风后遗症疗效好，见效快，疗程短，有效率高，值得推广。

（4）针刀配合穴位注线 高永学等[8]采用针刀配合穴位注线治疗脑中风后遗症 53 例。其中，合并头肩痛 9 例，膝紧张 23 例，有垂足的 27 例，尿失禁 2 例，痴呆 3 例。治疗方法如下。根据触诊及影像学资料确诊治疗点。针刀治疗点一般位于脊柱各椎体，椎体正中旁开 1.5～3cm 棘旁软组织有明显压痛点及肥厚结节处。针刀治疗以松解椎骨软组织高应力点、劳损处、粘连卡压处，解除病侧韧带的挛缩，使脊柱两侧生物力学平衡恢复，通过针刀纵行疏通、横行摆动、推动、铲剥等达到松解挛缩，并通过穴位注线治疗，一般左侧偏瘫选右侧颞部注线，右侧偏瘫选左侧颞部注线，（注线部位选耳尖垂直向上 3～4cm 处头皮下水平向前注线长 1.5～2cm）配合偏瘫侧足三里、环跳、三阴交、合谷、曲池、列缺、手三里每 10 日一次，次日并在腰椎压他点或硬结处针刀剥离松解，每 6 日松解一次，松解后患者做必要的功能训练（行走、抬腿），12 日为一个疗程，中间休息 2 日，共四到五个疗程。这样通过穴位注线的长效刺激重建成修复全身各器官的神经传导通路，血流通路，针刀每隔 6 日一次，穴位注线每 11 日左右 1 次（如果第 2 次注线时发现原注线部位有红肿，硬结，压痛则不能继续注线，可延长注线时间成改变为对侧穴位如果无异常最好选首次注线部位）并常规消炎、活血、营养脑神经，配合被动功能训练，每疗程中间隔 2 日，即一般治疗四至五个疗程。经治疗，痊愈 9 例，显效 11 例，有效 33 例，无效 0 例。由此可见，针刀配合穴位注线治疗脑中风后遗症疗效好，见效快，有效率高，值得推广。

（5）针刀配合石膏外固定 黄绪银等[9]采用针刀配合石膏外固定治疗中风后遗症之足内翻 30 例。将 30 例患者随机分成观察组和对照组两组，每组 15 例，两组行常规治疗的基础上对照组给予石膏外固定联合手法治疗；观察组在对照组的治疗基础上给予针刀配合治疗。治疗方法如下。对照组采用系列长腿石膏外固定治疗，现于患者患肢皮肤缠绕 10cm 宽石膏绷带。缠绕 3 层左右。范围由足趾到大腿中上 1/3 石膏塑形后给予手法调整。1 周更换一次，3 周治疗后采取常规治疗。常规治疗包括生活锻炼、活动锻炼、床上肢体摆放、床上肢体锻炼、平衡锻炼等一系列康复训练，同时给予手法按摩；观察组首先采用针刀松解术。视患者情况而定具体方法，大致分为跟腱延长术、胫后肌腱延长术、腓骨肌腱延长术。在跟腱延长术中。患者于仰卧位，局麻后于跟腱内侧进针刀。纵行疏通 3 刀、横行剥离 2 刀。同时在该肌肌腹处找到痉挛高张力点，针刀刀口线与肌纤维方向一致。针体垂直进针至病变组织。将刀口线调转 90°角。切断少量紧张、痉挛的肌纤维，而后退针刀，对进刀点实施压迫止血，后调整踝关节，对其功能位和角度进行仔细调整。在腓骨肌腱延长术中，主要于外踝处消毒，外踝后上方外踝下缘处位置，施用 4 号针刀，于腓骨短肌与肌腱交汇处，肌腱与腓骨短肌最低点处切断。在胫后肌腱延长术中，局麻后，在患者足内侧位置，舟骨结节区域进行消毒，同样施用 4 号针刀进行切割，切割方法为：渐向远端行纵向切割，松解胫后肌腱，深度保持在 4cm 左右，针刀抵达到肌腱鞘位置后，对肌腱纵行疏通 3 刀、横行剥离 2 刀。同时在该肌肌腹处找到痉挛高张力点。针刀刀口线与肌纤维方向一致，针体垂直进针至病变组织，将刀口线调转 90°角。切断少量紧张、痉挛的肌纤维，而后退刀。术后实施石膏外固定治疗。石膏治疗后行常规治疗。治疗后观察患者临床治疗疗效及 Barthel 指数分数。分析对比两组疗效。经治疗，观察组治疗总有效率高于对照组。各组治疗前后 Barthel 指数有改善，且治疗后观察组 Barthel 指数高于对照组（P＜0.05），两组对比差异有统计学意义。可见，针刀配合石膏外固定治疗中风后遗症之足内翻的效果较好。

（6）针刀配合矫形器　游学兴[10]采用针刀治疗脑卒中后遗症踝内外翻 80 例，随机分为观察组与对照组各 40 例，观察组给予针刀松解痉挛肌群加矫形器固定治疗，对照组给予单纯矫形器固定治疗。治疗方法如下。观察组先给予针刀松解术，据患者病情需要给予跟腱延长术、胫后肌腱延长术或腓骨肌腱延长术治疗。①跟腱延长术：患者取仰卧位，踝关节背屈，局麻下于跟骨终点近肌腱处常规消毒，跟腱内侧进针刀，切断 1/3 跟腱后退出针刀，压迫进刀点止血，调整踝关节角度至功能位。②胫后肌腱延长术：患者取仰卧位，足外展，局麻下于足内侧缘舟骨结节处常规消毒，以 4 号针刀进刀，渐向远端纵向切割、松解胫后肌腱，深度 3～5cm，达肌腱鞘后进行肌腱切割，切割肌腱约 1/2 后，退出针刀，压迫止血并以胶布固定。③腓骨肌腱延长术：仰卧位于外踝处常规消毒，外踝后上方外踝下缘处以 4 号针刀进刀，达腓骨短肌与肌腱交界处，肌腱与腓骨短肌最低点处且切断约 1/2。术后给予对照组方法治疗。观察两组治疗前后 Barthel 指数、疗效及不良反应情况。治疗结果表明，两组治疗后 Barthel 指数均明显改善，且治疗后 Barthel 指数及总有效率观察组明显优于对照组；两组不良反应发生率比较无显著性差异。由此可知，针刀治疗脑卒中后遗症踝内外翻效果好，可有效提高患者日常生活质量及踝关节活动度，但应严格掌握手术适应证，严格手术操作，术后给予局部按摩，预防远期并发症发生。

徐本磊等[11]采用针刀治疗脑卒中后遗症踝内外翻 50 例，随机分为观察组和对照组，各 25 例。对照组给予常规康复治疗，观察组在对照组的基础上配合针刀进行治疗。治疗方法如下。对照组在常规康复治疗的基础上配合踝关节矫形器进行治疗。常规康复治疗内容包括肢体摆放训练、床上锻炼、坐位锻炼、站位锻炼、步行锻炼、平衡锻炼、生活能力锻炼等，2 次/日，30 分钟/次。踝关节矫形器需结合患者的实际情况自制，确保其背伸功能符合患者锻炼需求，除睡眠时间正常佩戴外，睡眠时间以外需持续佩戴 8～10 小时，佩戴间隙可指导被动锻炼，防止踝内外翻，锻炼及佩戴时间在 2 个月左右；观察组采用针刀进行治疗。先给予针刀松解术，之后结合患者的病情变化给予不同术式进行治疗，具体操作方法如下。①跟腱延长术：指导患者取仰卧位，局部麻醉下常规消毒跟骨肌腱处，内侧进 4 号针刀切断 1/3 跟腱后退出，压迫止血，调整踝关节角度，进行功能定位。②胫后肌腱延长术：指导患者取仰卧位，局部麻醉下常规消毒踝内侧舟骨结节处，进 4 号针刀，逐渐向远端切割，松解肌腱深度为 3～5cm，切割肌腱后退出针刀。压迫止血，用胶布固定。③腓骨肌腱延长术：指导患者取仰卧位，局部麻醉下常规消毒外踝处，进 4 号针刀，切断腓骨与肌腱交界处最低点 1/2。接受针刀治疗的观察组患者术后均给予对照组相同康复治疗及踝关节矫形器治疗。比较两组的总有效率、Barthel 评分及不良反应发生率。经治疗，观察组的总有效率显著高于对照组，差异有统计学意义（P＜0.05）。观察组治疗后的 Barthel 评分显著高于治疗前及对照组治疗后，差异有统计学意义（P＜0.05）。两组的不良反应发生率比较，差异无统计学意义（P＜0.05）。治疗结果表明，针刀治疗脑卒中后遗症踝内外翻效果确切，可有效改善患者的踝关节活动度，提高生活质量，安全性高，值得临床推广使用。

（7）针刀配合康复　周紧等[12]分别采用针刀和康复训练治疗中风后偏瘫侧肩关节疼痛 60 例，随机分为普通组和针刀组，每组 30 例。具体治疗如下：普通组针刺穴位取颈 4～6 夹脊、肩井、天宗、肩髃、肩髎、肩贞、臂臑、后溪、合谷。针刺得气后，留针 30 分钟，4 周为 1 个疗程。针刀组采用针刀配合康复训练治疗。患者坐位或侧卧位，选择患者自觉按压或者肩关节活动时偏瘫侧肩关节疼痛的部位，沿着肌肉走行的方向，纵向的疏通剥离，加以横向的摆动，当针下有比较强烈的阻力感或者有结节的，可以稍微提起针刀纵切两三刀，纵向的疏通剥离，有松动感出针。针刀每周治疗 1 次，康复训练每日 1 次，4 周 1 个疗程。采用 VAS 视觉模拟疼痛评分及 Melle 评分观察 2 组患者治疗前与治疗后 VAS 疼痛度与关节活动度改善程度，评定 2 组综合疗效。经治疗，2 组治疗方法治疗后 VAS 疼痛评分及关节活动度较治疗前明显改善（P＜0.01）；且针刀组较普通组在治疗后效果更佳（P＜0.05）；治疗后普通组治愈 6 例，显效 7 例，好转 12 例，无效 5 例；针刀组治愈 13 例，显效 10 例，好转 7 例，针刀组疗效优于普通组（P＜0.05）。可见，针刀配合康复训练对于治疗中风后偏瘫侧肩关节疼痛是比普通针刺更加有效、可行的治疗方法。同时，也证明了针刀治疗和康复训练在中风病人后期康复中的重要作用。

参考文献：

[1] 张勇，张翠平，李素萍. 针刀缓解中风偏瘫肌张力增高 32 例 [J]. 中国针灸，2003，23（4）：246.

[2] 李瑞国，田兴. 针刀为主治疗脑卒中后遗症疗效观察 [J]. 中国实用神经疾病杂志，2008，11（6）：141.

[3] 郭煌辉. 针刀治疗中风后遗症 [C]. 全国中医药名家高层论坛暨中医药临床协作联盟大会，2012.

[4] 张辉. 针灸配合针刀治疗中风偏瘫后遗症 58 例 [J]. 新疆中医药，2001，19（2）：36-37.

[5] 孙景涵，彭献珍. 针刀联合头皮带针刺及注射治疗脑卒中后遗症 38 例 [J]. 中国中医药现代远程教育，2012，10（13）：86-87.

[6] 孙景涵，陈勋，陈燕，等. 中药内服头皮针刺注射针刀微创治疗脑卒中后遗症 40 例临床研究 [J]. 世界最新医学信息文摘，2017（49）：142-143.

[7] 谈会录，高永学，后晓勤，等. 小针刀配合颞三针治疗脑中风后遗症 45 例效果观察 [J]. 中国农村卫生，2013，（11）：66.

[8] 高永学，后晓勤. 小针刀配合穴位注线治疗脑中风后遗症 53 例效果观察 [C]. 中华中医药学会针刀医学分会 2013 年度学术年会，2013.

[9] 黄绪银，袁有平，陈秀清. 小针刀配合石膏外固定治疗中风后遗症之足内翻的临床研究 [J]. 中西医结合心血管病电子杂志，2014，2（8）：17.

[10] 游学兴. 小针刀治疗脑卒中后遗症踝内外翻疗效观察 [J]. 现代中西医结合杂志，2014，23（7）：730-731.

[11] 徐本磊，杨媛乐，区瑞庆，等. 小针刀治疗脑卒中后遗症踝内外翻的效果观察 [J]. 中国当代医药，2015，22（36）：14-16.

[12] 周紧，李飞. 针刀结合康复训练治疗中风后肩关节疼痛临床疗效观察[J]. 中医药临床杂志，2017（4）：522-525.

第十节　针刀治疗甲状腺功能亢进症临床研究进展

一、对病因病理的探讨

针刀医学认为，长期忿怒或忧愁焦虑的情绪损伤，使甲状腺局部软组织损伤，另外，根据以上甲状腺的神经支配可知，甲状腺受颈下神经分出的交感神经支配，这些神经节，位置与 C_6、C_7 及 T_1 脊髓有关。因疲劳性损伤，不良体位的积累性损伤、受凉、暴露及隐蔽性损伤等方式使这些相关部位的骨关节移位，脊柱区带部位软组织损伤，使交感神经受到挤压、牵拉、化学物质的刺激，而引起该病。

二、针刀治疗作用机理

针刀通过疏经活络、活血化瘀、顺畅气血、调节阴阳、促进血液循环、改善新陈代谢、消肿镇痛、调整机体生理应激功能、调节植物神经系统、内分泌系统、免疫系统，使其保持正常的功能。

三、临床疗效观察

王长玲[1]采用针刀配合星状神经节阻滞治疗本病 10 例。患者取仰卧位，肩胛背部垫一小枕头，使头稍后仰，以显示颈部，用龙胆紫水在两侧甲状腺肿大的最高点或结节上分别定点，常规消毒，术者左手固定肩部，右手持针刀在定点处垂直进针，刀口线与脊柱平行，一次到位，深度以甲状腺肿大的程度而定，刀尖达到甲状腺体的中心部位即可，切割 3～4 刀，纵横疏剥后出针刀。如甲状腺恢复缓慢，半月后再做第 2 次针刀治疗。经针刀治疗 1 次，星状神经节阻滞 1 个疗程，痊愈 4 例；针刀治疗 2 次，星状神经节阻滞 1 个疗程，痊愈 6 例。

参考文献：

[1]　王长玲. 小针刀松解配合星状神经节阻滞治疗甲亢 10 例临床报告［C］. 全国针刀医学学术交流大会论文集，2005.

第十一节　针刀治疗糖尿病临床研究进展

一、对病因病理的探讨

针刀医学认为，糖尿病正是由于平衡失调造成胰脏长期的过度疲劳，而引起疲劳性损伤或毒性的化学物质对胰腺造成的侵害性损伤，胰岛素依赖型糖尿病是由于支配胰腺的交感神经出了问题，导致胰腺功能失常。非胰岛素依赖型糖尿病则是由于胰腺作为人体的一种软组织因长期超负荷工作，导致软组织损伤。

二、针刀治疗作用机理

患者胸椎部位椎体的错位多发生在 $T_5 \sim T_{12}$，且普遍伴有胸椎相关区带内软组织损伤。从针刀医学角度看，2 型糖尿病是由于患者胸椎椎体错位及相关区带内软组织损伤导致交感神经的低级中枢和节前纤维损害，植物神经功能失调，胰岛素分泌不足而致病。通过胸椎平衡治疗，纠正错位的椎体，松解损伤的软组织，恢复植物神经正常的兴奋与抑制，重建胰岛素的生物化学平衡，从而达到治疗本病之目的。

三、针刀手术入路

1. 如属于胸椎骨关节损伤者，根据 X 线片观察 $T_7 \sim T_9$ 有无椎体位置变化，在病变的椎体上、下棘间韧带及左、右各 $1 \sim 1.5$cm 处进针刀，松解棘间韧带，切开关节突关节囊。

2. 如在 $T_7 \sim T_9$ 脊椎区带范围内，找到压痛、结节和条索者，即在此处进针刀，刀口线方向和阳性物纵轴线平行切开痛点，纵行或横行剥离。

3. 如属于电生理功能紊乱者：

（1）在 $T_7 \sim T_8$、$T_{11} \sim T_{12}$ 的棘突连线的中点旁开 1.5 寸处，刀口线和人体纵轴平行，针尖斜向棘突根部方向，与矢状面呈 45°角，刺入 0.8cm，纵行剥离 $2 \sim 3$ 下。

（2）双侧髌韧带外侧缘凹陷处下 3 寸，胫骨前肌和伸趾长肌之间各定两点，刀口线和人体纵轴平行，垂直刺入 1 寸，纵行剥离 $2 \sim 3$ 下。

（3）在两小腿前内侧面的下部，当内踝上缘上 3 寸（或四横指），胫骨内侧缘后方凹陷处。各定一点，刀口线与下肢纵轴平行，垂直刺入 1 寸，纵行剥离 $2 \sim 3$ 下。

四、临床疗效观察

黄青林等[1]用针刀手法治疗糖尿病从而检测患者血液流变学指标，在胃脘下俞（胰俞）、$T_6 \sim T_{12}$ 椎旁压痛点及肌紧张或软组织异常改变处 $1 \sim 2$ 点作为治疗点。针刀进入筋膜后刺入肌肉少许，在胸椎横突上或肋骨表面作纵行切割横行摆动 $1 \sim 2$ 下后出针。治疗前与治疗后比较，患者血液流变学指标有显著性差异。可见，针刀治疗可改善糖尿病患者的血液流变学指标，具有良好的临床疗效。

王令习等[2]采用针刀治疗 7 例糖尿病患者。经治疗，基本治愈 4 例，显效 2 例，好转 1 例。

曹玉霞等[3]采用针刀配合手法埋线治疗糖尿病 1 例。针刀松解治疗 T_7、T_8 棘突下和 T_8、T_9、T_{11} 棘突旁开 1.5cm 处索条状疼痛反应区，并在痛点及中脘、足三里穴埋线，随后以手法整复胸椎小关节，闻及复位音。3 日后复诊时，自测空腹血糖 6.2mmol/L，早餐后 2 小时血糖为 9.4mmol/L。嘱其注意合理饮食，适当运动以增强体质，注意休息，避免长时间伏案工作，20 日后继续针刀手法埋线治疗，治疗 $3 \sim 5$ 次。

冷狂风[4]等采用针刀配合中药治疗糖尿病周围神经病变 30 例。依据患者情况进行辨证论治，采取针刀治疗结合中药治疗，并采取常规西药治疗。针刀具体操作如下。如属于胸椎骨关节损伤者，根据 X 线光观察 $T_7 \sim T_9$ 有无椎体位置变化。在病变的椎体上、下棘间韧带及左、右各 1～1.5cm 处进针刀，松解棘间韧带，切开关节突关节囊；如在 T_7～T_9 脊椎区带范围内，找到压痛、结节和条索者，即在此处进针刀，刀口线方向和阳性物纵轴平行切开痛点，纵行或横形剥离；如属于电生理功能紊乱者①在 T_7～T_8，T_{12} 的棘突连线的中点旁开 1.5 处，刀口线和人体纵轴平行，针尖，斜向棘突根部方向，与矢状面呈 45°角。刺入 0.8cm，纵行剥离 2～3 下。②双侧髂韧带外侧缘凹陷处下 3 寸，胫骨前肌和伸趾长肌之间各定两点，刀口线和人体纵轴平行，垂直刺入 1 寸，纵行剥离 2～3 下。③在两小腿前内侧面的下部，当内踝上缘上 3 寸，胫骨内侧后方向凹陷处。各定一点，刀口线与下肢纵轴平行，垂直刺入 1 寸，纵行剥离 2～3 下。经治疗，30 例病人，临床症状消失 26 例，占 87%；无效 1 例，占 3.3%，总有效率 96.7%。可见，针刀配合中药治疗糖尿病取效明显，值得进一步临床推广。

参考文献：

[1] 黄青林，张沁春. 针刀手法对患者血液流变学指标的影响 [J]. 中医药学刊，2006，24（9）：1673.

[2] 王令习，车兆勤，张年明，等. 针刀治疗糖尿病 7 例 [C]. 全国针刀医学学术交流大会论文集，2005.

[3] 彭杰. 针刀松解为主综合治疗 II 型糖尿病 50 例 [J]. 中医外治杂志，2006，15（5）：31.

[4] 曹玉霞，王海军. 小针刀配合手法埋线治疗糖尿病临床应用体会 [C]. 全国腧穴应用与研究学术大会、全国针灸教育学术大会、山西省针灸学会 2009 年会论文集，2009.

[5] 冷狂风，钟吉富. 针刀配合中药治疗糖尿病周围神经病变的临床研究 [J]. 中国保健营养（旬刊），2012，（6）：156.

第十二节　针刀治疗慢性前列腺炎临床研究进展

一、对病因病理的探讨

慢性前列腺炎主要是因为机体免疫力下降，抗病能力降低，前列腺反复充血而发病，中医认为系由气滞血瘀湿热下注和肾亏所致。

二、针刀治疗作用机理

针刀可直达病所，刺激量大，可有效地扩张血管，改善局部血液循环，促进组织代谢，使前列腺营养得到改善，抗病能力增强，病理状态很快得到明显改善。

三、临床疗效观察

桑才逢[1]用针刀治疗前列腺炎 5 例。治疗方法如下。患者取胸膝位或侧卧位，肛门暴露，于双侧前列腺穴处定位作标记，常规消毒，医者左手指插入患者肛门内，指诊触及前列腺体，右手持 I 型 2 号针刀在左手依据的引导下，由前列腺穴刺入，当针刀下有沉滞及阻力感时，再进针约 1cm，使针刀刺入前列腺体中，此时病人感到局部有强烈的酸胀感或向阴茎部传导，个别患者有似"爆炸"开花样的舒适感，此时即可出针刀，压迫针孔片刻，贴创可贴稍休息即可。经治疗后，均取得满意疗效。

　　杨忠玉等[2]对针刀治疗慢性前列腺炎的体会。针刀一般采用中极、关元、水道、三阴交、秩边、脾俞、肾俞等穴，双侧治疗。治疗方法如下。先在脐下 4 寸、3 寸（即中极、关元）处进针刀，刀口线与脊柱纵轴平行，针体垂直皮肤进针刀，垂直刺入 0.5～1cm，纵行缓慢剥离 2～3 下退出针刀。然后在脾俞穴处进针刀，刀口线与脊柱纵轴平行，针体垂直皮肤进针刀，垂直皮肤刺入 1cm，纵行剥离 2～3 下退出针刀。再在肾俞穴处进针刀，操作如脾俞穴处。接着在水道穴、秩边穴和三阴交处进针刀，刀口线与肢体纵轴平行，针体垂直皮肤进针刀，垂直皮肤刺入 1～2cm，纵行剥离 2～3 下后退出针刀。针刀治疗后根据病人体质及创面大小给抗生素口服治疗 3 日，预防感染。针刀治疗 5 日后若不愈可再次进行治疗，一般 3 次治愈。运用针刀治疗前列腺疾病的方法简便，疗效确实，治疗费用低，复发率低，值得研究推广。

参考文献：

［1］ 桑才逢. 小针刀治疗慢性前列腺炎 5 例体会［C］. 首届国际针刀医学学术交流会论文集，1999.

［2］ 杨忠玉，周兆敬，管莉善. 针刀治疗慢性前列腺病的体会［C］. 华中医药学会针刀医学分会 2009 年度学术会议，2009.

第九章
常见内科疾病针刀术后康复保健操

"康复"这个词语来源于中世纪的拉丁语，其意是指"重新获得能力"。

20世纪90年代，国际卫生组织对康复的定义为：康复是指综合协调地应用各种措施，最大限度地恢复和发展病者、伤残者的身体、心理、社会、职业、娱乐、教育和周围环境相适应方面的潜能。

所以，"康复"一词的含义是强调患者本身的活动能力和发展患者的潜能，说明康复的意义是强调患者的主动能力。针刀疗法发明以来。在其四大基本理论的指导下，治愈了成千上万的慢性软组织损伤和骨质增生患者，对一些局部的软组织损伤及骨质增生性疾病，比如桡骨茎突肌腱炎、跟骨骨刺等，只需使用1～2支针刀进行一次闭合性松解就能治愈。于是，有的医生就片面地认为，针刀治疗疾病就是靠针刀扎几下就行了，不需要其他辅助措施，其结果是普遍存在针刀见效快，复发率高的现象，以至于医生和患者都承认针刀治疗有效，但在短时间内就会复发。造成这种现象的原因一方面是对慢性软组织损伤的病理机制认识不足，只把疼痛点当成针刀的治疗点，不清楚慢性软组织损伤的病理结构是以点成线、以线成面的立体网络状病理构架，另一方面是不重视针刀术后的康复，忽略了人体自身的主观能动性。针刀治疗只是帮助人体进行自我调节的一种手段，是一种扶正的手段，人体弓弦力学系统的修复必须由人体自身发挥调节作用才能恢复正常的动态平衡。随着针刀医学的发展，针刀治疗的适应证不断扩大，已经从骨伤科疾病扩展到内、外、妇、儿、五官等多科疾病的治疗，在长期的内科疾病的治疗实践中，发现针刀的治疗次数不再是1～2次，可能达到8～10次，针刀的治疗部位也不再是1～2刀，而是10刀，或者更多。这样，针刀术后人体的自我修复就需要更长的时间，因此，我们根据人体弓弦力学系统和慢性软组织损伤的病理构架理论设计了常见内科疾病针刀术后康复操，帮助人体进行针刀术后的自我调节，这种方法是让患者主动参与，充分发挥人体的自主意识，将动态弓弦力学单元的锻炼和静态弓弦力学单元的锻炼两者有机地结合起来，加快针刀术后组织的修复，尽快恢复人体弓弦力学系统的力平衡。

本套康复操具有如下特点：

（1）每一式都在神情安逸、放松中练习，使患者取得事半功倍的疗效，总在喜、怒、哀、怨、恨中，何来平衡之趣。

（2）在斜蹬式和上挺式中都安排了肌肉作静力收缩练习的时间，持续用力8秒后，然后加大用力作短促的动力收缩一次。这是根据针刀医学整体理论、网眼理论和中医推拿"寸劲"演变而来，这种方法可以将运动练习从动态弓弦力学单元的练习逐渐转变到静态弓弦力学单元的练习，从局部弓弦力学系统的练习逐渐转变到整体弓弦力学系统的练习。比如上挺式练习中，挺胸挺腹持续到 8 秒时，整个项背肌、下肢肌、腹部肌肉、男性甚至可能体会到阴囊都在收缩，再作一次短促的用力上挺胸腹，颈项部及整个脊柱后区的长节段肌、短节段肌和关节囊都参加了主动收缩运动，体现了以点成线，以线成面的整体康复理念。望习者用心练习。

（3）虽然每一式都明确了练习部位和主要运动肌群，且每式都具有调节机体的整体性和协调性的作用，但其练习量的多少需要患者根据自身的条件，量力而行，不可拘泥。

（4）很多练习者欲速愈，试图整天地练习，却忘记了欲速不达的古训，在完成了适合自身练习量的前提下，应参加非练习的各项动作内容，甚至参加社会活动，在乐趣中培养康复的信心，我们谓之"功课以外，快乐之中"。

一、预备式

身心放松，神态安逸，两脚并拢，周身中正，两手自然下垂，目平视前方，深呼吸 3 次（图 9-1）。

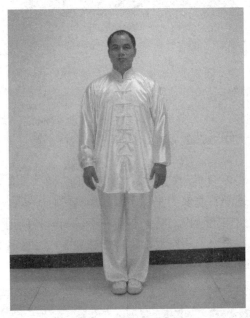

图 9-1　预备式示意图

二、象行式

1. 练习原理
本式康复操锻炼腰背肌、脊柱周围的韧带及上下关节突关节以及与全身所有肌群的协调运动能力，从而将脊柱的动态弓弦力学单元和静态弓弦力学单元的锻炼有机地结合起来，恢复整体生理平衡。

2. 练习方法
四肢触地，全身放松，颈项自然向前伸展，仿大象向前爬行，前进后退共 20 步，还原放松，自然呼吸。练习时，手掌和脚掌放松触地行走，向前迈步时，位于后面的那条腿一定要努力伸直，脚掌向前（图9-2）。

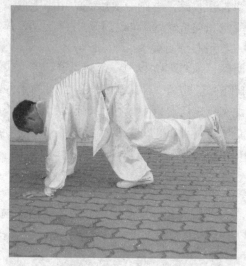

图9-2　象行式示意图

三、斜蹬式

1. 练习原理

本式练习操主要锻炼人体的背阔肌、斜方肌和竖脊肌这三块大肌肉的协调运动能力，提高脊柱动态弓弦力学系统的功能，恢复整体生理平衡。

2. 练习方法

平躺于练习毯上，头顶摆正，双臂侧平举，十指尖指向头顶，双下肢自然伸直，自然呼吸3次，右肩及右臂向右侧努力平伸，掌指用力背伸，同时，左下肢用力下蹬，左足掌用力背伸，带动左髋向下伸出，右上肢和左下肢同时持续用力，坚持8秒，第9秒时稍加大用力同时蹬、伸1次。还原放松，自然呼吸3次，接着对侧进行同样练习（图9-3）。左右为1遍。共练习10遍（图9-3）。

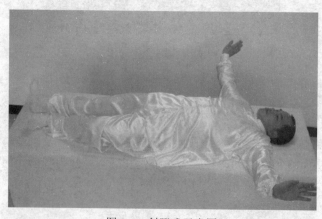

图9-3　斜蹬式示意图

四、上挺式

1. 练习原理

本式练习操锻炼腹直肌、腹内外斜肌等前群肌群的协调运动能力，恢复整体生理平衡。

2. 练习方法

平躺于练习毯上，双手掌心相叠置于腹部，自然呼吸 3 次，以头后枕部和臀部为支点，向上挺胸挺腹，坚持 8 秒，第 9 秒时加大用力胸腹同时上挺 1 次，还原放松，自然呼吸 3 次。接着，继续以上背部和双脚跟为支点向上挺胸挺腹挺髋，坚持 8 秒，第 9 秒时加大用力胸、腹、髋同时上挺 1 次，还原放松，自然呼吸 3 次（图 9-4、图 9-5）。以上动作交替练习 10 遍。

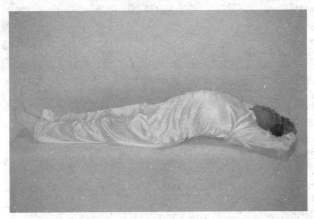

图 9-4　上挺式示意图 1

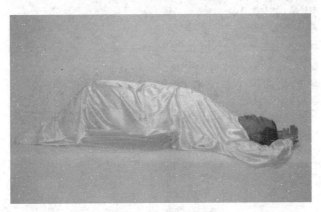

图 9-5　上挺式示意图 2

五、推腹式

1. 练习原理

本式练习操对内脏进行挤压和按摩，使内脏均接受了有序的被动运动，同时，锻炼了腰背肌群、多裂肌、回旋肌等的协调能力，所以提高内脏和肢体的协同运动能力。

2. 练习方法

平躺于练习毯上，两手从体侧上升，掌心相叠置于胸部，肩、肘、腕放松，相叠的双手沿体前正中线轻推至耻骨联合部，稍停，轻压，然后，相叠的双手稍离腹部皮肤寸许，沿体前正中线返回胸部，双手沿体前正中线再轻推至耻骨联合部，稍停，轻压，如此反复50次，还原放松，自然呼吸3次。同理，继续沿两侧锁骨中线各轻推50次，然后再回到体前正中线轻推50次，还原放松，自然呼吸3次（图9-6、图9-7）。

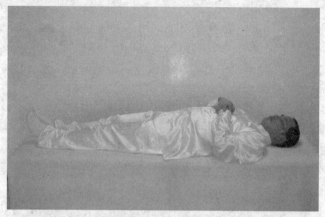

图9-6　推腹式示意图1

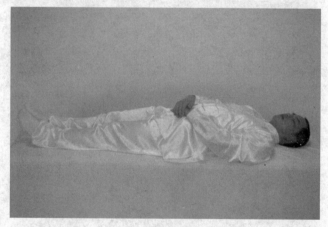

图9-7　推腹式示意图2

六、推掌式

1. 练习原理

本式练习操通过呼吸运动的力量传递，让内脏和脊柱周围的韧带及上下关节突关节产生有序运动，锻炼脊柱静态弓弦力学系统和内脏的协同运动能力。

2. 练习方法

平躺于练习毯上，两手掌心相叠置于腹部，全身放松，自然呼吸，认真体会吸气时腹肌对双手掌的推动和气流对腰部的撑胀感，默数300次（图9-8）。

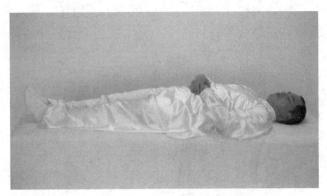

图 9-8　推掌式示意图